DER GASBRAND

VON

DR. HERMANN COENEN
PROFESSOR, OBERARZT DER CHIRURGISCHEN UNIVERSITÄTSKLINIK IN BRESLAU

MIT 42, ZUM TEIL FARBIGEN ABBILDUNGEN

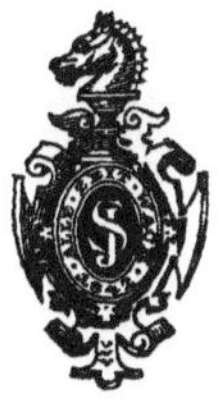

Springer-Verlag Berlin Heidelberg GmbH
1919

ISBN 978-3-662-42303-5 ISBN 978-3-662-42572-5 (eBook)
DOI 10.1007/978-3-662-42572-5

Ursprünglich erschienen bei Julius Springer in Berlin 1919

Sonderabdruck der
„Ergebnisse der Chirurgie und Orthopädie", Band XI.

Dem Andenken an meine im Weltkriege gefallenen Brüder

GERICHTS-ASSESSOR ERICH COENEN

Leutnant im Kaiser Franz-Garde-Grenadier-Regiment Nr. 2

geboren zu Paderborn am 7. Februar 1884, verwundet durch Bauchschuß in der Marneschlacht bei Charleville (bei Montmirail) am 6. September 1914, gestorben im Feldlazarett zu Boissy le Repos am 8. September 1914 und

AMTSRICHTER SIEGFRIED COENEN

Hauptmann im Königin Augusta-Garde-Grenadier-Regiment Nr. 4

geboren zu Tecklenburg im Teutoburgerwald am 26. Oktober 1878, gefallen durch Schädelschuß in der Sommeschlacht zwischen Rancourt und Bouchavesnes am 25. September 1916

Vorwort.

Den apokalyptischen Reitern gleich trat im eben beendeten Weltkrieg gebieterisch und verheerend der Gasbrand auf. Obzwar der früheren Kriegsgeschichte nicht unbekannt, ermöglichte doch erst die heutige, nahe an der Erde oder in der Erde sich abspielende, intensive Kampfesweise mit der argen Zerfleischung und Verschmutzung der Wunden sein massenhaftes und seuchenartiges Erscheinen, das oft das ganze Schlachtfeld beherrschte und manchem Kampfgebiete, wie beispielsweise dem am Douaumont, einen berüchtigten Stempel aufdrückte. Da nur wenige Wundärzte den Gasbrand im Frieden aus eigener Anschauung kannten, so war er den meisten beim Beginn des Krieges neu und wurde oft mit ähnlichen Krankheitsbildern verwechselt. So erklären sich die anfänglichen ganz verschiedenen Urteile vieler im Felde tätigen Ärzte über seine Bösartigkeit und über die therapeutisch erreichbaren Erfolge. Je mehr sich die Beobachtungen häuften, in um so geordnetere Bahnen kam die Gasbrandforschung, zumal der schon im ersten Kriegsjahre beginnende Stellungskrieg der wissenschaftlichen Forschung förderlich war. So entstanden in den Kriegslazaretten und Kriegslaboratorien eigene Gasbrandabteilungen, z. B. in Colmar, Montmedy, Longuyon, Deynze, Pierrepont, Le Cateau, St. Quentin, Cambrai. Jetzt ist nach vielen, teils sehr scharfen Kontroversen der Gasbrand bakteriologisch und klinisch fast vollständig geklärt, und wenn auch die Pathogenese dieser eigenartigen Wundseuche noch manches interessante Problem entrollt und deren Serologie noch nicht ganz durchgeführt ist, so ist nunmehr mit dem Ende des Weltkrieges doch auch die Gasbrandforschung zu einem bestimmten Abschluß gekommen, so daß sich eine zusammenfassende Bearbeitung lohnt. Diese gründet sich auf eigene feldärztliche Erfahrungen in der Champagne, am Narew, in der Picardie, bei Verdun und in Flandern. Bei der Ausarbeitung bin ich bemüht gewesen, alle Einzelarbeiten bis zum Ende des Jahres 1918 zu Grunde zu legen und kritisch zu verwerten. Die ausländische Gasbrandliteratur stand infolge der Wirren des Krieges noch nicht zur Verfügung.

Die Mikrophotographien verdanke ich der Liebenswürdigkeit von Herrn Geh. Med.-Rat R. Pfeiffer (Breslau), in dessen Institut Fräulein Dora Chotzen dieselben nach Kulturen und Präparaten von Fräulein Elise Schulz herstellte;

Herr Geh. Med.-Rat Eugen Fraenkel (Hamburg) stellte mir in freundlichster Weise ein Aquarell eines mit seinem Bazillus getöteten Meerschweins und eine Photographie eines mit malignem Ödem infizierten Versuchstieres zur Verfügung. Die übrigen farbigen Abbildungen entsprechen teils eigenen Beobachtungen in Saloniki aus dem griechisch-bulgarischen Kriege (1913) und aus dem jetzigen Kriege bei Verdun (Höhe 304, Sommer 1916), wo Herr Eduard Nielson (Berlin) dieselben auf dem Hauptverbandplatz der 54. Infanterie-Division in der Madeleine-Ferme herstellte, teils der kunstgeübten Hand von Herrn Dr. Weinert (Magdeburg), der sie als Prosektor in einem Kriegslazarett selbst zeichnete. Herrn Privatdozenten Georg Bessau von der Breslauer Universitäts-Kinderklinik und Herrn Professor Erich Frank, Oberarzt der medizinischen Klinik der Universität Breslau, bin ich für manche wichtige Mitteilung zu Dank verpflichtet. Vielfache Förderung im Felde verdanke ich auch Herrn Generalleutnant Exzellenz Freiherrn Oscar v. Watter.

Tecklenburg im Teutoburgerwald, Ende 1918.

Inhaltsverzeichnis.

Literatur.

1. Albrecht, P., Über Infektionen mit gasbildenden Bakterien. Langenbecks Arch. **67**, 514. 1902.
2. — Über subkutanes Gasknistern nach Kriegsverletzungen. Feldärztl. Blätter der k. k. 2. Armee. 1916. Nr. 13 u. 14.
3. — Über die Behandlung des Gasbrandes. Wien. klin. Wochenschr. 1916. 940.
4. — Über die Frühdiagnose des Gasbrandes. Wien. klin. Wochenschr. 1917. Nr. 30. 950.
5. — Über Gasbrand. Feldärztl. Tagung bei der k. k. II. Armee. Lemberg. 20. bis 22. II. 1917. Ref. Med. Klin. 1917. 490.
6. Alefeld, Zit. bei Duhamel. Deutsche med. Wochenschr. 1916. 1128.
7. Anders, Über pathologisch-anatomische Veränderungen des Zentralnervensystems bei Gasödem. Münch. med. Wochenschr. 1917. 1600. Bruns' Beitr. **109**, 194. 1918.
8. Armknecht, Beitrag zum Wesen und zur Therapie der Gasphlegmone. Feldärztl. Beil. zur Münch. med. Wochenschr. 1915. 452.
9. Aschoff, L., Über die Pathogenese der Gasphlegmone. Straßburger med. Zeitg. 1915. Heft 12. 212.
10. — Besprechung zur Gasphlegmone. Mittelrhein. Chirurgentagung. 1916. Ref. Bruns' Beitr. **98**, 627. Freiburg. Med. Gesellsch. 8. II. 1916.
11. — Diskussion zu Hagemann. Feldärztl. Beilage zur Münch. med. Wochenschr. 1916. Nr. 7. 264 (116).
12. — Über bakteriologische Befunde bei den Gasphlegmonen. Bemerkungen zu dem Aufsatz von R. Pfeiffer und G. Bessau. Deutsche med. Wochenschr. 1917. Nr. 47. 1468.
13. — Über bakteriologische Befunde bei den Gasödemen. Deutsche med. Wochenschr. 1918. Nr. 7. 172.
14. — Zur Frage der Gasödemerreger und ihrer Bedeutung für die Gewinnung eines Gasödemschutzserums. Veröff. a. d. Gebiete d. Militär-Sanitätswesens. Heft 68. Berlin, Hirschwaldt. 1918.
15. v. Baumgarten, Diskussion zu Jüngling. Über anaerobe Wundinfektion mit Demonstration mikroskopischer Präparate. Münch. med. Wochenschr. 1917. Nr. 28.
16. — Kriegspathologische Mitteilungen. Münch. med. Wochenschr. 1918. Nr. 8. 212.
17. v. Beck, Diskussion zu Hagemann. Feldärztl. Beil. zur Münch. med. Wochenschr. 1916. Nr. 7. 264 (116).
18. Beitzke, H., Zur Frage der Übertragbarkeit des Gasbrandes. Berl. klin. Wochenschr. 1918. Nr. 48. 1143.
19. — Kriegspathologentagung, Berlin 1916. Deutsche med. Wochenschr. 1916. Nr. 29. 900.
20. Bernhardt, P., Ein Fall von Pneumathämie und Schaumorganen. Deutsche med. Wochenschr. 1900. Nr. 5. 83.
21. Besson, Zit. bei F. Klose. Veröff. d. Militär-Sanitäts-Wesens. 1918. Heft 68.
22. Bethe, Zur Diagnose der Gasphlegmone. Feldärztl. Beil. zur Münch. med. Wochenschr. 1916. 841 (373).
23. Bingold, Das klinische Bild der Puerperalinfektion durch Bacillus phlegmones emphysematosae (E. Fraenkel). Beitr. z. Klin. d. Infektionskrankh. u. z. Immunitätsforsch. **3**, 377. 1914.
24. — Gasbazillensepsis. Deutsche med. Wochenschr. 1915. 191.
25. — Die verschiedenen Formen der Gasbazilleninfektion. Beitr. z. Klin. d. Infektionskrankh. u. z. Immunitätsforsch. **4**, 283. 1916.
26. Bieling, Über die Wirkung des Isoktylhydrokuprein (Vuzin) auf die Gasbrandgifte. Berl. klin. Wochenschr. 1917. 1213.
27. Bier, A., Anaerobe Wundinfektion (abgesehen vom Wundstarrkrampf). Bruns' Beitr. z. klin. Chir. **101**, 271. 1916.
28. — Die Gasphlegmone im wesentlichen eine Muskelerkrankung. Med. Klin. 1916. Nr. 14. 355.
29. Biermann, Zur Diagnose der Gasgangrän. Feldärztl. Beil. zur Münch. med. Wochenschrift. 1916. 1573 (717).
30. Böcker, Die Behandlung der Gasphlegmone im Felde. Med. Klinik. 1915. 329.

31. Bondy, O., Gasbazillensepsis mit Hämoglobinämie. Naturforscher-Vers. Münster. 1912. Ref. Zentralbl. f. allg. Path. u. path. Anat. **23**, 898. 1912.
32. Bonhoff, Über Gasphlegmone. Feldärztl. Beil. zur Münch. med. Wochenschr. 1917. Nr. 23. 762 (362).
33. Borchers, Vorsicht bei der Sauerstoffbehandlung der Gasphlegmone! Feldärztl. Beil. zur Münch. med. Wochenschr. 1915. 1338 (638).
34. Braatz, E., Über einen Fall von malignem Ödem. Genesung. St. Petersburger med. Wochenschr. 1887. 429.
35. Braun, H., Über offene Wundbehandlung und eine Behandlungsschiene für die untere Extremität. Münch. med. Wochenschr. 1916. Nr. 39. 1402 (630).
36. Bremer, Malignant oedema and fet embolism. Amer. Journ. of Med. Scienc. **95**, 594. 1888.
37. Brentano, A., Gasphlegmone nach Herniotomie. Berl. klin. Wochenschr. 1918. Nr. 45. 1072.
38. Brieger und Ehrlich, Über das Auftreten des malignen Ödems bei Typhus abdominalis. Berl. klin. Wochenschr. **44**, 661. 1882.
39. Brix, Gritti bei Gasödemerkrankung. Bruns' Beitr. **109**, 265. 1918.
40. Brüning, Übergroße lufthaltige Gehirnzyste nach Schußverletzung. Operation. Heilung. Bruns' Beitr. **107**, 432. 1917.
41. Buday, Zur Kenntnis der abnormen postmortalen Gasbildung. Zentralbl. f. Bakt. **24**, 369. 1898.
42. Bunge, Zur Ätiologie der Gasphlegmonen. Fortschr. d. Med. **12**, 533. 1894.
43. Burchard, Gasabszeß, Gasphlegmone und Gasgangrän im Röntgenbild. Med. Klinik. 1916. Nr. 28. 744.
44. Busch, I. Kriegschir. Sitzung d. Sanitätsoffiziere des VII. Res.-Korps, 22. XI. 1914. Ref. Med. Klinik. 1914. 1850.
45. Busson und György, Über anaerobe Wundinfektion durch Gasbrandbazillen. Wien. klin. Wochenschr. 1916. Nr. 24. 737. Nr. 30. 937.
46. Cernič, Gasphlegmonen. Wien. klin. Wochenschr. 1915. 1034.
47. Chauveau et Arloing, Étude expérimentale sur la septicémie gangréneuse. Bull. de l'Acad. de méd. Séance 1884. 6 Mai.
48. Chiari, Zur Pathologie des septischen Emphysems (Bact. coli als Erreger desselben). Prager med. Wochenschr. 1893. Nr. 1. Zit. bei Passow.
49. Cleß, Über Luft im Blut. Stuttgart 1854.
50. Coenen, H., Über die Fortschritte in der Pathogenese und Therapie der Pankreasnekrose. Berl. klin. Wochenschr. 1910. Nr. 48. 2177.
51. — Ein Rückblick auf 20 Monate feldärztlicher Tätigkeit, mit besonderer Berücksichtigung der Gasphlegmone. Bruns' Beitr. **103**, 397. 1916.
52. — Die Bösartigkeit des Gasbrandes in manchen Kampfgebieten. Berl. klin. Wochenschrift 1917. Nr. 15 u. 16. 354 u. 379.
53. — Die lebensrettende Wirkung der vitalen Bluttransfusion im Felde auf Grund von 11 Fällen. Münch. med. Wochenschr. 1918. 1.
54. Coenen, Thom, Cilimbaris, Beiträge zur Kriegsheilkunde. Balkankrieg 1912/13. Die Hilfsexpedition nach Griechenland. Verlag von Jul. Springer, Berlin. 1914.
55. Conradi, Aussprache zu A. Bier, Anaerobe Wundinfektion. II. Kriegschir.-Tagung. Berlin, 26., 27. IV. 1916. Ref. Bruns' Beitr. **101**, 333. 1916.
56. Conradi und Bieling, Zur Ätiologie und Pathogenese des Gasbrandes. Feldärztl. Beil. zur Münch. med. Wochenschr. 1916. 133 (49), 1023 (455), 1561 (705).
57. — Über Gasbrand und seine Ursachen. Berl. klin. Wochenschr. 1917. Nr. 19. 449.
58. Cramp, A consideration of the gas bacillus infection with special reference to treatement. Annales of Surg. 1912. Ref. Zentralbl. f. Chir. 1913. Nr. 1. 25.
59. Delorme, Zit. bei Borchers. Münch. med. Wochenschr. 1915. 1338 (638).
60. Demmer, Zur Kenntnis der Pneumatosis cystoides intestini hominis. Langenbecks Arch. **104**, 402. 1914.
61. Denk und v. Walzel, Die Gasphlegmone im Kriege. Wien. klin. Wochenschr. 1916. 221.
62. Denk, Alkalitherapie bei foudroyantem Gasbrand. Zentralbl. f. Chir. 1916. 796.
63. Derganz, Der Gasbrand. Wien. klin. Wochenschr. 1916. 7.

64. Dobbin, Puerperal Sepsis due to infection with the bac. aërogen. capsul. Bull. of the Johns Hopkins Hosp. 8, 241. 1897.
65. Doberer, Über Spättetanus. Wien. klin. Wochenschr. 1917. 8.
66. Döhner, Gasphlegmone im Röntgenbild. Feldärztl. Beil. zur Münch. med. Wochenschr. 1915. 1305 (625).
67. Donati und Uffreduzzi, Zit. bei Zindel.
68. Duhamel, Über Gasphlegmone. Deutsche med. Wochenschr. 1916. 1126.
69. v. Dungern, Ein Fall von Gasphlegmone unter Mitbeteiligung des Bacterium coli. Münch. med. Wochenschr. 1893. Nr. 40.
70. Dunham, Report of five cases of infection by the bac. aërogenes capsul. Bull. of the Johns Hopkins Hosp. 1897. Aprilheft. 68.
71. Duken, Über zwei Fälle von intrakranieller Pneumatozele nach Schußverletzung. Feldärztl. Beil. zur Münch. med. Wochenschr. 1915. Nr. 17. 598.
72. Eisenlohr, Das interstitielle Vaginal-Darm- und Harnblasenemphysem, zurückgeführt auf gasentwickelnde Bakterien. Zieglers Beitr. z. path. Anat. **3**, 101. 1888.
73. Eloesser, Bericht über ein deutsches Militärlazarett mit Beobachtungen über Gasphlegmonen. The Journ. of the Amer. Med. Assoc. **65**, Nr. 32. Ref. Med. Klinik. 1916. 194.
74. Ernst, Über einen gasbildenden Anaeroben im menschlichen Körper und seine Beziehungen zur Schaumleber. Virch. Arch. **133**, 308. 1893.
75. Euteneuer, A., Über Gasempyeme. Zeitschr. f. ärztl. Fortb. 1917. Nr. 3. 63.
76. Exner, Kriegschirurgie in den Balkankriegen 1912/13. Neue Deutsche Chir. **14**, 34. 1915. Wundinfektion, bearbeitet von Heyrovsky.
77. Falkenburg, Ein Fall von Gasansammlung in der freien Bauchhöhle. Deutsche Zeitschr. f. Chir. **124**, 130. 1913.
78. Faltin, R., Zur Kenntnis der Pneumatosis cystoides intestinorum. Deutsche Zeitschr. f. Chir. **131**, 166. 1914.
79. Favre, Über Meteorismus der Harnwege. Zieglers Beitr. z. path. Anat. **3**, 161. 1888.
80. Feßler, Die Gasphlegmone. Feldärztl. Beil. zur Münch. med. Wochenschr. 1915. Nr. 30. 1025.
81. — Weitere Erfahrungen über Gasphlegmonen. Feldärztl. Beil. zur Münch. med. Wochenschr. 1915. 1581.
82. — Die Gasphlegmone (Gasödem, Gasgangrän, Gasbrand oder Emphysema malignum). Feldärztl. Beil. zur Münch. med. Wochenschr. 1917. Nr. 10. 331.
83. Feuchtinger, Zwei Gasbrandfälle der Haut. Wien. klin. Wochenschr. 1917. Nr. 30. 951.
84. Ficker, M., Über ein Toxin des aus Gasbrandfällen isolierten Bacillus oedematis maligni. Med. Klinik. 1917. Nr. 45. 1181.
85. Finckh, Die frühzeitige Erkennung der Gasphlegmone durch das Röntgenbild. Deutsche med. Wochenschr. 1915. 585.
86. Flechtenmacher, C. jun., Foudroyanter Gasbrand nach Herniotomie. Wien. klin. Wochenschr. 1918. Nr. 35. 964.
87. Flörcken, H., Beiträge zur Pathologie und Klinik der Gasphlegmone. Bruns' Beitr. **106**, 485. 1917.
88. — Veränderungen des Gehirns bei der Gasphlegmone. Münch. med. Wochenschr. 1918. 272.
89. Fränkel, Ernst, L. Frankenthal, H. Koenigsfeld, Zur Ätiologie, Pathogenese und Prophylaxe des Gasödems. Med. Klinik. 1916. Nr. 26 u. 27. 689 u. 716.
90. Fränkel, Ernst (Heidelberg), Beiträge zur Ätiologie und Prophylaxe des Gasödems. Veröff. a. d. Geb. d. Militär-Sanitätswes. Heft 68. Hirschwaldt. 1918. 53.
91. — Zur Entstehung und Verhütung der menschlichen Gasödemerkrankungen. Zentralbl. f. Bakt., Parasitenk. etc. Originale. **81**. Heft 6. 447. 1918.
92. Fraenkel, Eugen, Über Gasphlegmone. Hamburg u. Leipzig 1893.
93. — Über die Ätiologie der Gasphlegmonen (Phlegmone emphysematosa). Zentralbl. f. Bakt. **13**, 13. 1893.
94. — Über den Erreger der Gasphlegmonen. Münch. med. Wochenschr. 1899. Nr. 42 u. 43.

95. Fraenkel, Eugen, Über Gasphlegmone, Schaumorgane und deren Erreger. Zeitschr. f. Hyg. und Infektionskrankh. **40**, 73. 1902.
96. — Über die Ätiologie und Genese der Gasphlegmonen, Gaszysten und der Schaumorgane des menschlichen Körpers. Ergebn. d. allg. Path. u. path. Anat. d. Mensch. u. d. Tiere. Herausgeg. von Lubarsch und Ostertag. 8, 403. 1904.
97. — Über Gasgangrän. Münch. med. Wochenschr. Feldärztl. Beil. 1914. Nr. 14. 2217.
98. — Kritisches über Gasgangrän. Feldärztl. Beil. zur Münch. med. Wochenschr. 1916. 476 (208).
99. — Demonstration von Röntgenbildern eines Gasbrandfalles. Ärztl. Verein Hamburg, 22. V. 1917. Ref. Deutsche med. Wochenschr. 1917. 1054.
100. — Bemerkungen über Gasbrand mit Demonstrationen. Münch. med. Wochenschr. 1917. Nr. 1. 18.
101. — Über bakteriologische Befunde bei den Gasphlegmonen. Bemerkungen zu der gleichlautenden Arbeit von L. Aschoff in Nr. 47. Deutsche med. Wochenschr. 1917. 1612. Nr. 52.
102. — Anaerobe Wundinfektionen. Ergebn. d. Hyg., Bakt., Immunitätsforsch. u. exper. Therap. Herausgeg. von Weichardt. **2**. Berlin 1917. 376.
103. — Über bakteriologische Befunde bei den Gasödemen. Letzte Erwiderung auf die Schlußbemerkung von L. Aschoff. Deutsche med. Wochenschr. 1918. Nr. 11. 290.
104. — Untersuchungen über die Biologie der Bakterien der Gasödemgruppe. Med. Klinik. 1918. Nr. 24. 593.
105. — Gasbrand. Ärztl. Verein Hamburg, 5. III. 1918. Ref. Deutsche med. Wochenschr. 1918. Nr. 27. 759.
106. — Sonderabdruck aus der Hamburger Ärzte-Korrespondenz. 1918. Nr. 41. Sitzg. vom 1. X. 1918.
107. Fraenkel, Eug. und Wohlwill, Das Zentralnervensystem bei Gasbrand. Deutsche med. Wochenschr. 1918. 508.
108. Franke, Über einige Fälle von Gasphlegmone. Feldärztl. Beil. zur Münch. med. Wochenschr. 1914. Nr. 45. 2218.
109. Frankenthal, L., Luftembolie nach subkutaner Sauerstoffapplikation bei Gasgangrän. Feldärztl. Beil. zur Münch. med. Wochenschr. 1915. Nr. 19. 663.
110. Franz, C., I. Kriegschirurgen-Tagung. Brüssel, 1915. Bruns' Beitr. **96**, 439. 1915.
111. — II. Kriegschirurgen-Tagung. Berlin, 1916. Bruns' Beitr. **101**, 331. 1916.
112. — Feldärztliche Tagung bei der k. u. k. II. Armee. Lemberg, 20.—22. II. 1917. Ref. Med. Klinik. 1917. 490.
113. — Kritisches zur Gasentzündung. Deutsche med. Wochenschr. 1917. Nr. 39. 1220.
114. — Über die Gasentzündung. Bruns' Beitr. z. klin. Chir. **106**, 443. 1917.
115. — Über Gasbrand. Deutsche med. Wochenschr. 1917. Nr. 14. S. 446.
116. Franz, R., Über den Einfluß der Witterung auf die Gasbrandinfektion der Kriegswunden. Feldärztl. Beil. zur Münch. med. Wochenschr. 1916. Nr. 52. 1830 (834).
117. Frenzel, Die Pneumatozele des Schädels. Inaug.-Diss. Breslau 1919.
118. Fründ, Kriegschirurgische Erfahrungen bei Gasgangrän. Bruns' Beitr. **98**, 447. 1916.
119. — Gasbildung in der freien Bauchhöhle. Deutsche Zeitschr. f. Chir. **130**, 585. 1914.
120. Fürth, Beitrag zur Kenntnis der Gasbranderreger. Feldärztl. Beil. zur Münch. med. Wochenschr. 1916. Nr. 32. 1169 (517).
121. Gaertner, Gasembolie bei Sauerstoffinjektionen. Feldärztl. Beil. zur Münch. med. Wochenschr. 1915. Nr. 22. 764.
122. Gaffky, Experimentell erzeugte Septikämie mit Rücksicht auf progressive Virulenz und akkommodative Züchtung. Mitteil. a. d. Kais. Gesundheitsamte in Berlin. **1**. 1881.
123. Galli-Valerio, Sur la présence d'un bacille du phlegmon gazeux sur une capote militaire. Korrespondenzbl. f. Schweiz. Ärzte. 1918. Nr. 14. Ref. Zentralbl. f. Chir. 1918. Nr. 49. 893.
124. Garrè, Disk. zu Hagemann. Feldärztl. Beil. zur Münch. med. Wochenschr. 1916. Nr. 7. 263 (115).

125. v. Gaza, Die operative Behandlung der Gasphlegmone in ihrem progredienten Stadium. Bruns' Beitr. **98**, 426. 1916.
126. Gebele, Über Schußverletzungen des Gehirns. Bruns' Beitr. **97**, 123. 1915. Fall 3 und 11.
127. Geringer, Nebennierenveränderungen bei Gasbrand. Wien. klin. Wochenschr. 1917. Nr. 30.
128. Ghon und Sachs, Beiträge zur Kenntnis der anaeroben Bakterien des Menschen. II. Zur Ätiologie des Gasbrandes. Zentralbl. f. Bakt. **34**, Nr. 4, 5, 6 u. 7. 1903. **35**, Nr. 6. 1904. **36**, Nr. 2. 1904.
129. Ghon, Feldärztliche Tagung bei der k. u. k. II. Armee. Lemberg, 20.—22. II. 1917. Ref. Med. Klinik. 1917. 490.
130. — Gasbrand. Wien. klin. Wochenschr. 1917. 389.
131. Goebel, Über den Bazillus der Schaumorgane. Jahrb. d. Hamburger Staatskrankenanstalten. 1893/94. **42**, 402.
132. Gräfenberg, E. und Sachs-Müke, Die Anaerobier-Infektion der frischen Schußverletzungen. Bruns' Beitr. **109**, 541. 1918.
133. Graßberger, Jahrbuch der Wiener Krankenanstalten. 1897.
134. Graßberger und Schattenfroh, Über Buttersäurebazillen und ihre Beziehungen zu den Gasphlegmonen. Münch. med. Wochenschr. 1900. Nr. 30 u. 31.
135. Guedea, Gangrena gaseosa aguda de origen traumatico. Rev. de med. y cirug. pract. Madrid. 1909. Nr. 1078. Ref. Zentralbl. f. Bakt. 1910. 322.
136. Guleke, N., Über die experimentelle Pankreasnekrose und die Todesursache bei akuten Pankreaserkrankungen. Langenbecks Arch. **78**, 845. 1906.
137. Gussenbauer, Septhämie, Pyohämie und Pyosepthämie. Deutsche Chir. Lief. 4.
138. v. Haberer, Kriegsaneurysmen. Langenbecks Arch. **107**, 611. 646. 1916.
139. — Gefäßchirurgie im gegenwärtigen Krieg. Ebenda. **108**, 513. 1917.
140. Haertel, Disk. zu Klapp. Zentralbl. f. Chir. 1918. 188.
141. Hagemann, Gasphlegmone. Mittelrhein. Chir.-Ver. Heidelberg, 8. u. 9. I. 1916. Ref. in Feldärztl. Beil. zur Münch. med. Wochenschr. 1916. Nr. 7. 263 (115).
142. Hahn, E., Über Pneumatosis cystoides intestinorum hominis und einen durch Laparotomie behandelten Fall. Deutsche med. Wochenschr. 1899. Nr. 40. 657.
143. Halban, Uterusemphysem und Gassepsis. Monatsschr. f. Geb. u. Gyn. 1900. Heft 1.
144. Hallé, Phlegmon gazeux dévéloppé au cours de la varicelle. Soc. de péd. 1905. Ref. Zentralbl. f. Bakt. 1905. 1220.
145. Hämig und Silberschmidt, Klinisches und Bakteriologisches über Gangrène foudroyante. Korrespondenzbl. f. Schweiz. Ärzte. 1900. 361.
146. Hanasiewicz, Zur Pathogenese des Gasbrandes. Feldärztl. Beil. zu Münch. med. Wochenschr. 1916. 1030 (462).
147. Hancken, Zur Klinik des Gasödems. Feldärztl. Beil. zur Münch. med. Wochenschr. 1917. Nr. 38.
148. Hanser und Coenen, Histologische Untersuchungen bei klinischem Gasbrand. Zieglers Beitr. **66**, 1919.
149. Hanusa, K., Die Infektion frischer Kriegswunden mit Gasbranderregern und die daraus zu ziehenden Folgerungen. Bruns' Beitr. **107**, 398. 1917.
150. — Beitrag zur Frage des Bakteriengehaltes von Projektilen und zur ruhenden Infektion. Bruns' Beitr. **106**, 500. 1917.
151. Harzer, Über die Infektion von Lungenschüssen mit anaeroben Keimen. Feldärztl. Beitr. zur Münch. med. Wochenschr. 1917. Nr. 40. 1311.
152. Häßner, Pathologische Anatomie im Felde. Virch. Arch. **221**, 330. 1916.
153. Hauser, Über das Vorkommen von Proteus vulgaris bei einer jauchig-phlegmonösen Eiterung. Münch. med. Wochenschr. 1892.
154. Heddaeus, Über Serumbehandlung des Gasödems. Veröff. d. Mil.-Sanitätswes. Heft 68. Hirschwaldt. 1918. 77.
155. — Verhandlungen der III. Kriegschirurgen-Tagung. Brüssel 1918. Bruns' Beitr. **113**, 103. 1918.
156. Hegler, Zit. bei Bingold. Beitr. z. Klinik d. Infektionskrankh. **3**, 410. 1914.
157. Heidler, Gefäßschuß und Gasbrand. Wien. klin. Wochenschr. 1916. Nr. 9. 254.
158. — Unsere Erfahrungen über den Gasbrand. Ebenda. 1916. Nr. 48. 1522.

159. Heim und Knorr, Anaerobiotische Anreicherung zur Reinzüchtung des Gasbrandbazillus. Feldärztl. Beil. z. Münch. med. Wochenschr. 1917. Nr. 38. 1246.
160. v. Helly, C., Über die Pneumatocele sincipitalis. Langenbecks Arch. **41**, 685. 1890.
161. Hercher, Die Behandlung der Gefäßatonie mit hypertonischer physiologischer Kochsalzlösung. Feldärztl. Beil. zur Münch. med. Wochenschr. 1916. 1740.
162. Heyde, Zur Kenntnis der Gasgangrän und über einen Fall von Hirnabszeß, ausschließlich bedingt durch anaerobe Bakterien. Bruns' Beitr. **61**, 50. 1909.
163. Heydenreich, Emphysem der Leber. Baumgartens Jahresber. 1897.
164. Heyrowsky, Zit. bei Marwedel. Münch. med. Wochenschr. 1916. Nr. 27. 985 (437).
165. — Frühdiagnose des Gasbrandes. Wien. med. Wochenschr. 1917. Nr. 22.
166. — In: Kriegschirurgie in den Balkankriegen 1912/13. Redigiert von Exner. **14**, 34 ff. Verlag von Enke, Stuttgart. 1915.
167. Heyse, Über Pneumaturie, hervorgerufen durch Bacterium lactis aerogenes, und über pathologische Gasbildung im tierischen Organismus. Zeitschr. f. klin. Med. **24**, 130. 1894.
168. v. Hibler, Beiträge zur Kenntnis der durch anaerobe Spaltpilze erzeugten Infektionskrankheiten der Tiere und des Menschen, sowie zur Begründung einer genauen bakteriologischen und pathologisch-anatomischen Differentialdiagnose dieser Prozesse. Zentralbl. f. Bakt., Parasitenk. u. Infektionskrankh. **25**, 513. 1899. I. Abt.
169. — Untersuchungen über die pathogenen Anaeroben. Gustav Fischer, Jena. 1908.
170. Hitschmann und Lindenthal, Über die Gangrène foudroyante. Sitzungsber. d. math.-naturwissensch. Klasse d. Kais. Akad. d. Wissensch. **108**, Abt. III. Heft 1 bis 10. 67. 1899.
171. — Ein weiterer Beitrag zur Pathologie und Ätiologie der Gangrène foudroyante. Wien. klin. Wochenschr. 1900. Nr. 46. 1057.
172. Hodesmann, Zur Kasuistik der Gasphlegmonen. Deutsche med. Wochenschr. 1917. Nr. 22. 687.
173. Holzknecht, Die Diagnose der Gasgangrän einer Kriegswunde durch die Radiographie. Münch. med. Wochenschr. 1917. 624.
174. Hopkes, Über Gasbrand. Deutsche Zeitschr. f. Chir. **140**, 1. 1917.
175. Hosemann, Der Fraenkelsche Gasbazillus als Erreger lokaler Hautnekrose ohne Gasbildung im Tierversuch. Zentralbl. f. Bakt. **45**. 1908.
176. Howard-Cleveland, E. Th., Acute fibrinopurulent cerebrospinalmeningitis, gascysts of the cerebrum due the bacill. aerog. capsul. Bull. of the Johns Hopkins Hosp. **10**, 66. 1899.
177. Hueck, Zit. bei Flörcken. Bruns' Beitr. **106**, 490. 1917.
178. Jacobsohn, Einiges über Gasphlegmone und Gasgangrän. Deutsche med. Wochenschrift. 1917. Nr. 22. 685.
179. Jirásek, Einige Bemerkungen über das maligne Ödem. Casopsis lék. cesk. Nr. 18. Ref. Zentralbl. f. Chir. 1918. 299. Med. Klinik. 1918. Nr. 39 u. 40.
180. Jüngling, Histologische und klinische Beiträge zur anaeroben Wundinfektion. Bruns' Beitr. **107**, 411. 1917.
181. Kamén, Zur Ätiologie der Gasphlegmone. Zentralbl. f. Bakt., Parasitenk. u. Infektionskrankh. **35**, 554 u. 686. 1904.
182. Kaposi, Ein Fall von Tetanus $5^1/_2$ Jahre nach einer Schußverletzung. Bruns' Beitr. **27**, 514. 1900.
183. Karl, F., Erfahrungen über Gasödemerkrankungen im Felde. Berl. klin. Wochenschr. 1918. Nr. 50. 1194.
184. Kausch, I. Kriegschirurgentagung, Brüssel 1915. Bruns' Beitr. **96**, 447. 1915.
185. — Über die Gasphlegmone. Bruns' Beitr. **97**, 7. 1915.
186. Kehl, Über metastatische Gasphlegmonen. Deutsche Zeitschr. f. Chir. **142**, 303. 1917.
187. Kerschensteiner, Ein Fall von Schaumleber. Deutsches Arch. f. klin. Med. 1901. Nr. 38.
188. Kirkland, An Equiry into the presente State of medical Surgery. Vol. 2. London. 1786. Zit. nach D. August Gottlieb Richters „Chir. Bibliothek". Göttingen. 1791. I. 1.

189. Kirschner, Disk. zu W. Müller. Chir.-Kongr. Berlin. 1913.
190. Klapp, R., Die verstärkte Prophylaxe bei Kriegsverletzungen durch Tiefenantisepsis mit Morgenrothschen Chininderivaten. Deutsche med. Wochenschr. 1917. Nr. 44. 1180.
191. — Tiefenantisepsis mit Chininabkömmlingen. III. Kriegschir.-Tagung. Brüssel. 1918. Zentralbl. f. Chir. Nr. 12. 186.
192. Klebelsberg, Über Gasbrand. Wien. med. Wochenschr. 1917. Nr. 20.
193. Klemm, Ein weiterer Beitrag zu der Lehre von den Knochenerkrankungen im Typhus. Arch. f. klin. Chir. **48**, 792. 1894.
194. Klose, F., Über Toxin- und Antitoxinversuche mit dem Fraenkelschen Gasbrandbazillus. Münch. med. Wochenschr. Feldärztl. Beil. Nr. 20. 1916. 723. (315).
195. — Bakteriologische und serologische Untersuchungen mit dem Fraenkelschen Gasbrandbazillus. Zeitschr. f. Hyg. u. Infektionskrankh. **82**, 197. 1916.
196. — Toxin- und Antitoxinversuche mit einem zur Gruppe der Gasödembazillen gehörenden Anaeroben. Münch. med. Wochenschr. 1917. Nr. 48. 1541.
197. — Die anaerobe Mischinfektion bei Gasödemerkrankung. Med. Klinik. 1918. Nr. 2. 33.
198. — Bakteriologisch-serologische Grundlagen zur Frage der Herstellung eines Gasbrandserums. Veröff. a. d. Geb. d. Mil.-Sanitätswes. 1918. Heft 68. 7. Hirschwaldt, Berlin.
199. — III. Kriegschir.-Tagung, Brüssel. 1918. Zentralbl. f. Chir. 1918. 185. Bruns' Beitr. **113**, 87. 1918.
200. Knoll, W., Arteriennaht im infizierten Gebiet. Bruns' Beitr. **105**, 355. Fall 6. 1917.
201. Koch, R., Über die Ätiologie des Milzbrandes. Mitteil. a. d. Kais. Gesundheitsamte in Berlin. **1**, 1881.
202. Koch, W., Milzbrand und Rauschbrand. Deutsche Chir. **9**, 1886.
203. Kolaczek, Über larviert verlaufenden Gasbrand bei Schußverletzungen. Bruns' Beitr. **103**, 202. 1916.
204. Kolle, I. Kriegschir.-Tagung, Brüssel. 1915. Bruns' Beitr. **96**, 449. 1915.
205. Kolle, Ritz, Schloßberger, Untersuchungen über die Biologie der Bakterien der Gasödemgruppe. Med. Klinik. 1918. N. 12. 281.
206. — Erwiderungen auf obige Bemerkungen von Dr. Zeißler (Altona) und Prof. Plaut (Hamburg). Med. Klinik. 1918. Nr. 24. 594.
207. Kolle, H. Sachs, Georgi, Serologische und serotherapeutische Studien bei Gasödem. Deutsche med. Wochenschr. 1918. Nr. 10. 257.
208. König, S., Wundbehandlung Kriegsverletzter von den Uranfängen bis auf die heutige Zeit. Heidelberg 1917. Berl. klin. Wochenschr. 1917. Nr. 4. 1088.
209. Kredel, Die intrazerebrale Pneumatozele nach Schußverletzungen. Zentralbl. f. Chir. 1915. Nr. 36. 649.
210. Kreglinger, Zit. bei Kausch. Brüssel. 1915.
211. Krische, Gasabszeß im kleinen Becken. Deutsche med. Wochenschr. 1918. 242.
212. Kroh, Die primär verschmutzte Schußwunde muß radikal angefaßt werden. Bruns' Beitr. **103**, 592. 1916.
213. Kropáč, Ein Beitrag zur weiteren Differenzierung der Gangrène foudroyante. Langenbecks Arch. f. klin. Chir. **22**, 111.
214. Kümmell, Wundinfektion, insbesondere Wundstarrkrampf und Gasbrand. I. Kriegschir.-Tagung. Brüssel. 1915. Bruns' Beitr. **96**, 434. 1915.
215. — Ärztl. Verein. Hamburg, 12. XII. 1916. Ref. Med. Klinik. 1917. 405.
216. Küttner, Zit. bei Melchior. Bruns' Beitr. **103**, 300. 1916.
217. v. Kutscha, Münch. med. Wochenschr. 1915. Nr. 6. 200.
218. Landois, F., Experimentelle Untersuchungen über die Verwendung von Muskelgewebe zur Deckung von Defekten in der Muskulatur. Habilitationsschr. Breslau, 1913.
219. Läwen und Hesse, Weitere Beiträge über Bakterienbefunde bei frischen Kriegsschußwunden, besonders bei Lungenverletzungen (anaerobe Pleurainfektion). Deutsche Zeitschr. f. Chir. **144**, 330. 1918.
220. Leclainche und Vallée, Zit. bei F. Klose. Veröff. d. Mil.-Sanitätswes. Heft 68. 1918.
221. Legros, Fall von Gasgangrän. Presse méd. Nr. 11. Ref. Deutsche med. Wochenschr. 1917. 507.

222. Lehndorff und Stiefler, Zytologische Blutuntersuchungen bei Gasbrand. Wien. klin. Wochenschr. 1917. 1258.
223. Lenhartz, Die septischen Erkrankungen. Nothnagels spez. Path. u. Therap. 3, Teil 4.
224. Lenk, Demonstration von Röntgenplatten aus einem Frontspital. Ges. d. Ärzte in Wien. Sitzg. 15. VI. 1917. Ref. Wien. klin. Wochenschr. 1917. 830.
225. Levy, E., Über einen Fall von Gasabszeß. Deutsche Zeitschr. f. Chir. **32**, 248. 1891.
226. Liborius, Beiträge zur Kenntnis des Sauerstoffbedürfnisses der Bakterien. Zeitschr. f. Hyg. **1**, 1886.
227. Lieblein, V., Kriegschirurgische Erfahrungen über Gasbazilleninfektion. Wien. klin. Wochenschr. 1917. 199.
228. — Über Gasbrand. Feldärztl. Tagung bei der k. u. k. II. Armee. Lemberg, 20. bis 22. II. 1917. Ref. Med. Klinik. 1917. 490.
229. Löwi, O., Zur klinischen Diagnose der Gasentzündung. Wien. klin. Wochenschr. 1918. Nr. 28. 781.
230. Lubarsch und Ostertag, Ergebn. d. allg. Path. u. path. Anat. 8, 403. 1904.
231. Maisonneuve, De la gangrène foudroyante avec développement et circulation de gaz putride dans les reins. Compt. rend. **63**, 1866. Gaz. méd. de Paris. 1853. Nr. 38.
232. Mannel, Zit. bei Marwedel. Deutsche med. Wochenschr. 1917. 803.
233. Marquardt, Zwei Fälle von Gasphlegmone. Feldärztl. Beil. zur Münch. med. Wochenschrift 1916. 142 (58).
234. Martens, Gasphlegmonen im Röntgenbild. Berl. klin. Wochenschr. 1915. 761.
235. Marwedel und Wehrsig, Über Gasbrand durch anaerobe Streptokokken. Feldärztl. Beil. zur Münch. med. Wochenschr. 1915. Nr. 30. 1023 (479).
236. Marwedel, Einige Betrachtungen über die Wundinfektion des jetzigen Krieges. Feldärztl. Beil. zur Münch. med. Wochenschr. 1916. Nr. 27. 982 (434).
237. — Über offene und ruhende Gasinfektion. Deutsche med. Wochenschr. 1917. Nr. 25 bis 27.
238. Matti, Ergebnisse der bisherigen kriegschirurgischen Erfahrungen. Der Gasbrand. Deutsche med. Wochenschr. 1916. Nr. 2. 43.
239. Mazourelli, Zit. bei Zindel.
240. Melchior, E., Über den Begriff der ruhenden Infektion in seiner Bedeutung für die Chirurgie. Berl. klin. Wochenschr. 1915. Nr. 5. 97.
241. — Zur Lehre von der ruhenden Infektion mit besonderer Berücksichtigung der Kriegschirurgie. Volkmanns Vortr. 1918. Nr. 743/44.
242. — Klinische Beiträge zur Kenntnis der ruhenden Infektion. Bruns' Beitr. **103**, 284. 1916.
243. Ménéreul, Gangrène gazeuze produite par le vibrion septique. Annales de l'Inst. Pasteur. **9**, 529. 1895.
244. Meisel, Disk. zu Hagemann. Feldärztl. Beil. zur Münch. med. Wochenschr. 1916. Nr. 7. 264 (116).
245. Meyer, H., Klinisches über den Tetanus an Hand eines rezidivierenden Falles. Bruns' Beitr. **106**, 673. 1917.
246. Michaelis, G., Zit. bei v. Wassermann. Veröff. d. Mil.-Sanitätswes. 1918. Heft 68.
247. Milian, G., Septicémie puerpérale. Emphysème putride du tube digestif, du foie, de l'uterus, dû au bacill. perfringens. Bull. de la Soc. anat. Juillet-Août. 1900.
248. Miller, Disk. zu Jüngling, Über anaerobe Wundinfektion. Münch. med. Wochenschrift. 1917. Nr. 28. 919.
249. Miyake, Über Pneumatosis intestinorum, insbesondere deren Ätiologie. Langenbecks Arch. **95**, 429. 1911.
250. Morgenroth und Bieling, Über experimentelle Chemotherapie der Gasbrandinfektion. Berl. klin. Wochenschr. 1917. 723.
251. Most, Kriegschirurgisches aus einem Franzosenlazarett. Med. Klinik. 1916. 120.
252. Muck, Saprogene Pneumatocele supramastoidea bei chronischer Mastoiditis. Zeitschr. f. Ohrenheilk. u. f. d. Krankh. d. Luftwege. **73**, 272.
253. Muir und Ritchie, Zit. nach Ghon und Sachs. Zentralbl. f. Bakt. **36**, Nr. 2.

254. Müller, W., Zur Entstehung und Behandlung der Gasphlegmonen. Chir.-Kongreß. Berlin. 1913.
255. — I. Kriegschirurgen-Tagung. Brüssel. 1915. Bruns' Beitr. **96**, 448. 1915.
256. Muscatello e Gangitano, Ricerche sulla cancrena gassosa. Riforma med. 1898. Agosto. Zit. bei Stolz. Bruns' Beitr. **33**, 72—135.
257. Nahmmacher, Zur Behandlung der Gasphlegmone. Feldärztl. Beil. zur Münch. med. Wochenschr. 1916. 223 (95).
258. Nee und Dunn, Brit. Med. Journ. 2. VI. 1917. Ref. Med. Klinik. 1917. 1201.
259. Nigst, P. F., Über die putriden Phlegmonen (Gasphlegmonen) des Krieges. Korrespondenzbl. f. Schweiz. Ärzte. 1918. Nr. 14—16. Ref. Zentralbl. f. Chir. 1918. Nr. 49. 894.
260. Novy, Ein neuer anaerober Bazillus des malignen Ödems. Zeitschr. f. Hyg. **17**, 1894.
261. Nyáry, Ein charakteristisches Symptom des subphrenischen Gasabszesses. Deutsche med. Wochenschr. 1915. 1125.
262. Ogston, Zit. bei v. Baumgarten. Münch. med. Wochenschr. 1917. Nr. 28.
263. Olsen, Über Vergärung und Säurebildung der Gasbazillen in ihrer Beziehung zur Sporulation. Med. Klinik. 1917. 99.
264. Passini, F., Über Giftstoffe in den Kulturen des Gasphlegmonebazillus. Wien. klin. Wochenschr. 1905. Nr. 36. 921.
265. — Die bakteriellen Hemmungsstoffe Conradis und ihr Einfluß auf das Wachstum der Anaerobier des Darmes. Wien. klin. Wochenschr. 1906. Nr. 21. 627.
266. — Ältere Erfahrungen über die Anaerobier des Gasbrandes. Wien. klin. Wochenschr. 1917. 203.
267. Passow, A., Über Luftansammlung im Schädelinnern. Beitr. z. Anat., Phys., Path. Therap. d. Ohres, d. Nase u. d. Halses. Herausgeg. von Passow u. Schaefer. **8**, 257. 1916.
268. Payr, E., Über Gasphlegmonen im Kriege. Münch. med. Wochenschr. 1915. 57
269. — Über Gasphlegmonen. Med. Klinik. 1916. 442.
270. Pels-Leusden, III. Kriegschir.-Tagung, Brüssel, 1918. Zentralbl. f. Chir. 1918. 186. Bruns' Beitr. **113**, 102. 1918.
271. Petermann, I. Kriegschir.-Sitzg. d. Sanitäts-Offiz. d. VII. Res.-Korps, 22. XI. 1914. Ref. Med. Klinik. 1914. 1850.
272. Pfanner, Zur Frage der sogenannten Gasphlegmone. Med. Klinik. 1915. 1100.
273. Pfeiffer, R., II. Kriegschir.-Tagung, Berlin, 1916. Bruns' Beitr. **101**, 327. 1916.
274. Pfeiffer, R., und G. Bessau, Über bakteriologische Befunde bei den Gasphlegmonen Kriegsverletzter. Deutsche med. Wochenschr. **1917**. 1217, 1255, 1281.
275. Plaut, Anaerobiotische Anreicherung zur Reinzüchtung des Gasbazillus. Feldärztl. Beil. zur Münch. med. Wochenschr. 1917. Nr. 42. 1383.
276. — Untersuchungen über die Biologie der Bakterien der Gasödemgruppe. Med. Klinik. 1918. Nr. 24. 594.
277. Plaut und Roedelins, Über den Keimgehalt des Steckgeschosses. Münch. med. Wochenschr. 1918. 405.
278. Pirogoff, Grundzüge der allgemeinen Kriegschirurgie nach Reminiszenzen aus den Kriegen in der Krim und im Kaukasus und aus der Hospitalpraxis. Leipzig, F. C. W. Vogel. 1864.
279. Pribram, B. O., Über Anaerobensepsis. Münch. med. Wochenschr. 1915. Nr. 41. 1383.
280. — Feldärztl. Tagung bei der k. u. k. II. Armee. Lemberg, 20.—22. II. 1917. Ref. Med. Klinik. 1917. 491.
281. — Gasbrand und Anaerobensepsis. Wien. klin. Wochenschr. 1917. Nr. 30. 947.
282. Ranft, Zur Frage der Metastasenbildung bei Gasgangrän. Feldärztl. Beil. zur Münch. med. Wochenschr. 1916. Nr. 47. 1682 (766).
283. Ranzi, Zit. bei Denk. Zentralbl. f. Chir. 1916. 796.
284. Reinecke, Subphrenischer Gasabszeß nach Appendicitis gangraenosa, zugleich ein Beitrag zur Diagnostik subphrenischer Abszesse. Fortschr. a. d. Geb. d. Röntgenstrahlen. **16**, 423. 1910/11.
285. Regnault, Gangrènes et phlegmons gazeuses sans vibrion septique. Revue de Chir. Année XXIII. Nr. 7. 1903.

286. Reinhardt, Über Latenz von Bakterien bei Kriegsverwundungen. Feldärztl. Beil. zur Münch. med. Wochenschr. 1916. Nr. 36. 1304 (580).
287. Reisinger, Über intrakranielle, aber extrazerebrale Pneumatozele nach Schußverletzungen. Bruns' Beitr. **109**, 129. 1918.
288. Reuling und Herring, Postmortale Gasbildung. Ref. Münch. med. Wochenschr. 1899. 1095.
289. Richter, E., Kalipermanganbehandlung der Gasphlegmone. Zentralbl. f. Chir. 1918. 282.
290. Ricker, G., und A. Harzer, Beitrag zur Kenntnis der ödem- und gangränerzeugenden Wirkung anaerober Bazillen bei den Versuchstieren und beim Menschen. Bruns' Beitr. **112**, 289. 1918.
291. Riedel, Demonstration einer Schädelschußverletzung mit eigentümlichen Flüssigkeitsbewegungen im Kopfe. Münch. med. Wochenschr. 1915. Nr. 14. 478.
292. Riese, I. Kriegschir.-Tagung, Brüssel, 1915. Bruns' Beitr. **96**, 449. 1915.
293. Ritter, Disk. zu Hagemann. Gasphlegmone. Feldärztl. Beil. zur Münch. med. Wochenschr. 1916. Nr. 7. 263 (115).
294. — Über Gasbrand. Bruns' Beitr. **98**, 47. 1916.
295. Rizzo, Contributo all' etiologia della gangrena gassosa. Arch. int. de Chir. **1**, Fasc. 2. Ref. Zentralbl. f. Chir. 1904. 207.
296. Da Rocha-Lima, II. Kriegschir.-Tagung. Berlin. 26.—27. IV. 1916. Ref. Zentralblatt f. allg. Path. u. path. Anat. 1916.
297. Rodella, Bakteriologischer Befund im Eiter eines gashaltigen Abszesses. Zentralbl. f. Bakt. **33**, 135.
298. Roedelius, E., Zur Bakteriologie des Steckschusses, zugleich ein Beitrag zur Lehre von der latenten Infektion. Bruns' Beitr. **109**, 338. 1918.
299. Röpke, I. Kriegschir.-Tagung d. Sanit.-Offiz. d. VII. Res.-Korps, 22. XI. 1914. Ref. Med. Klinik. 1914. 1850.
300. Rosenbach, J., Mikroorganismen bei den Wundinfektionskrankheiten des Menschen. Wiesbaden, J. F. Bergmann. 1884.
301. Rothfuchs, Über Gasphlegmone. Münch. med. Wochenschr. 1906. Nr. 42. 2054.
302. Rübsamen, Zur Prophylaxe und Therapie der Gasphlegmone. Feldärztl. Beil. zur Münch. med. Wochenschr. 1916. 1468 (664).
303. Rumpel, O., Die Gasphlegmone und ihre Behandlung. Samml. klin. Vortr. 1917. Nr. 736/39. 329.
304. — Gasödem, -schutz und -bekämpfung. III. Kriegschir.-Tagung, Brüssel, 1918. Zentralbl. f. Chir. 1918. 184. Bruns' Beitr. **113**, 76. 1918.
305. — Bericht über die praktischen Erfahrungen mit der Serumbehandlung der Gasphlegmone. Veröff. a. d. Geb. d. Mil.-Sanitätswes. Heft 68. 35. Hirschwaldt, Berlin. 1918.
306. Rupp, Über einen Fall von Gasgangrän mit Metastasenbildung. Feldärztl. Beil. zur Münch. med. Wochenschr. 1916. 919. (411)
307. Rychlik, E., Zur Therapie der Gasgangrän. Casopsis lék. cesk. 1916. Nr. 36 u. 37. Ref. Zentralbl. f. Chir. 1917. 418.
308. — Gasabszeß des Gehirns. Feldärztl. Beil. zur Münch. med. Wochenschr. 1916. Nr. 48.
309. Sackur, Die Gasphlegmone bei Kriegsverwundeten. Med. Klinik. 1915. 1022 u. 1046.
310. Sacquépée, Recherches sur la gangrène gazeuse. Presse méd. 1916. Nr. 25.
311. Salzer, Zur Therapie der Gasphlegmone. Wien. klin. Wochenschr. 1917. 334.
312. Sandler, Über Gasgangrän und Schaumorgane. Zentralbl. f. allg. Path. u. path. Anat. **13**, Nr. 12. 1902.
313. Sargent and Dudgeon, Emphysematous gangrene due to the bacillus aërogenes capsulatus. Arch. internat. de Chir. **2**, Fasc. 2. Ref. Zentralbl. f. Chir. 1905. 753.
314. Sauerbruch, Disk. zu Hagemann. Feldärztl. Beil. zur Münch. med. Wochenschr. 1916. Nr. 7. 264 (116).
315. Schattenfroh und Graßberger, Über Buttersäurebazillen und ihre Beziehungen zu der Gasphlegmone. Münch. med. Wochenschr. 1900. Nr. 30 u. 31.
316. Van Schelven, Latente Infektion mit Gasbazillen. Tijdschr. voor Geenesk. 1917. Ref. Deutsche med. Wochenschr. 1917. 1462.

317. Schloeßmann, Über Gasphlegmone und Gasgangrän. Münch. med. Wochenschr. 1914. 2176.
318. — Über die offene austrocknende Wundbehandlung bei Gasinfektion, insbesondere bei Gasgangrän. Feldärztl. Beil. zur Münch. med. Wochenschr. 1915. Nr. 48. 1653.
319. Schmid, H., Zur Behandlung der Gasphlegmone. Wien. klin. Wochenschr. 1915. 556.
320. — Tod durch Gasembolie bei Gasphlegmone. Wien. klin. Wochenschr. 1915. 1317.
321. Schnitzler, Über einen gasbildenden Bazillus im Harn bei Zystitis. Zentralbl. f. Bakt. **13**, 68. 1893.
322. — Zur Kenntnis der latenten Mikroorganismen. Chir.-Kongr. Berlin. 1899.
323. Schöne, Disk. zu Klapp. Zentralbl. f. Chir. 1918. 187.
324. — Über den Zeitpunkt des Ausbruches der Wundinfektion nach Schußverletzunge und rechtzeitige vorbeugende Wundbehandlung. Deutsche Zeitschr. f. Chir. **143**, 1. 1918.
325. Schönbauer, Ein Beitrag zur Frage der Anaerobensepsis beim Gasbrand. Wien. klin. Wochenschr. 1917. 110.
326. Schottmüller, Zur Pathogenese des septischen Abortes. Münch. med. Wochenschr. 1910. 1817.
327. Schow, Über einen gasbildenden Bazillus im Harn bei Zystitis. Zentralbl. f. Bakt. **12**, 745. 1892.
328. Schüler, Zum Krankheitsbild der puerperalen Infektion mit dem E. Fraenkelschen Gasbazillus. Münch. med. Wochenschr. 1914. 2304.
329. Schumm, Zit. bei Bingold. Beitr. z. Klin. d. Infektionskrankh. **3**, 400. 1914.
330. Schwarz, Erkennbarkeit der Gasphlegmone im Röntgenbild. Wien. klin. Wochenschr. 1915. 92. Berl. klin. Wochenschr. 1915. 862.
331. Seefisch, Die Gasphlegmone im Felde. Deutsche med. Wochenschr. 1915. 256.
332. Segen, Ein Beitrag zur Prophylaxe der Gasphlegmone und des Tetanus. Wien. klin. Wochenschr. 1917. Nr. 1. 16.
333. Sehrt, Der Gasbrand. Med. Klinik. 1916. 1056 u. 1081.
334. — Die Bedeutung der Dauerstauung für die Prophylaxe und Therapie des Gasbrandes. Med. Klinik. 1916. Nr. 28. 745.
335. Siegert, R., Über mehrfache Infektion durch Gasbazillen und Metastasenbildung. Deutsche Zeitschr. f. Chir. **142**, 337. 1917.
336. Silberschmidt, Bakteriologisches über einige Fälle von Gangrène foudroyante, von Phlegmone und von Tetanus beim Menschen. Zeitschr. f. Hyg. u. Infektionskrankh. **41**, 427. 1902.
337. Silberstein, F., Gasbrandtoxine und Antitoxine. Wien. klin. Wochenschr. 1917. Nr. 52. 1672.
338. Simmonds, Gasembolie bei Sauerstoffinjektion. Feldärztl. Beil. zur Münch. med. Wochenschr. 1915. 662.
339. Simon, H., Hundert Operationen im Feldlazarett. Bruns' Beitr. **98**, 344. 1916.
340. Simon (Ludwigshafen), Ruhende Infektion der Gaserreger. Mittelrhein. Chir.-Ver. Heidelberg, 8. u. 9. I. 1916. Ref. Feldärztl. Beil. zur Münch. med. Wochenschr. 1916. Nr. 7. 264 (116). Bruns' Beitr. **98**. 630. 1916.
341. Sonnenburg, E., Ein Fall von Pneumatocele cranii supramastoidea. Operation. Heilung. Deutsche med. Wochenschr. 1889. Nr. 27. 533.
342. — Pneumatocele cranii supramastoidea. Freie Vereinig. d. Chir. Berlins, 11. III. 1889. Berl. klin. Wochenschr. 1889. Nr. 13. 289.
343. Steinbrück, Rauschbrand und Gasbrand. Feldärztl. Beil. zur Münch. med. Wochenschrift. 1915. 1660 (784).
344. Stemmler, Die Differentialdiagnose des Gasbrandes. I. Die putride Wundinfektion und ihre Behandlung. Deutsche Zeitschr. f. Chir. **143**, 350. 1918.
345. — II. Der ischämische Gewebszerfall. Ebenda. **144**, 145. 1918.
346. Stich, Über die Fortschritte in der ersten Wundversorgung unserer Kriegsverletzungen (unter Ausschluß der Verletzungen der großen Körperhöhlen). Bruns' Beitr. **114**, 1. 1918.
347. Stierlin, Über einen Fall von septischer Totalnekrose der Muskeln. Virch. Arch. **128**, 205.
348. Stolz, Die Gasphlegmone des Menschen. Bruns' Beitr. **33**, 72. 1902.
349. — Über Gasbildung in den Gallenwegen. Virch. Arch. **165**, 90. 1901.

350. Strater, Ein bemerkenswerter Fall von Tetanus. Deutsche med. Wochenschr. 1916. Nr. 13. 383.
351. Strauch, Über bakteriologische Leichenuntersuchungen. Zeitschr. f. Hyg. u. Infektionskrankh. **65**, 183. 1910.
352. Strauß, M., Die Behandlung der Gasgangrän im Felde. Med. Klinik. 1914. 1842.
353. — Disk. zu Hagemann. Feldärztl. Beil. zur Münch. med. Wochenschr. 1916. Nr. 7. 264 (116).
354. — Zur Prophylaxe des Gasbrandes. Med. Klinik. 1917. 683.
355. Suchanek, Zur Frage der Gasphlegmone bei Schrotschußverletzungen. Wien. klin. Wochenschr. 1912. Nr. 24. 907.
356. Sudeck, Die Behandlung der Gasphlegmone mit Sauerstoffeinblasung. Med. Klinik. 1914. 1704.
357. v. Tappeiner, Erfahrungen bei malignen Phlegmonen. Deutsche med. Wochenschr. 1915. Nr. 51. 1513.
358. Teutschländer, Spätfälle von Tetanus. Mittelrhein. Chir.-Ver. Heidelberg, 8. u. 9. I. 1916. Ref. Feldärztl. Beil. zur Münch. med. Wochenschr. 1916. Nr. 7. 263 (115).
359. — Tetanusinfektion und Abortivbehandlung des Wundstarrkrampfes. Deutsche med. Wochenschr. 1915. Nr. 20. 582.
360. Thies, A., Die Behandlung akuter Entzündungen mit rhythmischer Stauung. Verhandl. d. Deutsch. Gesellsch. f. Chir. Berlin. 1913. I, 96. 1913.
361. — II. Kriegschir.-Tagung, Berlin, 1916. Bruns' Beitr. **101**, 330. 1916.
362. — Die Behandlung chirurgischer Infektionen mit rhythmischer Stauung. Feldärztl. Beil. zur Münch. med. Wochenschr. 1916. 1165 (513).
363. — Die Behandlung der Gasphlegmone mit rhythmischer Stauung. Bruns' Beitr. **105**, 595. 1917.
364. — III. Kriegschir.-Tagung, Brüssel, 1918. Zentralbl. f. Chir. 1918. 186. Bruns' Beitr. **113**, 99. 1918.
365. — Zur Diagnose der Gasphlegmone. Deutsche med. Wochenschr. 1918. 399.
366. — Über zwei Hauptformen der Gasinfektion. Bruns' Beitr. **109**, 157. 1918.
367. — Die Gefahr der Allgemeinnarkose bei der Behandlung des Gasödems Deutsche med. Wochenschr. 1918. Nr. 24. 656.
368. Thiriar, I. Internat. Chir.-Kongreß. Brüssel. 1905. Zit. bei Kümmell. Bruns' Beitr. **96**, 434.
369. Tietze und Korbsch, Über Gasphlegmone. Deutsche med. Wochenschr. 1914. Nr. 48. 2004.
370. — Zum Kapitel der Gasphlegmone. Deutsche med. Wochenschr. 1915. 340.
371. Tietzen, Ärztl. Vereinig. Hamburg, 12. XII. 1916. Ref. Med. Klin. 1917. 405.
372. Tuffier, Zit. bei Borchers, Münch. med. Wochenschr. 1915. 1338 (638).
373. Uffenheimer, Ein neuer gaserregender Bazillus. Zieglers Beitr. z. path. Anat. **31**, 383. 1902.
374. Umber, Pneumothorax subphrenicus auf perityphlitischer Basis ohne Perforation. Mitt. a. d. Grenzgeb. d. Med. u. Chir. **6**, 605. 1900.
375. Vogel, R., Über den Nachweis von Gasbazillen im Blut bei einem Fall von Gasbrandmetastase. Feldärztl. Beil. zur Münch. med. Wochenschr. 1917. Nr. 9.
376. Vogt, E., Über Metastasenbildung bei Gasinfektion. Bruns' Beitr. **109**, 203. 1918.
377. Vollbrecht-Wieting, Zit. bei Kehl. Deutsche Zeitschr. f. Chir. **142**, 361. 1917.
378. v. Wassermann, A., Experimentell-therapeutische Studien aus der Gruppe der Gasbranderreger. Med. Klinik. 1916. Nr. 17.
379. — III. Kriegschir.-Tagung, Brüssel, 1918. Zentralbl. f. Chir. 1918. 188. Bruns' Beitr. **113**, 98. 1918.
380. — Bemerkungen zur Frage der Herstellung eines Gasödemserums. Veröff. a. d. Geb. d. Mil.-Sanitätswes. Heft **68**. 46. Hirschwaldt, Berlin. 1918.
381. Weil, A., Über die röntgendiagnostische Bedeutung normaler und abnormer Gasansammlung im Abdomen. Fortschr. a. d. Geb. d. Röntgenstr. **24**, 1. 1916.
382. Weinberg und Seguin, Recherches sur la gangrène gazeuse. Pariser Acad. d. Wissensch. 13. XII. 1915. Ref. Feldärztl. Beil. zur Münch. med. Wochenschr. 1916. 268 (120).

383. Weinberg und Seguin, Zur Ätiologie des Gasbrandes. Münch. med. Wochenschr. 1917. 152 u. 848.

384. Weitz, Über Hämatoglobinurie bei Infektion mit dem Fraenkelschen Gasbazillus bei fieberhaften Aborten. Med.-naturwiss. Verein. Tübingen, 6. Juli 1914. Württ. Korrespondenzbl. 1915. Zit. bei Jüngling. Bruns' Beitr. **107**, 411. 1917.

385. — Über schwere Hämoglobinämie bei Infektionen mit dem Bacillus phlegmones emphysematosae (E. Fraenkel) vom schwangeren Uterus aus. Münch. med. Wochenschr. 1918. Nr. 27. 730.

386. Welch, Morbid Conditions by bacillus aërogenes capsulatus. The Johns Hopkins Hosp. Bull. **11**, Nr. 114. Sept. 1900. 185.

387. Welch and Nuttall, A gas-producing Bacillus capable of rapid developpement in the blood-vessels after death. Bull. of the Johns Hopkins Hospital. **3**, 81. 1892.

388. Welch and Flexner, Observations concerning the bacill. aërog. capsul. Journ. of exp. Med. 1896. Zit. bei Stolz.

389. Werner, G., Zur Kasuistik der Gasphlegmone und Schaumorgane. Arch. f. Hyg. **50**, 274. 1904.

390. — Die Agglutination bei Gasphlegmonebazillen. Ebenda. **53**, 128. 1905.

391. Wernher, Pneumatocele cranii, supramastoidea, chronische Luftgeschwulst von enormer Größe durch spontane Dehiszenz der Zellen des Processus mastoideus entstanden. Deutsche Zeitschr. f. Chir. **3**, 381. 1873.

392. Westenhoeffer, Über Schaumorgane und Gangrène foudroyante. Virch. Arch. **168**, 185. 1902.

393. Wicklein, Drei Fälle von Gasgangrän. Virch. Arch. **125**, 75. 1891.

394. Widal et Nobécourt, Pleurésie putride sans gangrène du poumon. Bull. et mém. de la Soc. des Hôp. de Paris. 1897. 1395. Zit. bei Stolz. Bruns' Beitr. **33**.

395. Wieting, Die Pathogenese und Klinik der Gasbazilleninfektion. Deutsche Zeitschr. f. Chir. **141**, 1. 1917.

396. Wodarz, Zur Kasuistik der intrakraniellen Pneumatozele. Feldärztl. Beil. zur Münch. med. Wochenschr. 1915. 968 (456).

397. Wohlgemuth, Disk. zu W. Müller. Chir.-Kongreß, Berlin, 1913. Zentralbl. f. Chir. 1913. 21.

398. Wolff, E., Luftansammlung im rechten Seitenventrikel des Gehirns (Pneumozephalus). Ärztl. Ver. in Frankfurt a. M., 9. III. 1914. Ref. Münch. med. Wochenschr. 1914. Nr. 16. 899.

399. Wolfsohn, G., Bericht über 100 Fälle von Gasödem. Bruns' Beitr. **112**, 560. 1918.

400. Wullstein, Kriegsärztlicher Abend in Lille, 30. XII. 1914. Ref. Feldärztl. Beil. zur Münch. med. Wochenschr. 1915. 142.

401. — Disk. zu Hagemann. Ebenda. 1916. Nr. 7. 264 (116).

402. Zacherl, Zur Differentialdiagnose der Gasbranderreger. Wien. klin. Wochenschr. 1917. 517 u. 904.

403. Zeißler, J., Über die Reinzüchtung pathogener Anaerobier. Deutsche med. Wochenschrift. 1917. Nr. 48. 1507.

404. — Ärztl. Verein in Hamburg. Ref. Münch. med. Wochenschr. 1917. 782.

405. — Untersuchungen über die Biologie der Bakterien der Gasödemgruppe. Med. Klinik. 1918. Nr. 24. 592.

406. Zindel, Worauf beruht der Unterschied in der Mortalität des Gasbrandes im Frieden und im Krieg? Feldärztl. Beil. zur Münch. med. Wochenschr. 1916. 1678 (762).

407.[1]) Dietrich, A., Die Nebennieren bei den Wundinfektionskrankheiten. Zentralbl. f. allg. Pathol. u. pathol. Anat. **29**, Nr. 6. 169.

408. v. Hibler, E., Rauschbrand:. In Kolle und v. Wassermann, Handbuch der pathogenen Mikroorganismen. Jena. 1912. **4**, 805.

409. v. Werdt, F., Malignes Ödem. Ebenda. **4**, 837.

410. — Der Gasbrand und seine Erreger. Ebenda. **4**, 878.

411. Tietze. A., Bericht über die Schußverletzungen des 12. Februar 1919 in Breslau. Schles. Ges. f. vaterl. Kultur. Med. Sektion. 7. März 1919

412. Coenen, H., Ruhender Gasbrand. Ebenda 21. März 1919.

---

[1]) Die Literatur von 407 ab ist nachträglich eingefügt.

I. Geschichtliche Vorbemerkungen.

In der medizinischen Literatur wird der Gasbrand zuerst im Jahre 1786 erwähnt von dem englischen Arzte Thomas Kirkland, der ihn „emphysematösen Brand" nennt. Die „Windgeschwulst" ist sein Hauptzeichen; er entsteht im Zellgewebe durch Fäulnis und faule Fermentation, deren Folge die Absonderung der Luft und das Emphysem ist. Maisonneuve (1853) gibt diesem Brand die Bezeichnung „Gangrène foudroyante". Die dieser Wundkrankheit eigentümliche Gasbildung im Gewebe und das schnelle Fortschreiten wird von ihm gut hervorgehoben und beschrieben. „Diese Gangrène foudroyante, sagt Maisonneuve, besteht in der raschen Zersetzung, welche sich des einer gewaltsamen Verletzung unterworfenen Gliedes bemächtigt und in der Zeit von 24—36 Stunden den Tod des Kranken nach sich zieht."

In klassischer Weise schildert der gelehrte russische Kriegschirurg Pirogoff diese besondere Form des Brandes in seinen Grundzügen der allgemeinen Kriegschirurgie, die er im Jahre 1864 nach Reminiszenzen aus den Kriegen in der Krim und im Kaukasus niederschrieb. Er nennt diese fürchterliche Wundkrankheit offenbar wegen des ihm anhaftenden Geruches den „mephitischen [1]) Brand" und sieht seine Ursache in einem lokalen Stupor der Gewebe durch die Verletzung. Dieser traumatische Lokalstupor geht ohne Reaktion unmittelbar in den mephitischen Brand über. „Die prädominierende Erscheinung ist eine rasche Gasentwicklung. Es wird nicht allein die vom Brande ergriffene, dunkelviolett gefärbte Partie emphysematös, sondern die Gasentwicklung verbreitet sich rasch auch auf den benachbarten, mit der gesunden Haut bedeckten Teil des Gliedes; sie hebt sich wie ein Kissen auf, Emphysem und Krepitation schreiten unter den Augen und Fingern des Beobachters unaufhaltsam fort. Der Kranke kollabiert, klagt aber über keinen Schmerz. Die ins Gelbliche spielende Blässe des Gesichts, der kalte Schweiß an der Stirne, der ermattete Blick, ein kleiner, zitternder, jagender Puls und Schluchzen zeigen, daß der Tod nahe ist." (S. 1007 seiner Reminiszenzen.)

So schrieb vor 50 Jahren der ausgezeichnete russische Kriegschirurg Pirogoff, mit seinem klinischen Scharfblick und der ihm eigenen kraftvollen Sprache alle charakteristischen lokalen und allgemeinen Merkmale dieses Brandes deutlich zeichnend. Über die Ursache der Gasbildung konnte er allerdings in der damaligen vorbakteriellen Zeit nur Vermutungen haben, und so ging er von der Vorstellung aus, daß das Knochenmark bei den Schußbrüchen zerquetscht und verflüssigt würde und „durch die Berührung mit der Luft faule und in diesem Zustande die Entwicklung der mephitischen Gase und Blutvergiftung befördere".

Maisonneuve hatte die Gasbildung ebenfalls durch Berührung der äußeren Luft mit Blutextravasaten erklärt; unter dem Einflusse der warmen Luft und Feuchtigkeit komme es zur gasigen Zersetzung, die auch auf das umgebende Gewebe mortifizierend wirke, so daß der Prozeß weiter um sich greife. Velpeau (1841) sah das in den Geweben enthaltene Gas direkt als atmosphärische Luft an, die entweder durch die Wunde eindringe oder durch Bewegungen des gebrochenen Gliedes aspiriert werde; die Folge des Zusammen-

[1]) Das Wort „mephitisch" wird abgeleitet von der altitalischen Göttin „Mephitis", der die giftigen Ausdünstungen des Bodens zugeschrieben wurden.

seins der Luft mit den Blutextravasaten sei eine fötide Zersetzung und allgemeine Intoxikation. Malgaigne (1850) untersuchte als erster das bei dieser Wundkrankheit gebildete Gas physikalisch und fand es brennbar.

Die vorstehenden uns jetzt phantastisch anmutenden Anschauungen dieser berühmtesten Ärzte ihrer Zeit wurzeln tief im hippokratischen Zeitalter der Humoralpathologie (Hippokrates, geb. um 460 v. Chr. zu Kos) und mußten, nachdem diese medizinische Epoche zwei Jahrtausende die Anschauungen der Ärztewelt beherrscht hatte, fallen unter dem Ansturm der Zellularpathologie Rudolf Virchows (1858) und der unter Ferdinand Cohn (1870), Robert Koch (1878) und Pasteur (1878) schnell aufblühenden Bakteriologie, die sich auch der Ätiologie des Gasbrandes bemächtigte.

Der erste, der sich für die infektiöse Natur des Gasbrandes aussprach, war nach Welch der italienische Chirurg Bottini (siehe Eug. Fraenkel, Ergeb. d. path. Anat. 1904), dessen Anschauung etwas später der berühmte Wiener Chirurg Gussenbauer zu der seinigen machte. Im Jahre 1884 gab Friedrich Julius Rosenbach in Göttingen sein auf den Prinzipien der eben von Robert Koch begründeten bakteriologischen Methodik basierendes Werk „Mikroorganismen bei den Wundinfektionskrankheiten des Menschen" heraus und machte in zwei Fällen von Gasbrand die im Deckglasabstrich gefundenen sporentragenden Stäbchen für diese Wundkrankheit verantwortlich. Konsequent nannte er diese Bazillen „Emphysembazillen". Wenn nun auch Rosenbach den Beweis, daß seine Bazillen wirklich das „nosogene Mikrobion" dieser besonderen Form des Brandes waren, mangels gelungener Kultur- und Übertragungsversuche nicht führen konnte, so hatte er doch durch seine bakteriologischen Untersuchungen den Weg, auf welchem die weitere Forschung zur Klarstellung der Ätiologie des Gasbrandes weiterschreiten mußte, festgelegt, so daß die weiteren Forscher dieser Wundkrankheit gerade der bakteriologischen Seite derselben besondere Beachtung schenkten. So E. Levy und Wicklein (1891). Der erste isolierte aus einem bei akuter puerperaler Parametritis entstandenen Gasabszeß am Becken und Oberschenkel neben Streptokokken anaerobe, unbewegliche Stäbchen. Die Weiterzüchtung gelang ihm aber nicht, so daß eine eingehendere Analyse dieser Bazillen und Tierversuche ausstehen und es jetzt nicht mehr zu entscheiden ist, welcher anaerobe Bazillus dem Autor vorgelegen hat. In demselben Jahre (1891) machte Wicklein die bedeutsame Mitteilung, daß er in zwei durch schwere Extremitätenverletzung entstandenen Fällen von Gasgangrän einen anaeroben beweglichen Bazillus gefunden hatte, und daß subkutane Verimpfung von Muskelbrei aus den verletzten Extremitäten Meerschweine unter starker, von Gasbläschen durchsetzter Ödembildung töte. Danach scheint Wicklein die Bazillen des malignen Ödems bei klinischem Gasbrand in Händen gehabt zu haben.

So war schon manches vorgearbeitet, und die hohe Wahrscheinlichkeit lag nahe, daß die Gasbrandinfektion auf dem Eindringen anaerober Stäbchen beruhe. Aber erst Eugen Fraenkel gebührt das Verdienst, die Ätiologie des Gasbrandes in Deutschland mit der methodischen Schärfe der bakteriologischen Forschung und scharfer Kritik geklärt zu haben. Die Veröffentlichung seiner klassischen Arbeiten beginnt im Jahre 1893 mit einer monographischen Bearbeitung der Gasphlegmonen unter Zugrundelegung von vier einschlägigen Beobachtungen des Eppendorfer Krankenhauses in Hamburg.

Diese Arbeiten wurden bis heute von dem Autor unaufhörlich fortgesetzt und in den Ergebnissen der pathologischen Anatomie (1904) und der Hygiene (1917) kritisch zusammengefaßt.

Die vier ersten Beobachtungen Eug. Fraenkels von Gasbrand unterscheiden sich von den meisten derartigen jetzt beobachteten Fällen dadurch, daß sie sich nicht, wie gewöhnlich, an schwere traumatische Gewebszerstörungen anschlossen, sondern zwei entwickelten sich im Anschluß an subkutane Injektionen mit Exzitantien (Kampfer, Äther, Moschustinktur) und Morphium, eine betraf einen kachektischen Mann, bei welchem ohne vorangegangenes Trauma im Verlauf eines ulzerierten Speiseröhrenkrebses über dem rechten Ellenbogen und am linken Schultergelenk umschriebene Gasphlegmonen aufgetreten waren, die vierte eine alte Frau, bei welcher sich der Gasbrand am Oberschenkel nach einem gangräneszierenden Erysipel am Unterschenkel entwickelt hatte. Später schilderte Eug. Fraenkel den tödlichen Gasbrand auch nach schwerer traumatischer Schädigung, z. B. durch Überfahrung mit der Straßenbahn, und jüngst wieder nach einer subkutanen Koffeininjektion.

In allen seinen Fällen konnte nun der Autor aus den Krankheitsherden teils rein, teils unter pyogenen Kokken, einen ganz bestimmten anaeroben Bazillus, den er den „Bacillus phlegmones emphysematosae“ nannte, züchten und damit regelmäßig bei Versuchstieren ein dem menschlichen Gasbrand entsprechendes Krankheitsbild erzeugen (1892). Dieser Fraenkelsche Bazillus ist identisch mit dem von Welch (1891) aus einer Leiche mit Unterhautemphysem und Schaumorganen kultivierten „Bacillus capsulatus aerogenes“, so daß man auch mit Recht von dem Welch-Fraenkelschen Bazillus spricht.

Mit der Auffindung und Festlegung dieses Anaeroben war die Ätiologie des Gasbrandes zum großen Teil, wenn auch nicht ganz, geklärt. Der von 1914—1918 brausende Weltkrieg gab dann den Bakteriologen reichlich Gelegenheit, diese Ätiologie auf breiter Basis zu vervollständigen und auszudehnen auf eine größere Anaerobenzahl.

II. Nomenklatur der Wundinfektions-Krankheiten mit Gasbildung.

Mit der Nomenklatur unserer Wundkrankheit wollen wir uns nicht lange aufhalten. Im allgemeinen ist die Benennung unwesentlich und oft spitzfindig, im speziellen vielfach von persönlichen Motiven getragen. Die Bezeichnungen berühmter französischer Autoren: „Bronzeerysipel“ (Velpeau) wegen der braunen Flecken oder „weißes Erysipel“ wegen der durch das Ödem bedingten Anämie der Haut ist verfehlt, weil das Erysipel ein Schulbeispiel einer akuten Entzündung mit feuriger Rötung und starker Hitze darstellt. Beides geht unserer anaeroben Infektion in charakteristischer Weise ab. Die Bezeichnung „Gangrène foudroyante“ bringt nur den schnellen klinischen Verlauf, aber nicht die charakteristische Gasbildung zum Ausdruck. Würde es möglich sein, in allen Fällen klinisch zu ermitteln, ob die Gasbazillen oder die Bazillen des malignen Ödems die Infektionsträger sind, so würden wir unbedingt dem Vorschlage von Ghon und Sachs folgen und die von Eug. Fraenkel schon 1899 in Erwägung gezogenen und von Hitschmann und Lindenthal gut geheißenen Namen „malignes Ödem“ und „malignes Emphysem“ wählen. Aber aus praktischen Gründen geht dies nicht, denn die Verhältnisse liegen nicht so einfach, weil die klinischen Gasbrandfälle sowohl auf der Infektion von Gasbazillen, als auch von Ödembazillen beruhen, abgesehen von den außerdem noch im Einzelfalle vorhandenen zahlreichen übrigen Anaeroben. Auf der bakteriologischen Grundlage allein ist also vorerst noch die Benennung und Klassifikation nicht möglich.

Wegen des Ineinandergehens der klinischen und anatomischen Erscheinungen in der Gas- und Ödembildung hat L. Aschoff den viele praktische Vorteile bietenden Sammelnamen „Gasödem“ eingeführt, der viel Anklang fand. Der von C. Franz gebrauchte Ausdruck „Gasentzündung“ aber könnte irreführen, denn er würde die Anwesenheit entzündlicher Erscheinungen ausdrücken, was ja aber gerade nicht der Fall ist. Eher könnte man die eitrige „gashaltige Phlegmone“ (siehe Kap. XXII) mit diesem Namen belegen.

Wir haben uns einfach an die ältere deutsche Bezeichnung „Gasbrand“ gehalten, denn diese hebt sehr gut die beiden hervorstechenden Eigenschaften dieser Wunderkrankung, nämlich die Gasbildung und den gefürchteten Ausgang in Brand, hervor. Im folgenden werden wir daher die Bezeichnung „Gasbrand“ als klinischen Sammelnamen, aber nicht als bakteriologischen Begriff, gebrauchen für die uns hier interessierenden anaeroben Wundinfektionen und gelegentlich auch Gebrauch machen von der wegen der fehlenden Eiterung nicht ganz korrekten, aber doch eingebürgerten Bezeichnung „Gasphlegmone“, wenn wir zur Geltung bringen wollen, daß die Erkrankung äußerlich das Stadium des Brandes noch nicht erreichte.

III. Die bakteriologische Ätiologie des Gasbrandes.

Die Ätiologie des Gasbrandes ist nicht einheitlich, wie es anfangs aus Eug. Fraenkels bakteriologischen Resultaten hervorzugehen schien, sondern sie erstreckt sich, wie die jetzigen Kriegserfahrungen lehren, auf mehrere Gruppen obligat anaerober Bazillen, die wir jetzt kennen lernen wollen. Wir teilen sie mit R. Pfeiffer und Bessau ein in Nichtfäulniserreger und Fäulniserreger.

A. Nichtfäulniserreger.

1. Der Fraenkelsche Gasbazillus (Bacillus phlegmones emphysematosae).

a) Morphologisches Verhalten. Der Fraenkelsche Gasbazillus, auch Welch-Fraenkelscher Bazillus und von den Franzosen (Veillon, Zuber, Guillemont) Bac. perfringens genannt, findet sich, außer in Krankheitsprozessen, in der Erde, im Staube, in den mit Erde verunreinigten Uniformen der Soldaten, in Dunggruben und im Darm. Seine Eigenschaften geben wir hier in unmittelbarer Anlehnung an die neuen Veröffentlichungen seines Entdeckers wieder (Ergeb. d. Hyg. 1917).

Der Bazillus ist kurz, plump, gegenüber dem scharfkantigen Milzbrandbazillus mit abgerundeten Ecken versehen, vollkommen unbeweglich und stets unbegeißelt; bisweilen bildet er Scheinfäden und erscheint oft als Doppelstäbchen. Er ist absolut gramfest, sowohl in Ausstrichen, als in Schnittpräparaten. Mit der amerikanischen Kapselfärbungsmethode kann man an ihm Kapseln darstellen. (Abb. 1.)

Nach v. Hibler geschieht dies auf folgende Weise: Die Deckglasausstrichpräparate werden 10—15 Minuten gefärbt mit einer Mischung von gesättigter Alaunlösung (1 ccm), alkoholischer gesättigter Fuchsinlösung (10 ccm) und 10% Tanninlösung (11 ccm), mit Wasser abgespült und in Kanadabalsam aufgelegt.

Sporen entstehen bei seinem Wachstum nur selten, keinesfalls konstant. Vereinzelte Sporen sah Eug. Fraenkel anfangs gelegentlich in einer mit ameisensaurem Natron versetzten Agarabkochung. Diese Sporen waren endständig, kuglig oder leicht ovoid und stets einzeln, nie zu mehreren an einem Exemplar. Hier und da wurden auch freie Sporen angetroffen. Neuerdings teilte Eug. Fraenkel mit, daß es ihm gelungen ist, in Stichkulturen auf Choleraagar regelmäßig

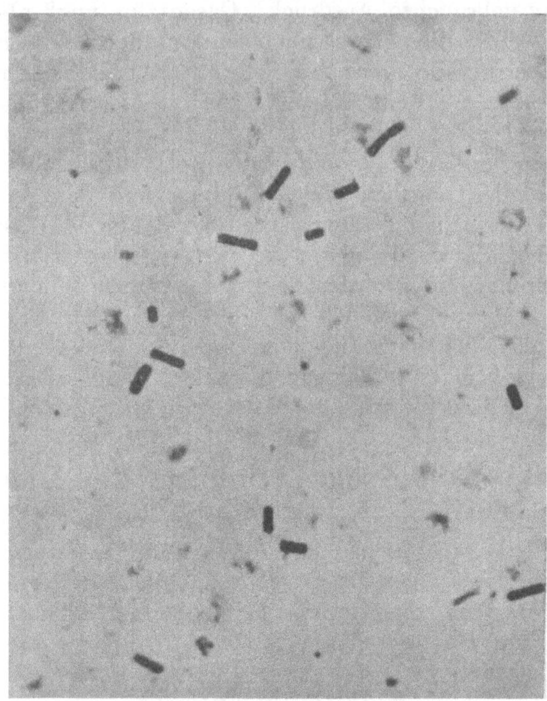

Abb. 1. Ausstrichpräparat einer Reinkultur des Fraenkelbazillus. Gramfärbung. Vergr. 1 : 1000.

nach 5—6 Tagen Sporenbildung zu erzielen. Auch Olsen gelang dies. Im Gegensatz hierzu hatten Hitschmann und Lindenthal bei dem Eug. Fraenkelschen Bazillus niemals Sporenbildung beobachtet. R. Pfeiffer und Bessau konnten nur in vereinzelten in Bouillon mit Rindermuskelstück gewachsenen Fraenkel-Stämmen und auf koaguliertem Rinderserum ganz wenige, fast endständige, den Bazillus nicht auftreibende Sporen beobachten und sind demnach mit Eug. Fraenkel darin einig, daß der Bazillus in den meisten Nährböden sporenlos wächst.

Die Züchtung dieses Bazillus aus erkranktem Gewebe ist im allgemeinen bei der Verwendung der üblichen Methoden zur anaeroben Kultivierung nicht schwierig, kann jedoch bei gleichzeitiger Anwesenheit anderer anaerober Keime recht mühsam werden. Am schnellsten führt dann der Tierversuch mit dem für diesen Bazillus empfänglichen Meerschweinchen zum Ziel.

Die auf Platten gewachsenen Kolonien werden am besten auf Traubenzuckeragar übertragen, in welchem Nährmedium der Mikroorganismus am besten gedeiht und alle anderen anaeroben Keime überwuchert.

Hitschmann und Lindenthal bedienten sich zur anaerobischen Kultivierung des Fraenkelschen Bazillus eines Exsikkators, der durch einen Dreiwegehahn luftleer gepumpt und mit Wasserstoffgas angefüllt werden konnte und außerdem noch ein Gemisch von Natronlauge mit Pyrogallussäure enthielt, das die Reste von Sauerstoff absorbierte. Außerdem benutzten die Verfasser auch das Plattenverfahren in hochgeschichtetem Zuckeragar in der Weise, daß von dem zu untersuchenden Material drei Verdünnungen in Zuckeragar hergestellt und in Petrischalen ausgegossen wurden. Die erhaltene Agarschicht wurde kurz vor dem Erstarren mit einer zweiten Schicht verflüssigten Zuckeragars übergossen, so daß die Wachstumsbedingungen einerseits durch die Überschichtung, andererseits in Folge der Resorption des geringen in dem ausgekochten Nährboden enthaltenen Sauerstoffs durch den zugesetzten Zucker ausreichende waren. Bei dieser Methode konnten allerdings nur tiefe Kolonien zur Entwicklung gebracht werden. In einer Reihe von Fällen, wo die Bazillen wenig verunreinigt waren, genügte es zur Isiolerung auch, die beimpften Röhrchen etwa 10 Minuten auf 70° zu erhitzen, so daß von den Bakteriengemischen die stärker resistenten Anaeroben am Leben blieben. Wenn auch diese Methode im Stich ließ, so vermochten die Verfasser stets im hohen Zuckeragarstich Wachstum des Bazillus zu erzielen und von da aus Reinkulturen zu gewinnen.

Auf Grund der neuseten Kriegerfahrungen empfiehlt Zeißler mit Unterstützung von Eug. Fraenkel zur Züchtung des Bac. phlegmones emphysematosae die Menschenblut-Traubenzucker-Agarplatte. Auf dieser sehen die Fraenkelbazillenkolonien in den ersten 24 Stunden erdbeerfarben aus und haben einen braunen Hof; in 24—48 Stunden werden sie grünlich. Dieser Farbumschlag ist sehr eklatant; Ödembazillen wachsen auf diesem Nährboden nicht so üppig und sehen anders aus. Zeißler hält demnach die Menschenblut-Traubenzucker-Agarplatte für den besten Nährboden des Fraenkelbazillus. Sein Aussehen auf demselben ist nach diesem Autor so charakteristisch, daß er hieran unter Zuhilfenahme des Verhaltens gegen Sauerstoff und des Grampräparates ohne Tierversuch erkannt werden kann. Heim und Knorr bewährte sich die anaerobiotische Anreicherung dieses Bazillus in Traubenzuckerbouillon, dem ein Leberstück beigegeben wurde (Tarozzibouillon). Wenn dieser Nährboden zum Zwecke des Sauerstoffabschlusses mit Paraffinöl überschichtet wird, so drängen die Gasbazillen durch ihre rasche Entwicklung und Gärung die anderen Keime ganz erheblich zurück, so daß man nach diesen Autoren für die erste Diagnosenstellung mit einigen Übertragungen in Traubenzucker-Leberbouillon oder Traubenzucker - Kartoffelbouillon und angeschlossenem Tierersuch auskommt.

Traubenzucker-Leber-Bouillon wird nach Heim und Knorr folgendermaßen bereitet: Leber von einem Tier wird im ganzen mit der doppelten Gewichtsmenge Wasser gekocht; zum abgekochten Wasser gibt man 1% Pepton und ½% Kochsalz; diese angesetzte Bouillon wird mit Natronlauge bis zum Phenolphthaleinpunkt versetzt, gedämpft, filtriert, dann 2% Traubenzucker hinzugefügt und nochmal filtriert. Die gekochte Leber zerschneidet man in Stücke von 1—2 cm, die für sich in einem Kölbchen sterilisiert aufbewahrt werden. Zum Gebrauch werden in je 1 Reagenzröhrchen 3—5 solche Leberstücke gebracht, so daß sie etwa 4 cm hoch stehen, und soviel Leberbouillon darüber gefüllt, daß die gesamte Schicht 7—8 cm hoch ist. Nach $^3/_4$stündiger Dämpfung sind diese Röhrchen zum Gebrauch fertig. Haben sie einige Zeit gestanden, so müssen sie wieder ins siedende Wasserbad gestellt werden, damit der absorbierte Luftsauerstoff ausgetrieben wird. Nach der Impfung wird Paraffinum liquidum in 2 cm hoher Schicht aufgegeben.

Traubenzucker-Kartoffel-Bouillon. Geschälte und gut gewachsene fehlerfreie Kartoffeln werden in 1—2 cm große Stücke geschnitten, hiervon je 3—5 in Reagenzröhrchen gebracht und gewöhnliche Zuckerbouillon, die mit Natronlauge bis zum Phenolphthaleinpunkt alkalisiert ist, darüber gegossen; dann wird, wie vorher beschrieben, weiter behandelt.

Traubenzucker-Gelatine-Agar. Dies ist der übliche Nähragar mit 2% Traubenzucker und 10% Gelatine versetzt. Die Gelatine gewährt den Vorteil, daß sich die durch die Gasblasen gesetzten Lücken und Risse, die die Anaerobiose stören, bald wieder mit der im Brutschrank oder durch das Peptonisierungsvermögen der Keime verflüssigten Gelatine ausfüllen. Die Alkalisierung kann auch hier bis zum Phenolphthaleinpunkt gemacht werden. Beim Sterilisieren geht die Alkaleszenz etwas zurück und erreicht dann eben den für die Entwicklung der hier in Betracht kommenden Anaerobier besten Grad.

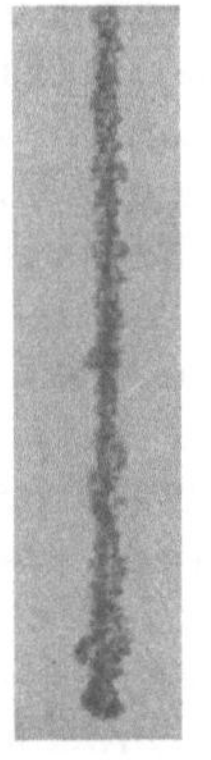

Abb. 2. Agarstichkultur des Fraenkelbazillus. 3 Wochen alt. Natürl. Größe.

Auf den meisten Nährböden hat der Fraenkelsche Bazillus ein charakteristisches Aussehen, bei dessen Beschreibung wir uns fast wörtlich stützen auf R. Pfeiffer und Bessau und deren grundlegende Untersuchungen über die Gasbrandkeime im Sommegebiet. In Agarschüttelkulturen bildet der Bazillus linsenförmige Kolonien oder bei dichterer Aussaat Kolonien mit einem soliden Kern und strahlenartigen Ausläufern. Die Agarstichkultur grenzt sich in der Regel ohne Ausläufer in scharfen, flach bogenförmigen Linien ab; gelegentlich wächst der Bazillus aber auch im Impfstich mit Ausläufern. (Abb. 2.) Bei atypischen Fraenkelstämmen kommen in Agarschüttelkulturen auch aufgefaserte Kolonien vor, die aber doch meist von typischen geschlossenen Kolonien untermischt sind oder einen typischen linsenförmigen Kern haben. In diesen aufgefaserten Stämmen findet man viele Blähformen. Die Lebensdauer der Agarkulturen ist beträchtlich.

In Bouillon mit Leber- oder Rindermuskelstück verursachen die Fraenkelbazillen diffuse Trübung und Gasentwicklung. Nach etwa 14 Tagen sieht man Klärung und Satzbildung, indem die Bakterienmasse sich niederschlägt. Die Bouillonkulturen lassen niemals einen Fäulnisgestank wahrnehmen und geben bei der chemischen Reaktion niemals einen Ausschlag nach der alkalischen, dagegen bei üppigem Wachstum nach der Säureseite.

Auf koaguliertem Rinderserum (kurze Zeit bei 80° gehalten) wachsen nach R. Pfeiffer und Bessau die Fraenkelbazillen dürftig unter leichter Gasbildung und mäßiger Verflüssigung und jedenfalls ohne faulige Veränderungen; diese Angaben R. Pfeiffers und Bessaus stehen im Gegensatz zu Eug. Fraenkel, der auf Rinderserum „vortreffliches Gedeihen mit reichlicher Gasentwicklung und fötider Zersetzung des Serums“ gesehen hat.

In Hirnbrei (nach v. Hiblers Vorschrift, siehe weiter unten S. 40) wachsen die Fraenkelschen Bazillen gut mit Gasbildung und ranzigem, aber nie Fäulnisgeruch. Die Gehirnmasse als solche wird dabei nicht geschwärzt; die manchmal auftretenden schwärzlichen Fleckchen sind wohl durch Veränderungen von Blutresten im Nährboden bedingt. —

Wir heben besonders hervor, daß nach R. Pfeiffer und Bessau der Fraenkelsche Bazillus kein Fäulniserreger ist. —

Schattenfroh und Graßberger reihten diesen Fraenkelschen Gasbazillus unter die Buttersäurebazillen ein und hielten ihn für eine Varietät des überall verbreiteten Granulobacillus sacharo-butyricus immobilis. Hitschmann und Lindenthal, G. Werner u. a. haben diese Unterordnung angenommen, Kamén hat sogar auf Grund des morphologischen Verhaltens und der gleichen Stoffwechselprodukte (Buttersäure, Rechtsmilchsäure, Alkohole) die Identität des Fraenkelbazillus mit dem unbeweglichen Buttersäurebazillus behauptet. Auch R. Pfeiffer und Bessau betonen die engen Beziehungen zwischen den Buttersäurebazillen und den Gasbazillen. Eug. Fraenkel hält dagegen an der Arteigenschaft seines Bazillus fest und ist mit der Eingliederung unter die Buttersäurebazillen nicht einverstanden. Während er früher diese seine Stellungnahme stützte auf die Verschiedenheit in der Pathogenität, in der Sporen- und Granulosebildung und auf das Verhalten zur Gramfärbung, sieht er jetzt in den Unterschieden in der Agglutination einen zwingenden biologischen Beweis für die Nichtzusammengehörigkeit von Gasbrand- und Buttersäurebazillen. Indess ist dies Argument jetzt nicht mehr stichhaltig, nachdem R. Pfeiffer und Bessau gezeigt haben, daß sogar innerhalb der einzelnen Gruppen solche serologische Differenzen vorkommen.

b) Pathogenität. Es gelang Eug. Fraenkel, mit seinem Bazillus beim Meerschweinchen ein dem menschlichen Gasbrand klinisch und anatomisch völlig gleichendes Krankheitsbild zu erzeugen, in dessen Vordergrund die starke Gasbildung steht. Dieser Tierversuch ist, wie schon bemerkt, von hervorragend diagnostischem Wert. Zur Injektion benutzt man am besten die Bauchhaut. Zunächst entsteht eine schmerzhafte Infiltration mit einer massenhaften Exsudation fleischwasserartiger Flüssigkeit. Dazu kommt unter zundrigem Muskelzerfall das Auftreten von Gas, das meist so reichlich ist, daß man bei Schüttelbewegungen des Tieres ein hörbares, glucksendes Geräusch vernimmt. Die Haut wird von der Unterlage abgehoben und mißfarbig, die Oberhaut löst sich in Fetzen, es kommt zur Perforation, und die mit Gasblasen untermischte, blutig wässerige, aber geruchlose Flüssigkeit entleert sich. (Abb. 3 u. 4.) Ein großer Teil der Tiere geht so zugrunde, andere genesen unter Abstoßung der nekrotischen Haut und strahliger Narbenbildung. Mäuse verhalten sich dem Bazillus gegenüber refraktär; bei Kaninchen erzeugt er nur ausnahmsweise einen lokalen Prozeß, der aber der Gasgangrän nicht gleicht. Auch bei intravenöser Darreichung ist er für diese Tiere nur mäßig pathogen (R. Pfeiffer und Bessau). Dagegen erkranken Sperlinge nach Einbringung des Fraenkelbazillus in den großen Brustmuskel an ebenso typischem Gasbrand wie das Meerschweinchen; Tauben sind ebenfalls dafür empfänglich, jedoch nicht in dem Maße, wie der Sperling und das Meerschwein, so daß diesen beiden Tieren, insbesondere dem Meerschwein, bei dem Nachweis des Fraenkelschen Bazillus ein ganz besonderer Wert zukommt.

Auf dem intravenösen Wege sind die Fraenkelbazillen erklärlicherweise wegen des Blutsauerstoffes viel weniger pathogen, als bei subkutaner Applikation.

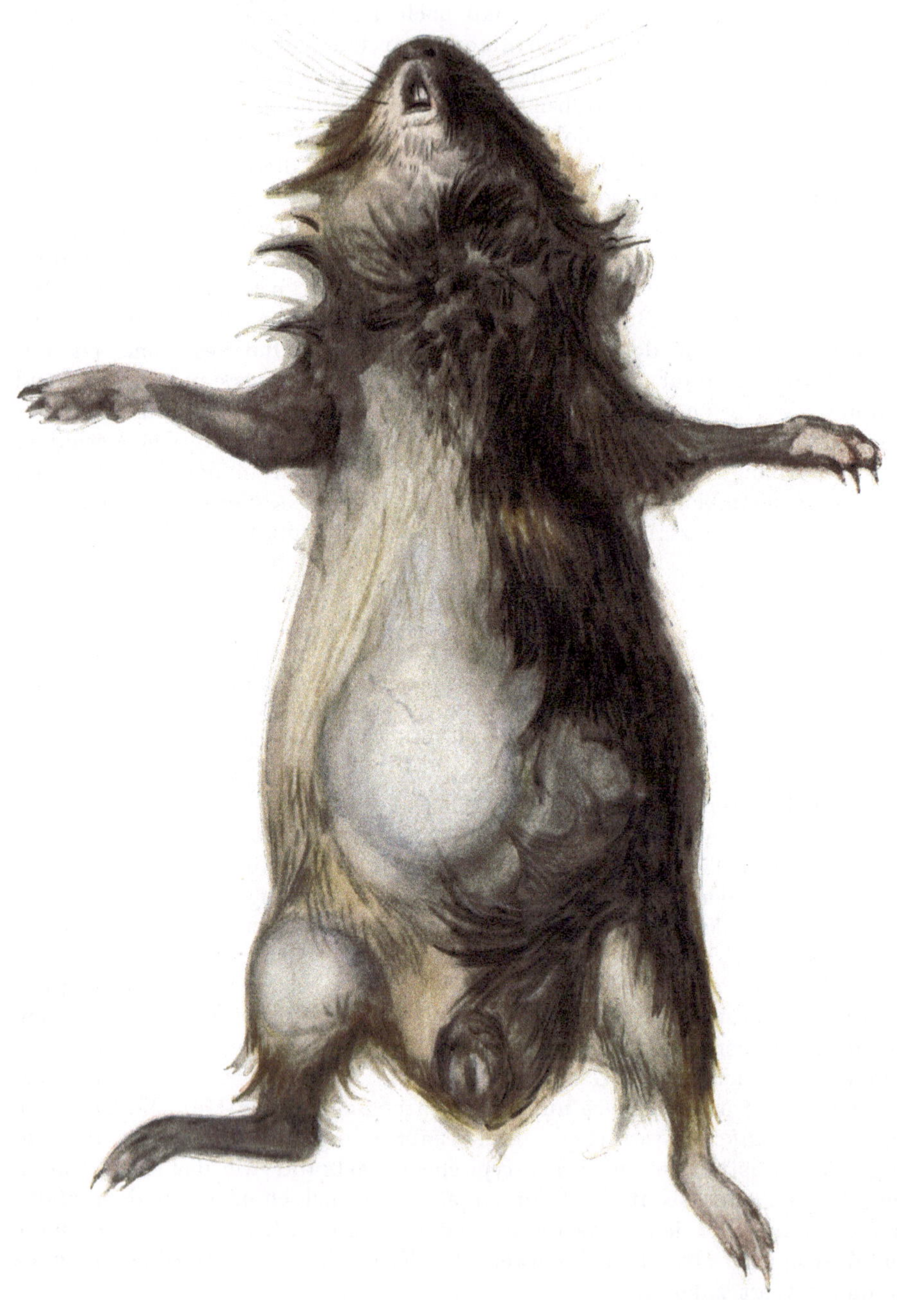

Abb. 3. Ein an Gasbrand erkranktes Meerschwein mit großen subkutanen Gashöhlen am Bauch und rechten Oberschenkel; 14 St. nach der Injektion von 10 mmg Tarozzibouillonkultur eines Originalstammes von Eug. Fraenkel (Stamm Eisenkolb) getötet und in Formalin fixiert. $^{2}/_{3}$ natürl. Größe.

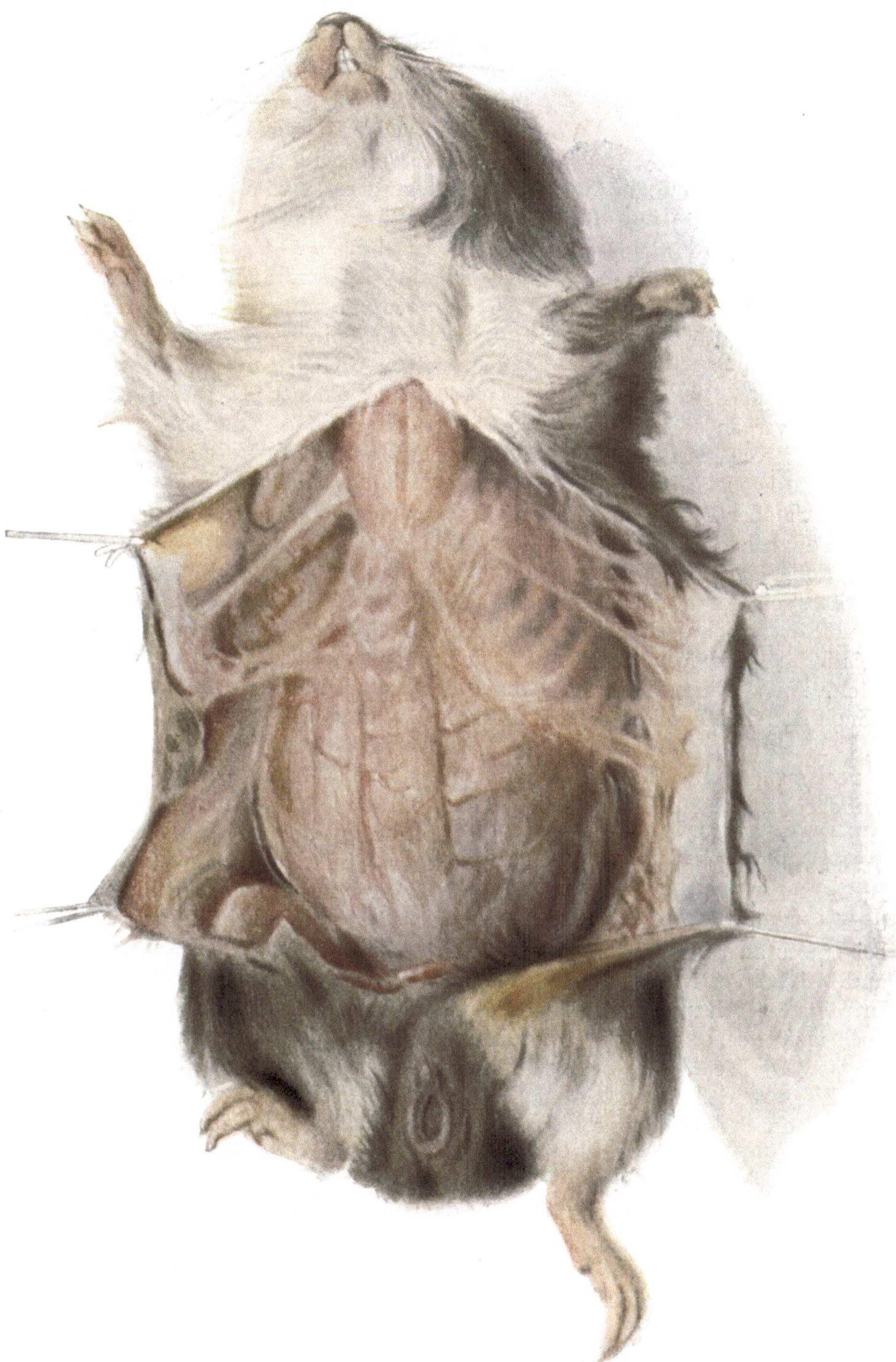

Abb. 4. Sektionsbefund eines an Gasbrandinfektion innerhalb 24 Stunden verendeten Meerschweins. Der benutzte Fraenkelstamm wurde von Eug. Fraenkel aus der Muskulatur eines nach Herniotomie sich entwickelnden, blitzartig verlaufenen Gasbrandfalles isoliert und von dem Autor selbst zu diesem Tierversuch verwandt. — Gas nach Öffnung der Haut nicht mehr sichtbar, Muskulatur im ganzen von trübem, gekochten Aussehen, wenig Ödem. $^4/_5$ natürl. Größe.

c) Toxin- und Antitoxinbildung. Agglutination. Komplementbindung. Die Erzeugung echter Toxine durch den Fraenkelschen Gasbazillus ist noch Gegenstand der Kontroverse. Die meisten hierüber gemachten Untersuchungen fallen in diesen Weltkrieg. Vorher äußerten sich Hitschmann und Lindenthal darüber ablehnend, nachdem sie die Erfahrung gemacht hatten, daß abgestorbene Kulturen, die früher virulent gewesen waren, und frisch durch Hitze und Formalin abgetötete gar keine Wirkung auf das Meerschwein ausübten. Passini hatte dagegen aus Reinkulturen des Gasphlegmonebazillus Giftsubstanzen isoliert, die die Versuchstiere unter Atemlähmung und Krämpfen töteten; er hielt diese Gifte aber nach einer späteren Mitteilung nicht für echte Toxine, sondern für Abbauprodukte aus dem Nährmedium. Kamén hatte in den Kulturen dieses Bazillus das Vorhandensein von Giften festgestellt, welche als Hämolysin und Leukozidin die morphologischen Elemente des Blutes angriffen.

Im vergangenen Kriege suchte besonders F. Klose der Frage der Toxinbildung dieses Gasbazillus näher zu kommen. Wenn dieser Autor Meerschweinchen die bakterienfreie Exsudatflüssigkeit der mit Fraenkelbazillen infizierten Versuchstiere oder Blutserum gasbrandkranker Menschen subkutan einspritzte, so sah er danach hämorrhagische Rötung und Infiltration der Haut mit Haarausfall und gelbgrünlicher Nekrose und Abstoßung. Er schloß daraus, daß es möglich sei, durch sterile Exsudatflüssigkeit und durch an resorbierten Gasbrandgiften reiches Patientenserum alle für Gasphlegmoneerkrankung charakteristischen Gewebeveränderungen mit Ausnahme der Gasbildung hervorzurufen. Intraperitoneale Einverleibung der Exsudatflüssigkeit brachte in 1 ccm Menge den Tod des Versuchstieres unter Atemnot und Temperatursturz.

Nach diesen Versuchen ging F. Klose dazu über, dieses Gift in den Kulturen zu suchen. Er wählte als Nährboden 5% Traubenzuckerbouillon, die aufgekocht, bei 80° beimpft, abgekühlt und mit Paraffinum liquidum überschichtet und mit Gummistopfen verschlossen wurde. Die das Wachstum des Fraenkelbazillus behindernde Säurebildung im Nährboden (Kohlensäure, Buttersäure) wurde durch Zugabe von kohlensaurem Kalk (Schlemmkreide) beseitigt. Das Filtrat dieser Kulturen bewirkte nun beim Meerschweinchen bei subkutaner Anwendung die erwähnte charakteristische Hautveränderung, und bei intraperitonealer Verabreichung Dyspnoe, Temperatursturz und Tod. Intravenöse Einspritzung prägte diese allgemeinen Vergiftungserscheinungen noch mehr aus, so daß bei letaler Dosis klonisch-tonische Zuckungen den ganzen Körper ergriffen. Die Sektion der verendeten Meerschweine zeigte Anämie der Leber und Milz und Blutungen in den Nebennieren und Lungen, welch letztere durch Erstickungserscheinungen erklärt wurden. Kaninchen reagierten ähnlich auf dieses Gift und zeigten als auffallenden Befund bei der Sektion oft Zerreißungen der Leber.

Diese bei den Versuchstieren durch das von F. Klose hergestellte Fraenkel-Gift hervorgerufenen Erscheinungen im Verein mit der von dem Autor bei den Injektionen in die Ohrvene regelmäßig beobachteten Ischämie werden von dem Autor als der Ausdruck einer gefäßverengernden Wirkung desselben gedeutet.

Bei Pferden stellen sich nach intravenöser Einführung des Giftes starker Schweißausbruch, Vertiefung und Beschleunigung der Atemzüge und Entleerung von Kot und Urin ein.

Durch Vorbehandlung von Kaninchen und Pferden mit seinem Gift erzielte F. Klose ein Gegengift, das bei Meerschweinchen einen sicheren Schutz gegen die dreifach tödliche Dosis der Hirnbreikultur des Fraenkelbazillus gewährte. Auch therapeutisch war das Serum wirksam, wenn der Infektionsherd damit umspritzt wurde, so daß das in Zirkulation gehende Gift vorher gebunden werden konnte.

Gegenüber diesen Versuchsergebnissen F. Kloses und dessen Annahme, daß er es mit einem echten Fraenkeltoxin zu tun habe, raten R. Pfeiffer und Bessau einstweilen noch zur Vorsicht, da ein Teil der beschriebenen Giftwirkungen sicher als anaphylatoxisch im Sinne des Friedbergerschen Anaphylatoxins, ein weiterer vielleicht auch als endotoxisch aufzufassen ist. Auch F. Silberstein konnte durch Filtration von Fraenkelstämmen keine echten Toxine erhalten. Wohl gewann auch er aus diesen Kulturen ein Gift, das bei intravenöser Anwendung Kaninchen tötete; aber die Eigenschaften des Giftes entsprachen mehr den Peptonen und proteinogenen Aminen, als den echten Toxinen. Daher fielen dem Autor auch die Versuche, mit abgetöteten Aufschwemmungen von Fraenkelstämmen ein Immunserum zu bereiten, das dem Gesetze der Multipla entsprochen hätte, negativ aus. —

Agglutination. Durch intravenös einverleibte und eine Stunde auf 60° erhitzte Kulturaufschwemmungen von Gasphlegmonebazillen stellte G. Werner ein Immunserum dar, das den homologen Stamm stark agglutinierte, während andere Fraenkelstämme davon gar nicht beeinflußt wurden. Er schloß daraus, daß den Gasbazillen die Eigenschaft fehlt, für ihre ganze Art Agglutinine zu bilden. R. Pfeiffer und Bessau haben dieses wichtige, für die Aussichten der Serumtherapie folgenschwere Resultat bestätigt. Dasselbe tun Kolle, H. Sachs, Georgi, wenn sie bemerken, daß Fraenkelstämme nur dann agglutiniert wurden, wenn der betreffende Stamm auch zur Herstellung des Serums benutzt war. —

Die Komplementbindung der Gasbazillen ist nach Bonhoff nicht spezifisch. Man erhält Komplementbindung mit Fraenkelserum gegen Ödemantigen und umgekehrt. Doch besteht ein quantitativer Unterschied, indem Fraenkelserum mit Fraenkelantigen das Komplement bei stärkerer Verdünnung bindet, als dasselbe Serum mit Ödemantigen.

2. Der Bazillus des malignen Ödems.

a) Bestimmung desselben und morphologisches Verhalten. Von allen bei der anaeroben Wundinfektion vorkommenden Bazillen ist der Bazillus des malignen Ödems am meisten umstritten. Dies rührt nicht nur daher, daß es eine so große Anzahl von verschiedenen Ödembazillen gibt, sondern die Schwierigkeit der Identifizierung liegt besonders darin, daß der Originalstamm Robert Kochs verloren gegangen ist. —

Im Jahre 1877 und 1878 experimentierten Pasteur, Joubert, Chamberland im Verfolg von Arbeiten über den Milzbrand mit Blut von großen Versuchstieren, das einige Zeit nach dem Tode entnommen war. Wenn sie dieses Meerschweinchen injizierten, so entstand deren Tod unter lebhafter Entzündung aller Muskeln und spärlicher Gasbildung. Im erkrankten Gewebe entdeckten sie einen beweglichen Mikroben, dem Pasteur später die Bezeichnung „Vibrion septique“ beilegte. Eug. Fraenkel zufolge soll Pasteur allerdings diesen Vibrio nie rein in Händen gehabt haben. Robert Koch erhielt 1881 ebenfalls bei Untersuchungen über den Milzbrand durch subkutane Injektion größerer Mengen von Faulflüssigkeiten ein der von Pasteur geschilderten Septikämie ähnliches Krankheitsbild mit jauchigem Ödem und Gasbildung. Wurden jedoch geringere Mengen des Materials weiter verimpft, so fielen die Versuchstiere schnell unter Entwicklung eines schwach rötlichen Ödems ohne Gestank und ohne Gasbildung mit einheitlichen, beweglichen, milzbrandähnlichen Bazillen. Diesen Krankheitsprozeß nannte R. Koch, den von Pasteur gebrauchten Namen „Septikämie“ abändernd, „malignes Ödem“ und identifizierte seinen „Bazillus des malignen Ödems“ mit dem „Vibrion septique“ Pasteurs.

Gaffky (1881) erweiterte diese Untersuchungen R. Kochs sehr wesentlich und erzeugte an Meerschweinchen und Kaninchen durch Gartenerde eine Krankheit, die Pasteurs Septikämie entsprach; er bekam eine von der Injektionsstelle ausgehende, weit ausgebreitete Durchtränkung des subkutanen Gewebes mit klarer, rötlicher Flüssigkeit, in der die zu langen Scheinfäden ausgewachsenen Pasteurschen „Vibrions septiques“ und zuweilen auch Gasbläschen nachgewiesen werden konnten. Nach dem Tode drangen diese Bazillen, unterstützt durch das Ödem und die Beweglichkeit, in die inneren Organe ein. Auch Gaffky identifizierte seinen Bazillus mit dem Pasteurs, nahm aber die R. Kochsche Bezeichnung „malignes Ödem“ an.

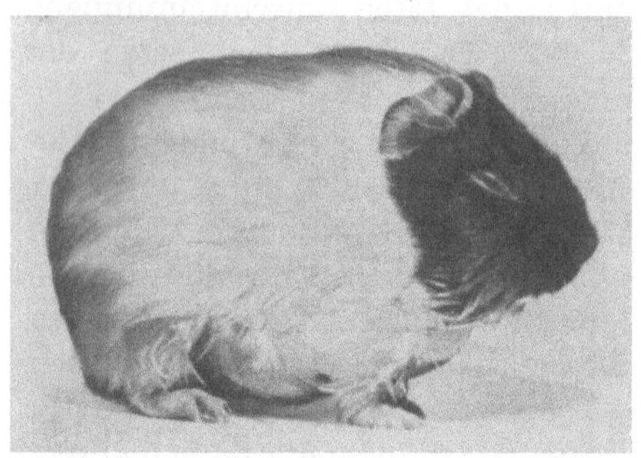

Abb. 5. Ein mit dem Bazillus des malignen Ödems von Eug. Fraenkel (Hamburg) infiziertes Meerschwein mit starkem Ödem am Bauch und Hals.

Diese Arbeiten von Pasteur, Robert Koch und Gaffky sind grundlegend für die Aufstellung der Bazillen des malignen Ödems geworden. Mit dem weiteren Ausbau der Anaerobenforschung zeigte es sich jedoch, daß es eine große Zahl von Ödembazillen gibt, die wohl in den von R. Koch und Gaffky angegebenen Eigenschaften übereinstimmen, in ihrem sonstigen biologischen Verhalten aber differieren.

Wir können hier natürlich nicht auf alle beschriebenen Ödembazillen eingehen und möchten nur, indem wir auf die exakte und umfassende Arbeit von Ghon und Sachs (Zentralbl. f. Bakt. Bd. 34, 35, 36) verweisen, einige anführen, deren Typen gerade durch die Gasbrandforschung gefestigt sind.

Eug. Fraenkel unterscheidet beim Bazillus des malignen Ödems drei Typen: der gramnegative Typ ist peritrich begeißelt, für Meerschweinchen, Kaninchen und Ziegen hoch pathogen, so daß diese Tiere daran in kürzester Zeit unter dem Bilde des schwersten malignen Ödems zu Grunde gehen. In Gelatinekulturen führt er eine um den ganzen Impfstrich erfolgende zylindrische oder glockenartige Verflüssigung herbei. Der grampositive Typ ist anders begeißelt, indem die Geißeln länger sind und das Aussehen eines quastenartigen Besatzes haben. Dieser Typ ist für Meerschweinchen hochpathogen. Diese Tiere tragen hiermit geimpft ein sehr starkes, rasch fortschreitendes, innerhalb 24 Stunden tötendes Ödem davon. (Abb. 5.) Für

Kaninchen ist dieser grampositive Typ harmlos; es kommt dabei nur zu einem geringen Ödem um die Impfstelle, das aber bald eintrocknet. Auch dieser grampositive Ödembazillus verflüssigt Gelatine, aber in anderer Form, als der gramnegative; es gehen nämlich von der sich an den Impfstrich anschließenden Verflüssigungszone gegen die umgebende Gelatine sehr dicht stehende, fein stachelige Ausläufer aus, so daß die Kultur das Aussehen einer Flaschenbürste hat.

Ein weiteres Unterscheidungsmittel bietet die Agglutination: Serum von Kaninchen, die mit den betreffenden Kulturen vorbehandelt wurden, agglutiniert immer nur den homologen, nicht den heterologen Stamm.

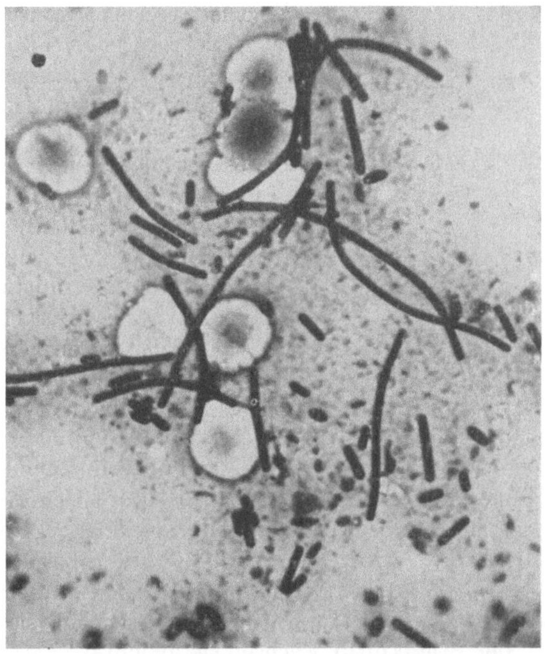

Abb. 6. Bazillen des malignen Ödems im Leberausstrich eines Meerschweins. Gramfärbung. Vergr. 1 : 1000. Stamm von Pfeiffer und Bessau aus dem Sommegebiet.

Eug. Fraenkel hält diesen grampositiven Typ für identisch mit dem Ghon-Sachsschen Bazillus.

Noch einen dritten Typus bekam Eug. Fraenkel unter die Hände. Dieser ist auch grampositiv; die Geißeln sind aber kürzer und weniger zopfartig. Wichtiger ist, daß er für Meerschweinchen und Kaninchen pathogen ist und bei beiden Tierarten ein rasch tödlich verlaufendes Ödem erzeugt, das bald mit Gasblasen durchsetzt ist, bald ohne solche einhergeht. Immunsera der beiden anderen Typen agglutinieren nicht diesen dritten Typus, für den Eug. Fraenkel Identität mit dem Aschoffschen Gasödembazillus annimmt.

R. Pfeiffer und Bessau, auf deren für die Ätiologie des Gasbrandes maßgebende Forschungen wir bereits hinwiesen und noch öfter hinweisen müssen, geben eine scharfe Charakterisierung des Bazillus des malignen Ödems, die wir hier fast wörtlich wiedergeben wollen, indem wir hoffen, daß sich auf

Grund der R. Pfeifferschen und Bessauschen Untersuchungsergebnisse allmählich eine Verständigung anbahnen wird in der arg verworrenen Lehre vom malignen Ödem.

R. Pfeiffer und Bessau unterscheiden scharf zwischen dem eigentlichen Bazillus des malignen Ödems, der nicht imstande ist, Fäulnisprozesse hervorzurufen, und ähnlichen Bazillen, die zur Gruppe der Fäulniserreger gehören und die zwar Ödem erzeugen, an Malignität aber weit hinter dem Bacillus oedematis maligni im engeren Sinne zurückstehen. Der letztere ist länger und schlanker als die Fraenkelschen Stäbchen und wächst häufig zu langen Fäden aus. Beweglichkeit ist ihm eigen infolge zahlreicher peritricher Geißeln. (Abb. 6 u. 7.) Der Gramfärbung gegenüber verhält er sich ausgesprochen labil, so daß sich die Mehrzahl der Stäbchen häufig nicht nach Gram färbt. Er bildet ovale, meist mittelständige, den Bazillus niemals auftreibende Sporen. Muskelstücke in Agar oder Bouillon gegeben regen die Sporenbildung intensiv an.

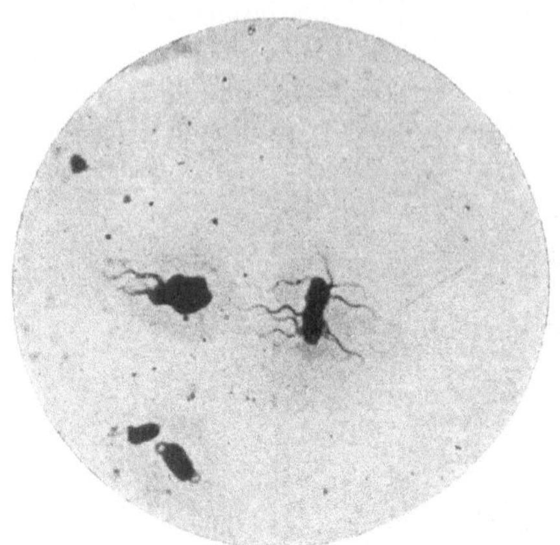

Abb. 7. Bazillen des malignen Ödems mit Geißelfärbung. Vergr. 1 : 1000. Somme-Stamm.

In Agarschüttelkulturen sind nach 24stündiger Bebrütung die Kolonien noch sehr klein, erst nach 2—3 Tagen ist die Entwicklung stärker. Die Kolonien sind äußerst zart, hauchartig-wolkig und am Rande ganz fein ausgefasert. Unter anderen Kolonien und in trüben Nährböden können sie wegen ihres geringen Lichtbrechungsvermögens leicht übersehen werden. Auch wenn die Kolonien beträchtliche Größe erreichen, bewahren sie ihr zartfilziges, durchscheinendes Aussehen stets. Beim Wachstum entwickeln sie reichlich Gas. In der Stichkultur wachsen sie gleichfalls zart mit Ausläufern. (Abb. 8.) Die Haltbarkeit der Kulturen ist trotz der Sporenbildung begrenzt; man muß daher wöchentlich abimpfen.

In Bouillon mit Leberstück bemerkt man eine stärkere Entwicklung um dasselbe. Bouillon mit Rindermuskelstück zeigt lebhafteres Wachstum und intensivere Sporenbildung. Man trifft dann nach 48stündiger Bebrütung zahlreiche Sporen an. Nach 14 Tagen findet man fast gar keine Bazillen und wenig freie Sporen mehr an. Es scheint, als ob die Bazillen sowohl, wie die Sporen, schnell einem autolytischen Prozeß verfallen. Die Reaktion der Rindermuskelbouillon zeigt niemals einen Ausschlag nach der alkalischen Seite, häufig nach der Seite der Säuerung hin.

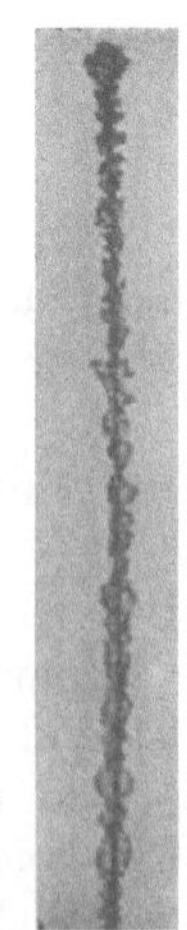

Abb. 8. 4 Wochen alte Stichkultur des malignen Ödembazillus in Agar. Natürliche Größe. Somme-Stamm.

Der Geruch der Kultur ist ranzig, niemals ein stinkender Fäulnisgeruch.

In koaguliertem Rinderserum gedeihen die Ödembazillen besser als die Fraenkelschen Bazillen und erzeugen

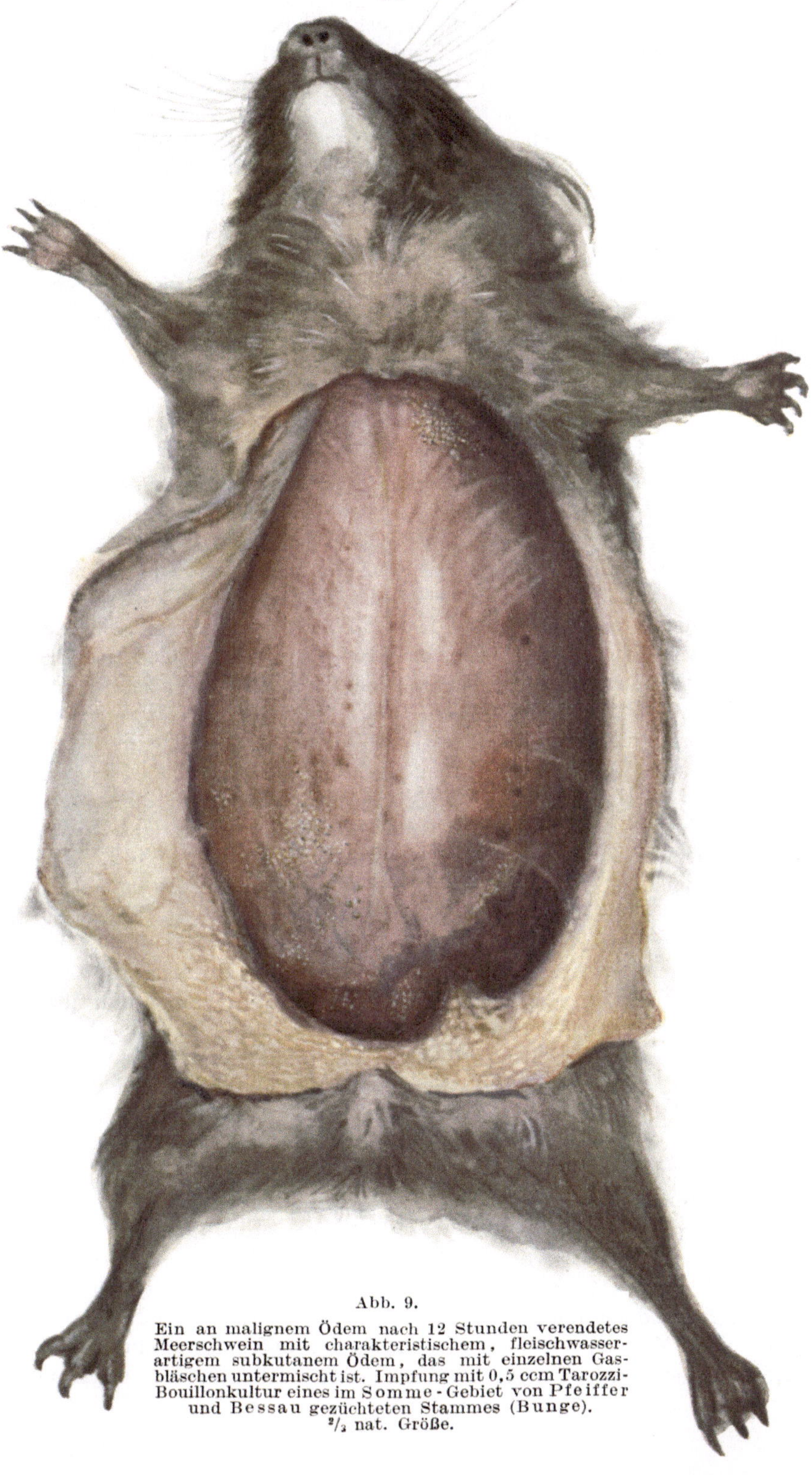

Abb. 9.

Ein an malignem Ödem nach 12 Stunden verendetes Meerschwein mit charakteristischem, fleischwasserartigem subkutanem Ödem, das mit einzelnen Gasbläschen untermischt ist. Impfung mit 0,5 ccm Tarozzi-Bouillonkultur eines im Somme-Gebiet von Pfeiffer und Bessau gezüchteten Stammes (Bunge).
$^2/_3$ nat. Größe.

Gas und Verflüssigung. Dabei verfärbt sich das Serum aber niemals und es entsteht kein Fäulnisgestank. In Rinderhirnbrei wird reichlich Gas gebildet, ohne daß sich der Nährboden dabei verändert. In 14 Tage alten Hirnkulturen sieht man fast nur Sporen.

Beim Meerschwein erzeugen die Bazillen des malignen Ödems das typische, von R. Koch beschriebene Krankheitsbild; schon durch kleine, subkutan angebrachte Dosen junger, gut gewachsener Bouillonkulturen entsteht im Unterhautbindegewebe das charakteristische ausgedehnte, klare, leicht blutig tingierte Exsudat ohne oder mit geringer Gasbildung. (Abb. 9.) Die Tiere fallen schnell. Unmittelbar nach dem Tode kann man die Ödembazillen nicht nur im lokalen Ödem, sondern auch in den inneren Organen, besonders in der Milz, und durch die Kultur auch im Herzblut nachweisen.

Intraperitoneale Impfung kleiner Mengen erzeugt eine desquamative Peritonitis mit einem reichlichen Gehalt an Leukozyten und Peritonealdeckzellen. Bei der Obduktion findet man Peritoneum und Bauchdecken enorm injiziert, wenig Flüssigkeit und kaum Eiterflocken in der Bauchhöhle; das stark entzündete Netz zeigt im Ausstrich Ödembazillen, die meist zu langen Fäden ausgewachsen sind und häufig Degenerationserscheinungen haben. Im freien Peritonealexsudat verschwinden die Bazillen.

Intravenöse Darreichung ist für die Kaninchen sehr gefährlich. Diese Tiere sterben oft schon kurze Zeit (1—3 Stunden) nach der Injektion (0,3 bis 0,6 Bouillonkultur), also zu einem Zeitpunkt, wo von einer nennenswerten Vermehrung der Bazillen noch kaum die Rede sein kann, sondern lediglich die Giftwirkung der eingespritzten Kultur verantwortlich zu machen ist. Bei längerem Verlauf bildet sich bei Kaninchen oft Parese der Extremitäten aus und der Tod erfolgt dann unter allgemeiner Schwäche. Der Obduktionsbefund bietet dann nichts Charakteristisches; mitunter lassen sich aus den inneren Organen und dem Herzblut typische, lange, gramlabile Fäden gewinnen. Die Bazillenvermehrung ist also beim Kaninchen offenbar mäßig, aber die Giftwirkung der Bazillen so stark, daß schon relativ geringe Mengen tödlich wirken.

b) Toxinbildung. Ficker setzte die Studien Pfeiffers und Bessaus über die Giftwirkung des Ödembazillus fort, indem er den von diesen Autoren im Somme-Gebiet isolierten Stamm, dessen Giftigkeit auffiel, in 2% Traubenzuckerbouillon mit Schlemmkreidezusatz und Überschichtung mit Paraffinum liquidum weiterzüchtete und dann durch besondere Filter (Membranfilter von Szigmondy) filtrierte. Das gewonnene Toxin ergab pro g Maus und Kaninchen eine letale Dosis von 0,0003 und 0,0002 g. Lokal erzeugte das keimfreie Filtrat Hyperämie, Hämorrhagien, Ödem, Hautnekrosen; bei der Resorption wirkte es auf Herz und Atmung. Serum eines Pferdes, das mit Kulturen von Ödembazillen vorbehandelt war, wies ein spezifisches Antitoxin auf, das die zehnfach tödliche Dosis des Toxins neutralisierte. Diese Wirkung erstreckte sich auch auf drei weitere Stämme von Ödembazillen, die nie zur Immunisierung benutzt waren.

Mit diesen Ergebnissen ist F. Silberstein im Einklang. Drei von diesem Autor benutzte Stämme, die er für identisch mit dem R. Kochschen Ödembazillus hält, produzierten ein echtes, lösliches, stark wirkendes Toxin, das bei Kaninchen, Meerschweinchen, Ratten, Mäusen in Tausendsteln eines Kubikzentimeters schon wirksam war, und die Tiere unter Unruhe, beschleunigter

Atmung, Temperaturstörung, Lungenödem und Ansammlung hellgelber Flüssigkeit in den großen Körperhöhlen umbrachte. Ein mit den Stämmen hergestelltes Ziegenserum neutralisierte im Mischversuch in der Menge von 0,01 ccm 10 Doses letales, ohne daß die Versuchstiere starben. Im Heilversuch war die Wirkung des Serums beschränkt durch die Zeit. Auch im Infektionsversuch wirkte das Serum: Meerschweinchen, die 24 Stunden vorher Serum subkutan erhalten hatten, überlebten die Injektion einer massenhaft Bakterien enthaltenden Ödemflüssigkeit eines eben einer Infektion mit dem homologen Stamm erlegenen Meerschweinchens.

c) **Agglutination.** Das mit einem bestimmten Stamm hergestellte maligne Ödemserum agglutinierte nach R. Pfeiffer und Bessau den homologen Stamm in über tausendfacher Verdünnung, alle übrigen Ödemstämme nicht. Demnach haben die Bazillen des malignen Ödems keinen übereinstimmenden Rezeptorenapparat. — —

Zu den Bazillen des malignen Ödems gehört nach neuerer Ansicht auch der folgende Anaerobier.

3. Der Aschoffsche Gasödembazillus.

Aschoff und seine Mitarbeiter Ernst Fränkel, Koenigsfeld und Frankenthal stellten in den Kriegsjahren 1915 und 1916 im Elsaß in einer größeren Anzahl von Wundinfektionen, die bald mehr unter dem Bilde des malignen Ödems, bald mehr unter dem der Gasgangrän verliefen und daher mit der neuen Bezeichnung „Gasödem“ zusammengefaßt wurden, einen gleichen, gut charakterisierten Erreger fest (Stamm „Colmar“). Dieser Gasödembazillus tritt als anaerobes plumpes Stäbchen oder in Diplokokkenform oder in Ketten auf und zeigt gelegentlich Fadenbildung. Der Gramfärbung gegenüber verhält er sich positiv wechselnd bis negativ; letzteres ist besonders bei älteren Stäbchen der Fall. Beweglichkeit ist ihm eigen und durch peritrich angeordnete Geißeln möglich. Die Sporenbildung schwankt, ist aber immer vorhanden und bei den kurzen Stäbchen mehr mittelständig, bei den längeren mehr endständig. Sein Wachstum geschieht in Agar unter Gasbildung, in Traubenzuckeragar unter Vergärung; Milch wird unter Gasbildung zur Gerinnung gebracht; Hirnnährböden werden nicht geschwärzt, zeigen aber Gasbildung. In Blutbouillon erscheint Hämolyse. Lakmusmolke wird gerötet. Gelatine verflüssigt sich. Die Kulturen sind geballt und aufgefasert. Im Ödem des Versuchstiers ist der Gasödembazillus geruchlos, auf Zuckernährboden empfindet man sauren Geruch nach Buttersäure, in anderen Kulturen riecht er fade und fäulnisartig. Er ist pathogen für Mensch, Pferd, Rind, Kaninchen, Meerschwein, Ratte, Maus.

Vom Fraenkelschen Gasbazillus unterscheidet sich der Aschoffsche Gasödembazillus vor allem durch seine Beweglichkeit. Am nächsten steht er dem Ghon-Sachsschen Bazillus, mit dem er aber nach den Autoren doch nicht identifiziert werden kann, weil der Ghon-Sachssche Bazillus gegenüber Kaninchen viel weniger virulent ist, viel reichlicher Sporen in den Kulturen und reichlich Granulose bildet. Gegen die Identifizierung mit dem beim Rinde vorkommenden Rauschbrandbazillus spricht ebenfalls die geringe Neigung zur Sporenbildung und zur Granulose. Da sich der Aschoffsche Gasödembazillus gegenüber Pferd und Rind gleich virulent verhielt, während doch nach Kolle-

Wassermann (Handbuch der pathogenen Mikroorganismen, Jena, 1912, S. 805 und 840) der Rauschbrandbazillus schwer auf das Pferd, der Ödembazillus schwer auf das Rind übertragbar ist, so rechnete Aschoff seinen Gasödembazillus weder zu den echten Ödembazillen, noch zu den echten Rauschbrandbazillen und stellte ihn in die Mitte derselben als einen Gasödembazillus, der ein Bindeglied zwischen Ödem- und Rauschbrandbazillen darstellt. „Überblickt man", sagt Aschoff, „die ganze Reihe der bisher beschriebenen Ödem-, Gasödem- und Rauschbrandbazillen und beachtet man die große Variabilität derselben in bezug auf ihr biologisches Verhalten, so wirft sich von selbst die Frage auf, ob alle diese Bazillen wirklich in scharf zu trennende Gruppen zu zerlegen sind, oder ob nicht fließende, zum Teil noch heute sich vollziehende Übergänge zwischen diesen bestehen."

Diese Hypothese ist, wie wir später sehen werden, von namhaften Bakteriologen, wie Eug. Fraenkel, R. Pfeiffer und Bessau u. a. energisch angefochten und wird daher in letzter Zeit nicht mehr recht aufrecht gehalten; dagegen scheint der Streit der Meinungen, auch seitens Aschoffs, sich dahin entschieden zu haben, daß der Aschoffsche Bazillus unter die echten Ödembazillen zu rechnen ist.

Toxinbildung und Agglutination. In Tarozzi-Bouillonkulturen mit Leber- oder Milzstück bildet der Aschoffsche Bazillus nach seinem Autor Toxine und Endotoxine, die in Mengen von 5—20 ccm Meerschweinchen und Kaninchen unter Abmagerung und Blutungen in den Darm und die Lungen töten. Nennenswerte hämolytische Eigenschaften hatten diese Gifte nicht, denn nur bei stärkster Konzentration (1:1) konnte man bei den Blutkörperchen von Mensch und Ratte Hämolyse beobachten. Lebende Bakterien übten dagegen kräftige Hämolyse aus.

Aschoff und seine Mitarbeiter versuchten, ein immunisierendes Serum herzustellen, und benutzten dazu Tarozzi-Bouillonkulturen, die sie zur Tötung der Bazillen an drei aufeinanderfolgenden Tagen mehrere Stunden bei 56° hielten, so daß in der Zwischenzeit die Sporen auskeimen konnten. Mit so sterilisierten Kulturen als Antigen wurden Kaninchen in steigenden Dosen intravenös geimpft. Die Erfolge der Schutzimpfung von Meerschweinchen mit diesem Kaninchenserum waren aber nicht bedeutend. Viel bessere Resultate wurden mit dem Serum eines Pferdes erzielt, das mit lebenden Bazillen vorbehandelt worden war. Dieses Pferdeserum intraperitoneal einverleibt schützte Meerschweinchen gegen die 10 bis 50 fache tödliche Menge Bouillonkultur.

Ernst Fränkel, Frankenthal, Koenigsfeld isolierten den Aschoffschen Bazillus sowohl aus den Leichen von Gasbrandkranken, die 1/2 bis 1 1/2 Stunde nach dem Tode seziert waren, als auch aus Wunden, die klinisch nicht die Zeichen der Gasinfektion an sich trugen, und fanden den Bazillus auch an Geschoßsplittern und Tuchfetzen und in Erdproben der verschiedensten Kampfgebiete wieder. Im Blute der Patienten konnte derselbe dagegen nur ausnahmsweise nachgewiesen werden, wenn die Entnahme des Impfmaterials frühzeitig nach dem Tode, etwa 1 Stunde, geschah. Erst in der Agone und nach dem Tode verbreitet er sich auf dem Blutwege in die inneren Organe.

In der Pathogenität schwankten die gewonnenen 32 Stämme dieses Bazillus erheblich. Die Versuchstiere bekamen nach der Injektion ein dickes, klares, sulziges, saguinolentes Ödem mit und ohne Gasbildung. Diese ist nach den genannten Autoren von der jeweiligen Virulenz des Stammes abhängig; je schwächer sie ist, um so mehr Gasbildung.

Ein durch zwei Bazillenstämme gewonnenes Kaninchenimmunserum agglutinierte den einen Stamm in der Verdünnung 1:40, das erwähnte Pferdeserum einen anderen Stamm in der Konzentration 1:80; normales Kaninchenserum hatte gar keine agglutinatorische Kraft.

B. Fäulniserreger.

1. Der R. Pfeiffer-Bessausche Uhrzeigerbazillus.

Der Uhrzeigerbazillus bildet eine scharf umschriebene Gruppe von Bazillen mit absolut konstanten Eigenschaften; wahrscheinlich haben viele Forscher diesen Bazillus auch in Händen gehabt, wie Aschoff, Conradi und Bieling und F. Klose; und wahrscheinlich ist er identisch mit dem Bacillus putrificus (Bienstock). Es handelt sich um ziemlich plumpe, gramfeste Stäbchen mit abgerundeten Ecken und lebhafter Beweglichkeit. In der Sporenbildung übertreffen sie alle Gasbazillen; schon in gewöhnlichen Nährböden trägt fast jedes Stäbchen schöne große, ovale Sporen, die meist endständig sind und den Bazillus deutlich auftreiben, so daß die Form einem Uhrzeiger ähnelt. (Abb. 10 u. 11.) Es findet reichliche Gasbildung statt. Die Agarschüttelkulturen verraten einen deutlichen Fäulnisgestank. Die einzelnen Kolonien variieren sehr in der Größe und sind ausgefasert, aber nicht so zart und hauchartig, wie die Kolonien der Ödembazillen, sondern infolge ihres Sporengehalts stärker lichtbrechend und dementsprechend dunkler und schärfer gezeichnet. Bei schwacher Vergrößerung sieht man eine kräftige radiäre Zeichnung, so daß das Aussehen der Kolonie lebhaft an das Bild der Knochenkörperchen erinnert. Bei Züchtung in Traubenzuckeragar ist die Ausfaserung der Kolonien nicht so ausgeprägt. Im Agarstich wachsen die Uhrzeigerbazillen sehr üppig und bilden Ausläufer. (Abb. 12.) Die Haltbarkeit dieser Kulturen ist groß und erstreckt sich meist über viele Wochen. Scheinfäden kommen vor.

In Bouillon mit Leberstück bilden die Uhrzeigerbazillen um das Leberstück herum einen flockig-wolkigen Satz, der eine eigentümliche schleimige Beschaffenheit hat, so daß Papierfilter schnell verstopft werden. Die Kulturen stinken intensiv. In Bouillon mit Rindermuskelstück ist das Wachstum intensiver, so daß der gesamte Nährboden getrübt wird. In jungen Kulturen sieht man meist lebhaft bewegliche Stäbchen mit der für diese Art charakteristischen Sporenbildung und zahlreiche freie Sporen, die in älteren Kulturen immer mehr zunehmen; es bleiben dann nur wenig Bazillen übrig, die unbeweglich und sporenlos sind und auch häufig längere, mit zahlreichen, merkwürdigerweise nicht auftreibenden Sporen besetzte Fäden bilden. In solchen Kulturen schwimmen eigentümliche schleimige Massen. Das Muskelstück ist unter diesen Umständen völlig erweicht, mazeriert, zerfallen. Die stinkenden Kulturen zeigen einen gegenüber dem Originalnährboden erhöhten Alkalitätsgrad.

In koaguliertem Rinderserum sieht man zuerst leichte Gasentwicklung auftreten, nach einigen Tagen beginnt sich der Nährboden zu verflüssigen. In der Flüssigkeit schwimmen gelbbraune Bröckel. 14 Tage alte Kulturen sind fast vollständig verflüssigt, es bleiben nur schmutzig-braune Bröckel übrig. Die Kulturen besitzen starken Fäulnisgestank. In Rinderhirnbrei tritt eine schmutzige Verfärbung ein, die allmählich zunimmt und in der Regel den ganzen Nährboden in eine schwarzgrünliche, stinkige Masse verwandelt.

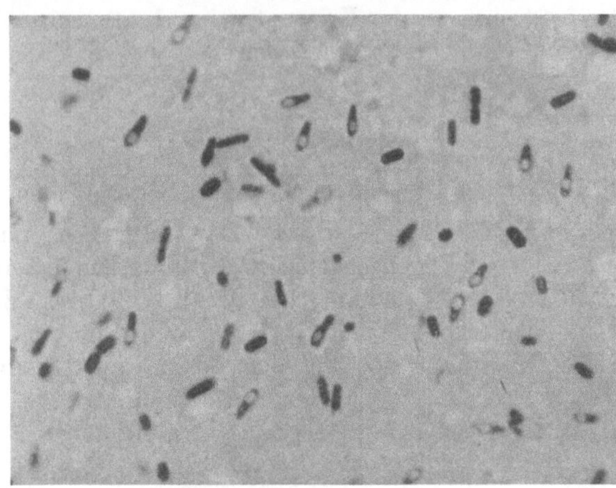

Abb. 10. Reinkultur des Pfeiffer-Bessauschen Uhrzeigerbazillus mit Sporen. Gramfärbung. Vergr. 1 : 1000.

Die Uhrzeigerbazillen sind wenig pathogen. Bei subkutaner Impfung erzeugen sie beim Meerschwein nur lokale Infiltrate; bei intravenöser Darreichung sind sie Kaninchen gegenüber auffallend harmlos.

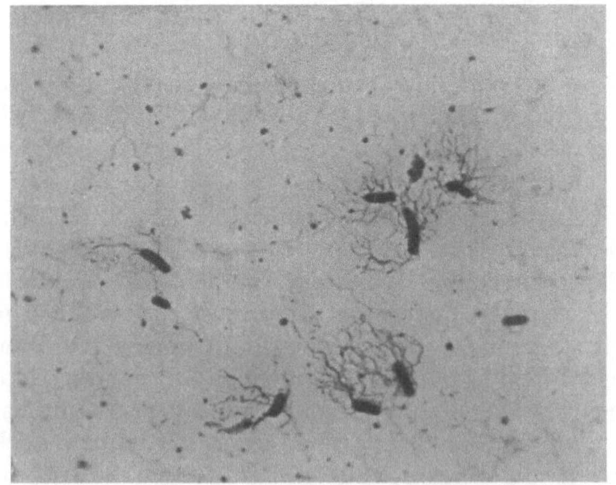

Abb. 11. Reinkultur des Pfeiffer-Bessauschen Uhrzeigerbazillus mit Geißelfärbung. Vergr. 1 : 1000.

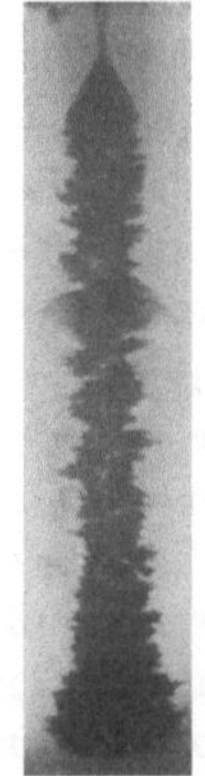

Abb. 12. 3 Wochen alte Agarstichkultur d. Pfeiffer-Bessauschen Uhrzeigerbazillus. Natürl. Größe.

Agglutination. Gegen die Uhrzeigerbazillen gelingt es, hochwertige Sera herzustellen, die aber stets nur den homologen, nicht heterologe Stämme agglutinieren; also auch hier haben wir die stärkste Differenz im Rezeptorenapparat der verschiedenen Stämme, wie bei den Ödembazillen.

2. Der R. Pfeiffer-Bessausche Paraödembazillus.

Der Paraödembazillus hat morphologisch große Ähnlichkeit mit dem Bazillus des malignen Ödems, ist aber von diesem vollständig unterschieden durch seine Fähigkeit, Fäulnis hervorzurufen. Er bildet keine einheitliche Bazillen-Gruppe, sondern die einzelnen Stämme zeigen Abweichungen voneinander, so daß man es hier zunächst mit einem Sammelbegriff zu tun hat.

Die Paraödembazillen (Abb. 13) zeigen verschiedene Größe; meist sind sie von dem Ausmaß der Bazillen des malignen Ödems; sie sind meist sehr schlecht oder gar nicht beweglich und peritrich begeißelt. Es gibt gramfeste und gramlabile Stämme. In Agar und Bouillon mit Leberstück zeigen sie geringe, eine stärkere Sporenbildung in Bouillon mit Rindermuskelstück. Die Sporen

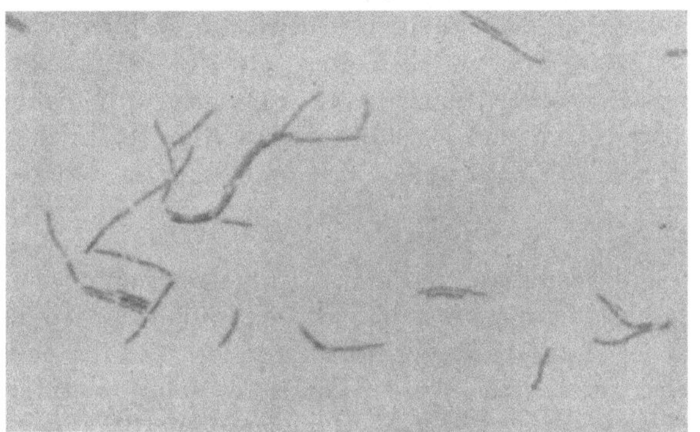

Abb. 13. Reinkultur des Pfeiffer-Bessauschen Paraödembazillus. Vergr. 1 : 1000.

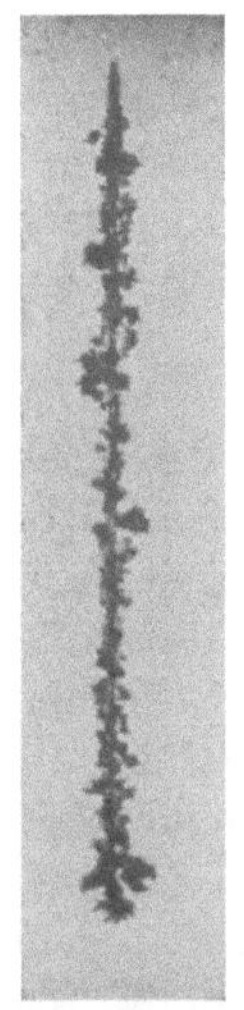

Abb. 14. 4 Wochen alte Agarstichkultur des Pfeiffer-Bessauschen Paraödembazillus. Natürliche Größe.

treiben den Bazillus niemals auf, sind mittelständig oder noch häufiger zwischen Mitte und Ende des Bazillus gelegen.

Die mit Gasentwicklung einhergehende Kolonienbildung in der Agarschüttelkultur erinnert sehr an diejenige der echten Ödembazillen; allerdings sind die Kolonien nicht so zart und zeigen bei schwacher Vergrößerung vielfach eine eigenartige, in der Peripherie dichtere Körnelung. In der Agarstichkultur entstehen spitzige Ausläufer. (Abb. 14.) Die Haltbarkeit ist in Agarstichkulturen beschränkt, wie bei den echten Ödemstämmen.

Bouillon mit Leberstück trübt sich diffus, um das Leberstück pflegt sich ein stärkerer Satz zu bilden; das gleiche ist in Bouillon mit Rindermuskelstück der Fall. In dem letzteren Nährboden zeigen sich bei zwei Tage alten Kulturen meist unbewegliche Stäbchen, von denen in der Regel wenige, nur selten zahlreiche, Bazillen die geschilderte Art der Sporenbildung aufweisen; freie Sporen gibt es wenig. Es gibt auch Stämme, die nach zwei Tagen noch überhaupt keine Sporenbildung zeigen. Im Gegensatz zu den Uhrzeigerbazillen, bei denen in der Regel anfangs nur ein Satz besteht und mit dem Alter der Kultur sich eine diffuse Trübung entwickelt, tritt bei dem Paraödembazillus in 14 Tagen eine Klärung der Kultur ein, die diffuse Trübung schwindet dann vollständig und es findet sich nur noch ein Satz. Dieser besteht aus zu Fäden ausgewachsenen, unbeweglichen, teils besporten, teils unbesporten Bazillen und freien Sporen. Die Bouillonkulturen haben Fäulnisgestank, wenn auch meist nicht so stark wie die Uhrzeigerbazillen und zeigen einen höheren Alkalitätsgrad als der Originalnährboden.

In koaguliertem Rinderserum sind manche Stämme schwer zum Angehen zu bringen. Angegangen verflüssigen sie das Serum unter Gestank. In Rinderhirnbrei führen die Paraödembazillen dieselben Veränderungen, wenn auch schwächer, wie die Uhrzeigerbazillen herbei. In 14 Tage alten Hirnkulturen sieht man im Gegensatz zu den Bazillen des malignen Ödems, welche in diesem Nährboden fast nur freie Sporen zeigen, lange unbewegliche oder sehr schwach bewegliche Bazillen ohne oder mit wenigen nicht auftreibenden Sporen und mehr oder weniger zahlreiche freie Sporen.

Die geprüften Stämme der Paraödembazillen erwiesen sich als wenig pathogen. Immerhin lassen R. Pfeiffer und Bessau, da die Gruppe der Paraödembazillen keine eng umschlossene, sondern eine Sammelgruppe schon morphologisch nicht völlig übereinstimmender Stämme ist, die Möglichkeit offen, daß hier gelegentlich vielleicht virulentere Vertreter vorkämen. — —

Mit den hier angeführten Fäulniserregern, dem Uhrzeigerbazillus und dem Paraödembazillus, ist nach den genannten Autoren die Gruppe der fäulniserregenden Gasbazillen noch lange nicht erschöpft, sondern es gibt noch viel mehr davon. Beispielsweise beschreiben diese Autoren noch zwei andere derartige Stämme, die bakteriologisch zwischen Uhrzeiger- und Paraödembazillen stehen. —

Es sind weitere Ödembazillen beschrieben worden, die zum Teil mit Sicherheit, zum Teil wahrscheinlich unter die Fäulniserreger eingereiht und damit von den echten malignen Ödembazillen, die nach Pfeiffer und Bessau keine Fäulniserreger sind, abgetrennt werden müssen.

Zu den Fäulniserregern gehört

3. der v. Hiblersche Bazillus XI.

Dieser Bazillus wurde von v. Hibler isoliert und genauer studiert in einem Falle von menschlichem Gasbrand infolge von komplizierter und mit Erde verunreinigter Verletzung des Handgelenks durch Sturz vom Wagen bei einem 47 jährigen Mann. Der Autor traf diesen Bazillus an in der blutigen Ödemflüssigkeit des Zellgewebes der Hohlhand, im Muskelsaft des Vorderarms und in der Milzpulpa der Leiche und führte ihn im System seiner monographischen Bearbeitung der pathogenen Anaeroben unter der Nummer XI auf.

Der Bazillus v. Hibler XI tritt als bewegliches Stäbchen, meist in zweigliedrigen Verbänden, auf. (Abb. 15.) Er erzeugt reichlich Sporen (Abb. 16), seltener Blähformen und Granulose und ist grampositiv, jedoch nicht so stark, wie der Fraenkelsche Bazillus, und nicht so schwach wie der Bazillus von Ghon-Sachs. Als Tiefenkolonie in Gelatine hat er eine kugelige Gestalt mit radiärstrahligem Gefüge. (Abb. 17.) In Agar wächst er als zerschlissene Tiefenkolonie. (Abb. 18.) Versuchstiere verenden nach seiner Injektion unter Ödem- und Emphysembildung. (Abb. 19.) Der Bazillus ist pathogen außer für Meerschweinchen, weiße Mäuse, weiße Ratten, Kaninchen, auch für graue Ratten, Tauben, Katzen.

Es handelt sich um einen Fäulniserreger, denn Hirnbreikultur wird von ihm durch Bildung von Fäulnisgasen (H_2S) und Schwefeleisen geschwärzt.

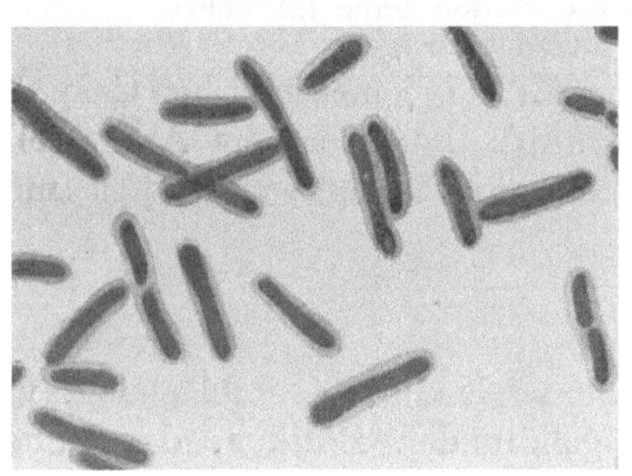

Abb. 15. v. Hiblerscher Baz. XI. im Pleurabelag eines Kaninchens. Abklatschpräparat. Die Bazillen zeigen paarige Verbände. Gramfärbung. 26mal vergr. Photogramm. (Nach v. Hibler.)

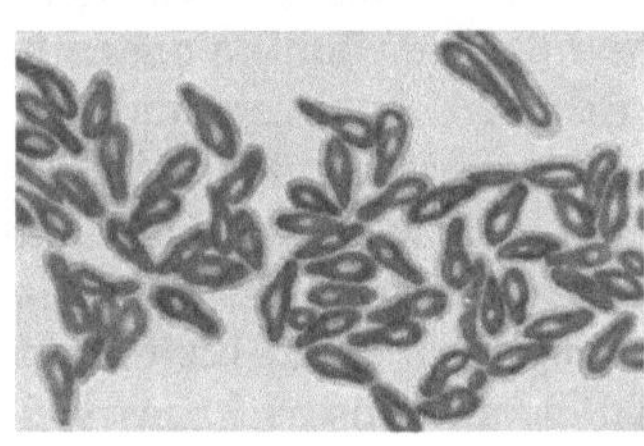

Abb. 16. v. Hiblerscher Bazillus XI. mit Sporen aus $2^1/_2$tägiger Bouillonkultur. Gram-Fuchsinfärbung. Vergr. 1 : 1500. (Nach v. Hibler.)

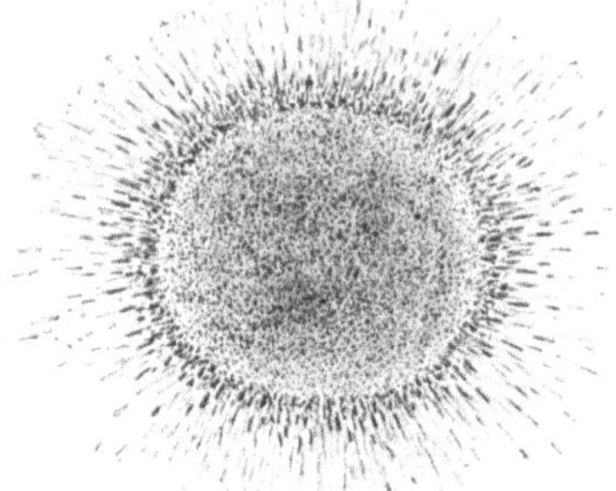

Abb. 17. 50fache Vergrößerung einer Tiefenkolonie des Bazillus v. Hibler XI. in zweitägiger, bei 21° gehaltener Traubenzucker-Meerschwein-Fleisch-Gelatine-Röhrenkultur. (Nach v. Hibler.)

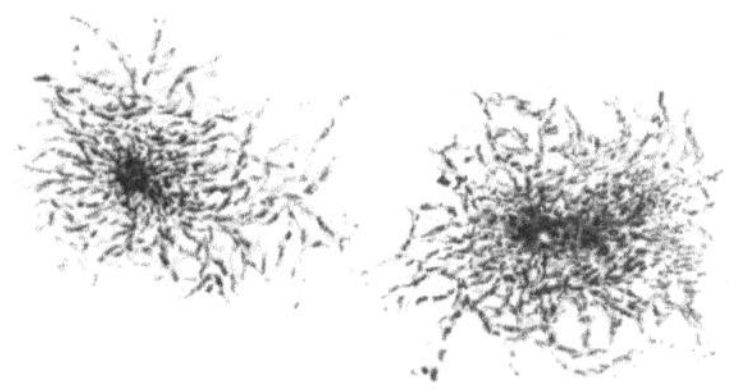

Abb. 18. Zerschlissene Agarkolonie des v. Hiblerschen Bazillus XI. 18stündige Kultur in Agar mit Hirnbreifiltrat und Zusatz von 1% Natriumformat. Vergr. 50. (Nach v. Hibler.)

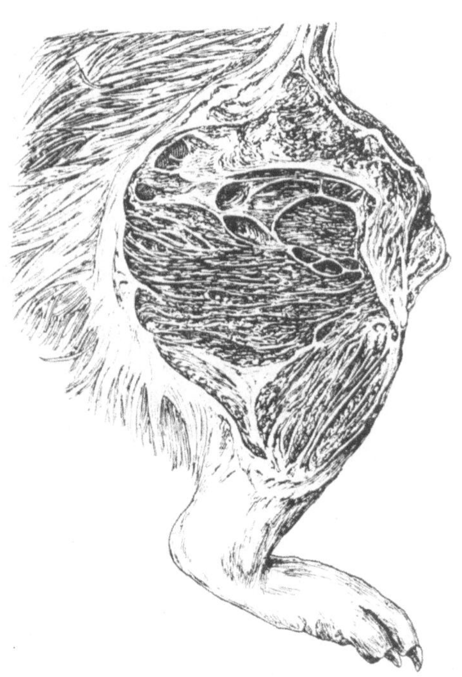

Abb. 19. Hinterbein eines 17 Stunden nach der Infektion mit dem v. Hibler XI.schen Bazillus verendeten Meerschweins mit starken Gashöhlen in der Muskulatur und Ödem der Unterhaut. Natürl. Größe. (Nach v. Hibler.)

Der v. Hiblersche Hirnbreinährboden, der sich nach dem Autor wegen der reduzierenden Wirkung der Hirnsubstanz besonders gut zur Züchtung der Anaeroben eignet, wird auf folgende Weise bereitet:

Die frische Hirnsubstanz wird sehr fein zu einem Brei zerkleinert und mit $^1/_3$—$^1/_4$ Volumteil Wasser vermengt und $^1/_2$—1 Stunde gekocht. Dann folgt die Einfüllung entweder in Kolben von $^1/_3$—2 l bis auf $^3/_4$ ihres Inhalts oder in Reagenzgläser in hoher Schicht (5—10 ccm). Nach 3—4 maligem Sterilisieren im Dampfapparat ist das Nährsubstrat zum Gebrauch fertig, in dessen Grund das Impfmaterial mittels Glaskapillare eingebracht wird. Diese so geimpften Kulturgefäße mit Hirnbrei werden ohne luftdichten Abschluß und ohne Anwendung von Wasserstoffgas dem Brutofen übergeben.

Über Befunde dieses Bazillus v. Hibler XI. bei menschlicher Gasphlegmone ist bisher noch nicht viel bekannt geworden. Außer dem Autor selbst hat nur Chiari darüber berichtet, der ihn unter acht Fällen von Gasphlegmone zweimal gefunden hat. —

Zu den sicheren Fäulniserregern rechnen wir auch den folgenden, vielleicht zur Gruppe der Paraödembazillen gehörenden Bazillus, da auch er Schwefelwasserstoff bildet.

4. Der Ghon-Sachssche Bazillus.

Im Jahre 1903 züchteten Ghon und Sachs [1]) aus einem unverkennbaren klinischen Gasbrandfalle der Glutäalgegend und des Beines, der sich an ein perforiertes Karzinom der Ileozökalgegend mit Peritonitis angeschlossen hatte, den nach ihnen benannten Bazillus, als dessen Ausgangspunkt sie den Darm ansahen. Dieser Ghon-Sachssche Bazillus, der von den Autoren erschöpfend erforscht ist, hat folgende Eigenschaften. Er ist streng anaerob, seine Form mannigfaltig, kokkenförmig und stäbchenförmig; er ist bis zu 5—6 μ und länger, oft fadenförmig; auch keulenartige, spindlige und distomumartige Formen kommen vor. An kürzeren und längeren Formen bemerkt man vielfach echte geweihartige Verzweigungen. (Abb. 21—23.) Der Bazillus ist beweglich und hat seitenständige Geißeln. Er bildet endogene Sporen, die mittel- oder endständig liegen. Meist sind die kurzen Formen die Sporenträger. In den älteren Krankheitsherden stößt man meist auf sporenhaltige Bazillen, in den jüngeren Prozessen sind sie meist sporenlos. Die Bazillen sind gramlabil, indem die jungen Formen sich meist grampositiv, die älteren gramschwach verhalten. Eine Kapsel hat der Bazillus nicht, wenn auch bei bestimmten Färbungen (z. B. nach Welch, S. 20) Höfe um denselben zur Anschauung gebracht werden konnten.

Oberflächenkolonien in Plattenstrichkulturen auf Agar mit 1—2% Traubenzucker in Wasserstoffatmosphäre zeigen eine scharfe Begrenzung oft mit welligem Rand und opakem Zentrum; auch blattförmige Kolonien mit riffartigen Fortsätzen sind nicht selten. (Abb. 20.) Durch Zusammenfließen der Kolonien werden eisblumenartige Rasen gebildet. In Stichkulturen in Agar mit 1% Traubenzuckerzusatz und Überschichtung erscheint Gasbildung. Der Impfstrich bildet ein grauweißes Band. Schüttelkulturen in 1% Traubenzuckeragar zeigen einen kleinen zentralen, bräunlichen Kern und eine größere, peri-

[1]) Dr. Milan Sachs, geb. 1877 in Agram, von 1901—1903 Assistent bei Prof. Weichselbaum am pathologisch-anatomischen Institute in Wien, 1903 zum Prosektor des Landesspitals in Czernowitz ernannt, starb am 5. Mai desselben Jahres als Opfer der Pestforschung am Kochschen Institut in Berlin, wohin er sich zum Studium dieser gefährlichen Seuche begeben hatte!

phere Zone, die sich in ein radiäres Fadenwerk auflöst. Die Gasbildung kann darin ganz fehlen, aber auch stark vorhanden sein. Bei Oberflächenkulturen unterliegt die Gelatine, in Wasserstoffatmosphäre bei 18—20° der Verflüssigung. Tiefenkulturen in Gelatine haben eine rundliche oder scheibenartige Form von Stecknadelkopfgröße. In Zuckerbouillon tritt Trübung und Gasbildung auf. Es entstehen dann Flocken, die sich zu Boden senken, so daß die Nährflüssigkeit sich unter Ablagerung eines weißlichen Satzes aufklärt. Milch ist kein guter Nährboden, dieser Bazillus findet darauf nur spärliches Wachstum. Dabei tritt Gerinnung und ein Geruch nach Buttersäure auf. Gas bildet sich in der Milch nicht. Wenn man zur Prüfung auf H_2S Bleiazetatstreifen in Zuckerbouillonkulturen in hoher Schicht aufhängt, werden diese intensiv geschwärzt. Zuckeragarschüttelkulturen, mit Neutralrotlösung versetzt, zeigen Reduktion des Farbstoffes.

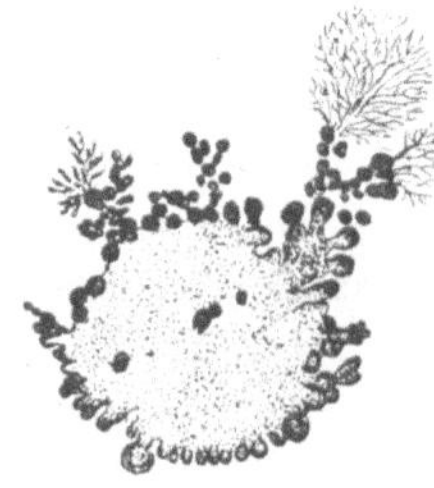
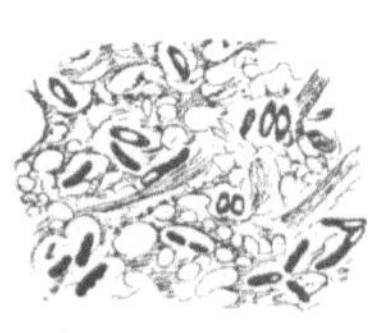
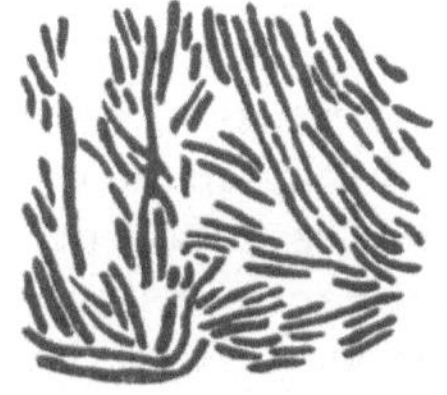
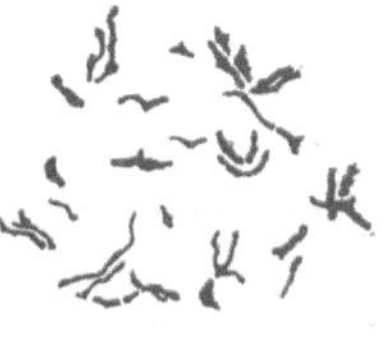

Ghon-Sachs scher Bazillus

Abb. 20. 6 Tage alte blattförmige Kultur mit büschelartigen Fortsätzen auf Traubenzuckeragarplatte.

Abb. 21. Bazillus mit Sporen aus einem menschl. Gasbrandfall. Ausstrichpräparat aus Muskel.

Abb. 22. Klatschpräparat einer anaeroben Plattenkultur. 4 Tage alt.

Abb. 23. Deckglaspräparat einer 4 Tage alten Plattenstrichkultur. Geweihartige Formen.

(Nach Ghon-Sachs.)

Die von v. Zeynek bewirkte Analyse des aus Zuckerbouillonkulturen dieses Anaeroben gewonnenen brennbaren Gases ergab:

$$27{,}7\%\ CO_2$$
$$71{,}0\%\ H_2$$
$$0{,}9\%\ N_2.$$

Die chemische Untersuchung einer Zuckerbouillonkultur stellte das Vorhandensein von Milchsäure, Alkohol und Buttersäure fest.

Tierpathogenität. Bei subkutaner Einverleibung von 0,5 ccm einer 48stündigen Zuckergelatinekultur erfolgt bei Meerschweinchen meist der Tod unter schnell fortschreitender teigiger Anschwellung und unter Knistern. Das subkutane Gewebe ist von fleischwasserähnlicher Flüssigkeit weit durchtränkt, das Bindegewebe von kleinen Gasblasen durchsetzt. Die Muskeln sind ebenfalls stark ödematös, gashaltig und außerdem von Blutungen gesprenkelt. Die Mikroben findet man an der Infektionsstelle reichlich, im Herzblut nur, wenn lange Zeit nach dem Tode seziert wurde.

Bei intraperitonealer Injektion des Bazillus wird das Bauchfell des Meerschweinchens ödematös und mit fibrinösen Belägen bedeckt, im Bauchraum sammelt sich fleischwasserartige Flüssigkeit an. Durch das bei der Impfung dem Stich ins Peritoneum folgende Zurückziehen der mit Infektionsstoff beladenen Nadel gesellt sich beim Versuchstier zu der peritonealen Infektion auch die subkutane hinzu. Unter diesen Umständen ist reichlichste Durchtränkung des subkutanen Gewebes ohne Gasblasen die Regel.

Intramuskuläre Injektion erzeugt bei Meerschweinchen starkes Ödem, Blutungen und Gasblasen der Muskeln und des subkutanen Gewebes.

Bei Kaninchen setzt der Bazillus meist nur einen lokalen teigig-ödematösen Prozeß ohne Knistern, der bei subkutaner Infektion nach Abstoßung der Nekrose ausheilt. Intravenöse Einspritzung führte einmal den Tod unter gewaltiger Ödembildung des Kaninchens herbei. Auch für weiße Mäuse und Tauben ist der Bazillus unter Bildung eines serös-hämorrhagischen Ödems ohne Gasblasen pathogen.

Toxinbildung. Filtrate von $1^0/_0$ Zuckerbouillonkulturen, die durch Pukalfilter geschickt waren, waren bei subkutaner Einverleibung von Meerschweinchen und Mäusen erfolglos. Intraperitoneal eingespritzte Giftmengen töteten Meerschweine in einer Menge von 2—5 ccm und Mäuse in einer Dosis von 1 ccm nach einigen Stunden unter den Erscheinungen einer serös-hämorrhagischen Peritonitis mit Transsudation in den Brusthöhlen und trüber Schwellung der parenchymatösen Organe, besonders der Leber. Der Ghon-Sachssche Bazillus ist also nach seinen Entdeckern imstande, in Zuckerbouillon Giftstoffe zu produzieren, welche in größeren Mengen bei Mäusen und Meerschweinchen oft in recht intensiver Weise zur Geltung kommen.

F. Silberstein spricht dem Ghon-Sachsschen Bazillus die Fähigkeit der Bildung eines echten löslichen Toxins ab.

Schaumorganbildung. Durch intravenöse Injektion des Ghon-Sachsschen Bazillus kurz vor der Tötung und Aufbewahrung des getöteten Versuchstieres im Brutschrank für etwa 20 Stunden kann man ausgesprochene Schaumorgane herstellen.

C. Bei klinischem Gasbrand vorkommende Anaerobier, deren Stellung im System noch nicht entschieden ist.

1. Der Novysche Ödembazillus.

Novys Bacillus oedematis maligni II wurde von diesem Autor im subkutanen Ödem von Meerschweinchen gefunden, die nach Injektion einer Lösung von Milchnuklein verendet waren. Dieser Bazillus ist anaerob, beweglich, grampositiv, gerade oder gebogen, bildet kurze Fäden, ist begeißelt (oft Riesengeißeln) und bildet niemals Sporen. Die Kolonien in Traubenzuckeragar haben ein dunkles Zentrum und unregelmäßigen, ausgefransten Rand. In Stichkulturen entsteht Gasbildung. Junge Kulturen riechen nach Buttersäure. Unter H_2-Atmosphäre bildet er auf schräg erstarrtem Traubenzuckeragar ein weißes Häutchen. In flüssiger Traubenzuckergelatine bemerkt man Trübung und Gasbildung, in Bouillon Trübung und Gasbildung unter nachfolgender Klärung und Satzbildung. Natriumindigoschwefelsäure zum Nährboden zugesetzt wird reduziert. Traubenzuckerhaltige Bouillon nimmt unter seinem Wachstum saure Reaktion an. Bei Versuchstieren (Kaninchen, Meerschweinchen, weißen Mäusen, Ratten, Tauben, Katzen) entsteht nach der Injektion dieses Novyschen Bazillus ausgedehntes sulziges Ödem mit Gasbildung und Tod nach 12—36 Stunden und mit serösem Exsudat der Pleurahöhlen. In diesem Ödem findet aber für gewöhnlich keine nennenswerte Vermehrung der Bazillen statt; wenn jedoch zugleich noch andere Bakterien oder Milchsäure mit injiziert werden, so ist die Vermehrung der Novyschen Bazillen im Ödem deutlich.

Als Unterscheidungsmerkmale gegenüber dem R. Kochschen Bazillus des malignen Ödems führt Novy folgende Punkte an: das Vorkommen seines Bazillus in längeren und dickeren Formen, die geringer lebhafte Beweglichkeit, den Mangel an Sporen, die häufigen Riesengeißeln, sein weniger üppiges Wachstum in Agar, seine stärker pathogene Wirkung auf Versuchstiere.

2. Anhang. Der Conradi-Bielingsche Bacillus sarcemphysematodes hominis.

Mit dieser Bezeichnung belegen Conradi und Bieling eine anaerobe Bazillengruppe, der die Eigentümlichkeit der Umwandlung eigen sein soll. Eug. Fraenkel und R. Pfeiffer in Gemeinschaft mit Bessau erklären dies aber für einen Irrtum, der durch Arbeiten mit Mischkulturen entstanden ist.

Conradis und Bielings in Flandern durchgeführte bakteriologische Untersuchungen bei menschlichem Gasbrand nähern sich in vieler Hinsicht den Anschauungen Aschoffs, indem sie die Möglichkeit einer bakteriologischen Trennung von Gasphlegmone, Gasgangrän, Gasödem und malignem Ödem verneinen und die Einheitlichkeit des diesen Wundkrankheiten zugrunde liegenden Erregers, aber dessen Wandelbarkeit unter gegebenen Verhältnissen lehren. Nach den Autoren ist der Erreger des klinischen Gasbrandes, der Bacillus sarcemphysematodes hominis, ein einheitlicher dem Rauschbrandbazillus des Rindes nahestehender Anaerobier, der abhängig vom Nährboden in verschiedenen Formenkreisen auftritt und im Laufe dieses Entwicklungsganges eine beträchtliche Umgestaltung erfährt. Auf Kohlehydraten bringt er vegetative, auf Eiweißnährboden sporogene Wuchsformen hervor.

Die vegetative Form (Formenkreis A) ist ein unbewegliches, grampositives, dickes Stäbchen; es erzeugt in Kohlehydraten stürmische Gasentwicklung, verflüssigt Eiweißnährböden nicht, bildet Säure und ist für Meerschweinchen sehr virulent, die unter hämorrhagischer Ödem- und Gasbildung erkranken, während Kaninchen unempfänglich sind.

Die sporogene Form (Formenkreis B) ist schlank, beweglich durch peritriche Begeißelung, gramlabil und hat eine Sporenanlage, die eine keulenförmige Anschwellung erzeugt. Charakteristisch ist für die sporogene Form die Eiweißzersetzung unter Fäulniserscheinungen. Die Meerschweinchenvirulenz ist nicht beträchtlich.

Die Giftwirkung der vegetativen Wuchsform bei Kaninchen, Meerschweinchen und Mäusen ist teils örtlich und besteht in Nekrose der Muskeln und Ödembildung, teils allgemeiner Natur, Schock, Krämpfe, Atemstillstand verursachend.

Bei der Giftwirkung der sporogenen Wuchsform handelt es sich im wesentlichen um histogene Fäulnisgifte, die bei Kaninchen von Schock, Krämpfen und Atemstillstand begleitet sind.

Die erwähnten beiden Formen kennzeichnen nach Conradi und Bieling die Endglieder einer Entwicklungsreihe; diese durchmißt zahlreiche Zwischenformen, deren Ausbildung von dem betreffenden Nährboden abhängt. Der vegetative Formenkreis ist mehr auf das Wachstum in Kohlehydraten eingestellt; bringt man ihn auf Eiweißnährboden, so schlagen nach Conradi und Bieling die sporenlosen unbeweglichen Stäbchen in Folge Kohlehydrathungers um, werden begeißelt, bilden Sporen und zersetzen Eiweiß. Man kann also nach den erwähnten Autoren die vegetative Form durch Eiweißzufuhr umzüchten in die sporogene Form und die Autoren erblicken darin eine Analogie mit manchen Algen und Pilzen, die gleichfalls zyklische Formänderungen infolge Nahrungswechsels eingehen sollen.

Diese Autoren gehen aber noch weiter, indem sie die Behauptung aufstellen, daß der Welch-Fraenkelsche Bazillus, der Bazillus Ghon-Sachs, der Bazillus v. Hibler XI, die malignen Ödembazillen und Rauschbrandbazillen keine selbständigen und abgrenzbaren Bakterienarten seien, sondern nur wandelbare Entwicklungsstufen ihres Bac. sarcemphysematodes hominis.

In der Erde sind die Sporen dieses Bazillus; in der Wunde keimen sie aus zu vegetativen Wuchsformen, die die Kohlehydrate des Muskels vergären; sind die Kohlehydrate erschöpft, so wird nun unter Bildung zahlreicher Zwischenstufen die sporogene Wuchsform gebildet, die das Zelleneiweiß angreift und unter Verflüssigung bis zu den Fäulnisprodukten Ammoniak und Schwefelwasserstoff zersetzt. Im Zentrum eines Gasbrandherdes werden daher bereits Sporenbildner und Fäulnisprozesse angetroffen, während gleichzeitig in den Randbezirken noch die Gärung durch die vegetativen Formen im vollen Gange ist.

Agglutination. Ein von Conradi hergestelltes Serum mit dem Titer 1 : 8000 agglutinierte den Conradi-Bieling'schen Rauschbrand- und Fraenkel-Bazillus. Dies spricht dem ersteren Autor für die Gruppenverwandtschaft dieser Anaeroben.

Toxinbildung. Aus der nekrotischen Muskulatur gasbrandinfizierter Kaninchen wurden hoch wirksame Gifte hergestellt, deren intravenöse Einspritzung Kaninchen unter Krämpfen tötete. Wurden jedoch solche Muskelgifte vor der Einspritzung mit Sauerstoff durchblasen, so blieb die Giftwirkung aus, sie stellte sich aber vollständig wieder her, sobald die sauerstoffbeladenen Muskelgifte mit Wasserstoff durchströmt wurden. Hieraus folgert Conradi, daß das Muskelgift des Gasbrandes ein reversibles Reduktionsgift darstellt. —

Alle diese Forschungsergebnisse von Conradi und Bieling verlieren, so lehrreich und interessant sie im einzelnen sind, an Bedeutung durch R. Pfeiffers und Bessaus und Eug. Fraenkels Feststellung, daß die beiden erstgenannten Autoren nicht mit Reinkulturen gearbeitet haben, sondern eine Mischkultur von Fraenkel- und Uhrzeigerbazillen in Händen hatten. Wir müssen darauf später noch eingehender zurückkommen. —

Der von den französischen Autoren Weinberg und Séguin als Bacillus oedematicus beschriebene Anaerobe kann einstweilen noch nicht näher präzisiert werden, da die bei uns vorliegenden Beschreibungen hiervon noch zu dürftig sind.

IV. Übersicht und Einteilung der Gasbazillen.

Die vorstehende Übersicht über die Gasbazillen, deren große Reichhaltigkeit jedem auffällt, dürfte sich bei genauerem Studium der einzelnen Arten zusammenfassen lassen, so daß manche Typen zusammenfallen werden. So ist nach R. Pfeiffer und Bessau wahrscheinlich der Conradi-Bielingsche Bacillus sarcemphysematodes hominis eine Mischkultur aus Fraenkel- und Uhrzeigerbazillen; der letztere ist wahrscheinlich identisch mit dem Bacillus putrificus (Bienstock). Ferner gehört der Aschoffsche Bazillus wohl zu den echten Bazillen des malignen Ödems und ist nahe verwandt mit dem Ghon-Sachsschen Bazillus.

R. Pfeiffer und Bessau haben die Gasbazillen in die auf Seite 46 wiedergegebene Tabelle gebracht, die schon von vornherein besticht durch ihre seltene Klarheit.

Eine andere Einteilung der Gasbazillen geben Aschoff und Klose. Sie kommen auf Grund der biologischen Differenzierung ihrer anaeroben Stämme, insbesondere durch Prüfung der bakteriziden Kraft der Immunsera gegenüber den gezüchteten Stämmen im Tierversuch zu folgender Einteilung, die auch v. Wassermann und seine Mitarbeiter im großen und ganzen einhalten:

	Apathogene oder schwach pathogene Form	Pathogene Form
I. Immobile Butyrikusgruppe (früher Gasbrandgruppe)	Bacillus sacharo-butyricus immobilis	Welch-Fraenkelsche Gruppe
II. Mobile Butyrikusgruppe (früher Rauschbrandgruppe)	Bacillus amylobacter? Bacillus sacharo-butyricus mobilis Bacillus paraputrificus	Conradi-Bielingsche Gruppe, Ghon-Sachssche Gruppe (Vibrion septique Pasteurs), Aschoff-Fränkel-Koenigsfeldsche (Colmarer) Gruppe
III. Putrifikusgruppe (früher malignes Ödem)	Bacillus putrificus	Hiblers maligner Ödembazillus (Kochs maligner Ödembazillus?) Koch-Hiblersche Gruppe

V. Vorkommen und allgemeine Eigenschaften der Gasbranderreger. Mutationsmöglichkeit.

Nach R. Pfeiffer und Bessau sind die gefährlichsten Erreger der Gasgangrän, die Fraenkelbazillen und die Bazillen des malignen Ödems, keine Fäulniskeime. Fäulniserreger dürften — wenn überhaupt — nur gelegentlich imstande sein, eine progrediente Gasphlegmone zu erzeugen. Selbstverständlich werden sie den Prozeß komplizieren und verschlimmern können; stets treiben sie in den Wunden reichlich ihr Wesen, wenn das Fleisch unter

R. Pfeiffer-Bessausche Aufstellung der Gasbranderreger.

	Morphologie				Wachstum in		Zersetzungsprozeß in			
	Aussehen	Beweglichkeit	Geißeln	Sporen	Verhalten gegen Gram-Färbung	Agar	Bouillon mit Leberstück	Bouillon mit Rindermuskelstück	koaguliertem Rinderserum	Rinderhirnbrei	Pathogenität
A. Nichtfäulniserreger.											
1. Fraenkelsche Bazillen	kurz, plump	unbeweglich	keine	keine in gewöhnl. Agar u. Bouillon mit Leberstück	Gram +	geschlossene Kolonien (bei gedrängt stehenden Kolonien Ausläufer). Ausnahmen s. Text	diffuse Trübung	leichte Säuerung	meist unverändert, gelegentlich etw. Gas. Schlechtes Wachstum. Nie Verfärbung oder Gestank.	nie diffuse Verfärbg. oder Gestank	bei Meerschweinchen typisch. „Gasbrand“ im Fraenkelschen Sinne
2. Bazillen des malignen Ödems	länger, schlanker	schwach beweglich	zahlreiche peritriche Geißeln	spärlich, oval, meist mittelständig, den Bazillus nicht auftreibend. In Bouillon mit einem Rindermuskelstück intensive Sporenbildung	Gram — labil	aufgefaserte, zartwolkige durchsichtige Kolonien	Satz und meist geringe Trübung	leichte Säuerung	Gasbildung u. Verflüssigung. Nie Verfärbung oder Gestank.	nie diffuse Verfärbg. oder Gestank	bei Meerschweinchen typ. malignes Ödem i. Kochschen Sinne. Toxisch für Kaninchen
B. Fäulniserreger.											
3. Uhrzeigerbazillen	in der Mitte zwischen 1 und 2	lebhaft beweglich	zahlreiche peritriche Geißeln	zahlreich, meist endständig, den Bazillus auftreibend	ziemlich grambeständig	aufgefasert, undurchsichtig (oft wie Knochenkörperchen)	flockigschleimiger Satz	Alkalisierung, Fäulnisgestank	Verflüssigung. Braune Verfärbung. Gestank	schwarzgrünlich-schmutz. Verfärbg. Gestank	wenig pathogen für Meerschweinchen. Nur lokale Infiltrate erzeugend.
4. Paraödembazillen	meist = 2	= 2, oft ganz unbeweglich	zahlreiche peritriche Geißeln	meist, auch in Bouillon mit Rindermuskelstück wenig Sporen. Diese = 2	verschied. gramfeste und gramlabile Stämme	= 2, nur meist etwas undurchsichtiger. Oft Körnelung, besonders an der Peripherie der Kolonie	diffuse Trübung, meist etw. Satz	Alkalisierung (nur meist schwächer als bei 3)	wenn Wachstum: Verflüssigung, Gestank, keine Verfärbung	do. (nur meist schwächer als bei 3)	wenig pathogen für Meerschweinchen. Nur lokale Infiltrate erzeugend

der Gasbrandinfektion der Nekrose verfällt. Hieraus folgt, daß der eigenartige, jedem Wundarzt bekannte Geruch bei der Gasgangrän, der diagnostisch gut verwertbar ist, vielleicht in der Regel gar kein der eigentlichen Gasbrandinfektion an sich eigentümliches Zeichen ist, sondern nur verrät, daß sich sekundäre Fäulniskeime angesiedelt haben. Praktisch ist dies allerdings die Regel, daher fehlt nach unseren eigenen Erfahrungen dem gasbrandigen Gewebe der Fäulnisgeruch meist nie.

Die Gasbrandkeime sind auf der Erde weit verbreitet und in der alten und neuen Welt allerorts aufgefunden. Hitschmann und Lindenthal wiesen den Eug. Fraenkelschen Gasbazillus zuerst in der Erde, später auch im Darminhalt nach. Ähnliche Angaben stammen von Welch und Flexner, sowie von Walker, welcher diesen Bazillus auch aus dem zusammengefegten Zimmerstaub, und von Harris, welcher ihn aus einer Dunggrube gewann. Eug. Fraenkel selbst züchtete ihn einmal von einem Holzsplitter, der unter dem Daumennagel eines an Tetanus erkrankten Mannes gesteckt hatte, Suchanek aus der Ladung von Schrotpatronen, Galli-Valerio neben dem Bacillus putrificus aus Militärmänteln. Auch die Ödembazillen und Fäulniserreger finden sich im Boden und können hieraus isoliert werden. Demnach handelt es sich also beim Gasbrand stets um Erdinfektionen. Aber die Erde ist nach R. Pfeiffer und Bessau nicht die eigentliche Heimat dieser Keime, sondern dies ist der Darmkanal von Menschen und Tieren. Mit dem Darminhalt gelangen dann diese Anaeroben durch die Düngung in die Erde und von hier aus in die Wunden.

Der Tierkot kann diese anaeroben Darmkeime auch in die Milch bringen, so daß auch diese ihnen zum Aufenthalt werden kann.

Beim menschlichen Gasbrand ist bisher der Eug. Fraenkelsche Bacillus phlegmones emphysematosae der bei weitem am meisten gefundene Erreger. Gleich die ersten klassischen Arbeiten über die Gasphlegmone aus der Friedenszeit von Eugen Fraenkel selbst, von Welch, von Hitschmann und Lindenthal wiesen diesen Fraenkelschen Bazillus, zum Teil als Reininfektion, unumstößlich als die sichere Ursache des Gasbrandes in einer großen Reihe von Krankheitsfällen nach. F. Klose gewann ihn im Felde aus 125 Gasbrandfällen 39 mal, R. Pfeiffer in A. Biers Fällen an der Somme vorwiegend; dasselbe berichtet E. Fraenkel über die von ihm bakteriologisch untersuchten Fälle Fründs aus dem Felde. Kümmell, Chiari, Heyrowski, Bingold, Marwedel und Wehrsig u. a. bestätigen das häufige oder überwiegende Vorkommen des Fraenkelbazillus in den Gasbrandprozessen des Krieges in gleichem Maße. Reinhardt stieß in der Wand von Aneurysmen auf den Fraenkelbazillus. Auch Matti hält ihn für den Haupterreger der Gasinfektion, und es ließen sich leicht noch mehrere Autoren aufzählen. An dem Fraenkelbazillus als Haupterreger des Gasbrandes ist also nicht zu zweifeln. Aber es ist nicht der einzige.

Nächst ihm sind, wie schon bemerkt, die Bazillen des malignen Ödems die häufigste Ursache der anaeroben Wundinfektion. Schon vor 30 Jahren veröffentlichten Brieger und Ehrlich die ersten wissenschaftlich fundierten malignen Ödemfälle bei zwei Typhuskranken und wiesen dabei den Kochschen Bazillus des malignen Ödems nach. Weitere Beobachtungen von malignem Ödem bei Menschen knüpfen sich an die Namen Nekam, Bremer, Muir und Ritchie und vieler anderer Autoren, deren Arbeiten aber nach

Eug. Fraenkel mangels ausreichender exakter bakteriologischer Untersuchungen größtenteils nicht ganz zu verwerten sind. Im Gegensatz hierzu haben Ghon und Sachs ihren zu den Ödembazillen gerechneten, aber von uns als Fäulniserreger angesehenen Bazillus, den sie aus einem Gasbrandfalle des Menschen isolierten, so umfassend geschildert und bakteriologisch so scharf charakterisiert, daß über seine Identität kein Zweifel aufkommen kann. Dieser Ghon-Sachssche Bazillus wurde daher in den anaerob infizierten Kriegswunden von den Bakteriologen, besonders von Pribram, öfters gefunden. Über positive Befunde verschiedener andersartiger Ödembazillen in Kriegswunden machten Kausch, Wehrsig, E. Fraenkel und Pfeiffer und Bessau Mitteilungen. Weiter sind hier zu erwähnen die recht häufigen anaeroben Wundinfektionen mit dem Aschoffschen Gasödembazillus, den man am besten den echten Ödembazillen unterordnet, und vielleicht die von Conradi und Bieling in einer Reihe von Gasbrandfällen gezüchteten Bazillen, die Eug. Fraenkel zu den Ödembazillen zählt, während R. Pfeiffer und Bessau sie für eine aus Fraenkelschen Gasbazillen und Uhrzeigerbazillen zusammengesetzte Mischkultur halten. Die letzteren, wie überhaupt die Fäulniserreger, sind besonders häufig in den älteren Krankheitsprozessen, wo das Gewebe schon abgestorben ist und der Verflüssigung anheimfällt. Aus solchen Gewebsteilen scheinen auch Tietze und Korbsch ihren Bazillus, der wohl der Uhrzeigerbazillus gewesen sein dürfte, gewonnen zu haben. Daß Fürth und F. Klose für die anaerobe Wundinfektion unter anderem auch einen dem Rauschbrandbazillus nahestehenden Bazillus beschuldigen, und daß letzterer Autor und Zacherl in der Isolierung des Bac. putrificus aus Gasödemprozessen höchstwahrscheinlich den R. Pfeiffer-Bessauschen Uhrzeigerbazillus in der Hand hatten, soll hier nur kurz angedeutet werden.

Wenn der klinische Gasbrand auch in einer großen Anzahl von gut begründeten Beobachtungen eine Reininfektion mit Fraenkelschen oder seltener mit Ödembazillen darstellt, so ist anaerobe Mischinfektion doch die Regel. Da auch der Tetanusbazillus ein Erdbewohner ist, so ist sein Vorkommen in Wunden neben dem Fraenkelbazillus nicht weiter auffällig und bakteriologisch sehr oft festgestellt worden, so von E. Fraenkel, Westenhoeffer, Kausch, F. Klose, v. Hibler, Kurt Wolf, Fründ, v. Kutscha, C. Franz. Klinisch mischen sich daher die Bilder dieser beiden anaeroben Infektionen oft. Velpeau und Verneuil haben schon lange vor dem Kriege Komplikationen von Gasbrandprozessen mit Tetanus mitgeteilt, und Coenen sah im Felde nach der Amputation eines gasbrandigen Unterschenkels vorübergehende tetanische Krampfanfälle auftreten (siehe Bruns' Beitr. Bd. 103, S. 429; Fall 20), während in zwei anderen Amputations-Fällen (Fall 19 und 21) die von Prof. Kurt Wolf (Tübingen) in den gasbrandigen Gewebsstückchen entdeckten Tetanusbazillen noch keine Erscheinungen gemacht hatten, obwohl sie virulent waren.

Ebenso häufig ist beim Gasbrand die Mischung von anaeroben mit aeroben Keimen, ja manche Autoren, wie Busson und György, sehen in diesen Begleitbakterien eine für die Entstehung des Gasbrandes günstige Vorbedingung, da letztere Bazillen den Sauerstoff aufbrauchen und den Anaeroben so den Nährboden präparieren. Die Zahl der bei Gasbrand gefundenen Aeroben ist groß: Streptokokken, Staphylokokken, Bact. coli, Bacillus pyocyaneus, Proteus und noch andere mehr. Eine besondere Beachtung verdienen die Streptokokken, weil sie gelegentlich bei Marwedel durch Wehrsig und bei Coenen durch Blumenthal aus Gasbrandprozessen als alleinige Bazillen gezüchtet worden waren, so daß es den Anschein erwecken könnte, als wenn sie in diesen Fällen die Erreger des Gasbrandes gewesen wären. Diese Ansicht ist um so verführerischer, als es sich bei Marwedel in zwei Fällen von klinisch sicherem Gasbrand um anaerobe Streptokokken handelte, die dem Schottmüllerschen Streptococcus anaerobius putridus nahestanden. Und doch ist diese Ansicht nicht genug begründet, sondern es handelt sich hier vielmehr offenbar um das Spiel eines Zufalls. Meine mit Hanser gemeinsam unternommenen histologischen Untersuchungen von Gasbrandmaterial aus dem Felde haben nämlich ergeben, daß bei dieser Krankheit ganze Gewebsbezirke nur Streptokokken beherbergen, ohne die sonst im Gewebe bei weitem überwiegenden Gasbazillen. So können also wohl durch die Art der Abimpfung, wenn sie sich nur auf einen geringen Raum beschränkt, unrichtige Aufschlüsse über Vorkommen und Verteilung der Mikroben erhalten werden.

Die im Eingange dieses Kapitels erläuterte Ursache des Gasbrandgeruches berührt zugleich die Frage nach der von mehreren Autoren gelehrten Umwandlungsmöglichkeit der Arten bei den Gasbrandbazillen, eine Annahme, die auf Passini (1906) zurückgeht. Aschoff hielt solche Mutationsmöglichkeiten auf Grund anderweitiger biologischer Erfahrungen ebenfalls für zulässig, und Conradi und Bieling glaubten sie im Kulturverfahren direkt nachgewiesen zu haben und stellten daher die Lehre auf, daß sich die sporenlose und unbegeißelte vegetative Form des Gasbrandbazillus auf Eiweißnährböden umwandle in eine geißeltragende sporenreiche Form, und daß klinisch dieser Umschlag des vegetativen in den sporogenen Formenkreis damit zusammen falle, daß die Gasbazillen durch die Vergärungsprozesse die Kohlehydrate aufgebraucht hätten und nun unter fauliger Zersetzung und Gestank Organeiweiß angriffen; so sei es durch Züchtung auf Rinderserum gelungen, den unbeweglichen Fraenkelbazillus in einen beweglichen Bazillus umzuwandeln. Nach Fürth sollte bei dieser Überführung des einen Typus in den anderen auch der Grad des Sauerstoffabschlusses eine Rolle spielen. Dieser von Conradi und Bieling wiederholt vertretenen Lehre haben sich einige Bakteriologen, wie da Rocha-Lima, R. Vogel, Fürth, Busson und György und zuletzt Kolle, Ritz, Schloßberger angeschlossen. Schon früher hatten übrigens Graßberger und Schattenfroh bezüglich des begeißelten Rauschbrandbazillus und des unbeweglichen Buttersäurebazillus etwas ähnliches behauptet und waren von v. Hibler zurückgewiesen. Gegen Conradi und Bieling trat mit Nachdruck Eug. Fraenkel auf und erhob gegen deren Resultate den gewichtigen Einwand, daß diese durch Arbeiten mit unreinen Kulturen vorgetäuscht worden seien, und daß es ihm und seinem Mitarbeiter Plaut niemals gelungen sei, einen aus dem Felde stammenden reinen Fraenkelstamm in eine begeißelte Modifikation überzuführen, trotz dauernder Züchtung auf Rinderserum. Auch R. Pfeiffer und Bessau machten energisch Front gegen Conradi und Bieling und konnten aus ihren Arbeiten nur den Schluß ziehen, daß die Autoren Anaerobengemische, hauptsächlich Fraenkel- und Uhrzeigerbazillen, in der Hand gehabt hatten. Der auf Traubenzuckeragar von den Autoren angereicherte Formenkreis A entspricht nach R. Pfeiffer und Bessau, wie bereits früher erwähnt, dem ersteren, der auf Eiweißnährböden gewachsene Formenkreis B der zweiten Bazillenart. Ricker und Harzer sprechen sich ebenfalls gegen die Conradi-Bielingsche Lehre aus.

An der Verschiedenheit der Gruppen der Gasphlegmonebazillen und an der Konstanz ihrer Arteigenschaften halten also R. Pfeiffer und Bessau und die übrigen zitierten Autoren entschieden fest und finden sich dabei in Übereinstimmung mit v. Baumgarten und mit Chiari, der Aschoff bezüglich der Umwandlungszulässigkeit der Anaeroben entgegenhielt, daß eine solche Annahme auf Schwierigkeiten stoße, und daß sich gerade in der Bakteriologie die Zweckmäßigkeit strenger Unterscheidung der einzelnen Arten erwiesen habe, wie beispielsweise bei der Trennung des Bacillus typhi vom Bact. coli commune.

VI. Der Übertritt der Anaeroben ins Blut.

Da die Gasbranderreger nur unter Sauerstoffabschluß gedeihen, so sollte man erwarten, daß sie nicht im strömenden Blute anzutreffen seien. Erst in der Agone, wenn das Leben unter Sauerstoffverarmung des Blutes erlischt, oder in der Leiche könnten sich diese sauerstoffscheuen Erreger auch im Blut ansiedeln und vermehren. Auf dieser Ansiedlung der Anaeroben in den blutreichen Organen der Leiche beruht die Schaumorganbildung, deren kurze Erörterung einem besonderen Kapitel (VIII.) vorbehalten ist. Doch liegen schon aus der Zeit vor dem Kriege sichere Untersuchungsergebnisse darüber vor, daß Anaeroben, insonderheit der Fraenkelsche Bazillus, im lebenden menschlichen Blut vorkommen können. Eug. Fraenkel selbst züchtete seinen Bazillus (1902) in Reinkultur aus dem lebenden Blut einer an septischem Abort erkrankten Frau, deren Leiche das ausgesprochene Bild des Unterhautemphysems und der Schaumorgane bot. Schottmüller, Bingold, Weitz u. a. haben an den Hamburger Krankenanstalten diese Untersuchungen wesentlich erweitert und in einer großen Anzahl infizierter Aborte Fraenkelbazillen im lebenden Blut nachgewiesen. Es ist also außer Zweifel, daß der anaerobe Fraenkelbazillus einige Zeit im Blute vegetieren kann. Eine Vermehrung dieser im Blut kreisenden Bazillen oder gar Gasbildung findet aber nicht statt. Klinisch macht diese Fraenkelbazilleninvasion ins Blut bei puerperalen Prozessen unter Umständen gar keine Erscheinungen, bei stärkerer Invasion treten jedoch die Zeichen der Blutzersetzung auf.

Römer schätzt die Lebensdauer der Fraenkelbazillen im lebenden Blute auf drei Stunden. F. Klose konnte bei Gasbrandprozessen fünf Tage lang anaerobe Keime im Blut nachweisen. Da diese sich nun im Blut nicht vermehren, sondern bald zu Grunde gehen, so beruht dieses Hervortreten anaerober Keime im Blut darauf, daß sich fortwährend aus den gasbrandigen Gewebsteilen neue Bazillenschübe ins Blut abstoßen.

Mit der Erwähnung von F. Kloses Ergebnissen haben wir schon auf die bakteriologischen Blutuntersuchungen bei den Gasbrandprozessen des Krieges übergegriffen und müssen jetzt näher darauf eingehen.

Conradi und Bieling, ferner Dietrich, vermißten die Gasbranderreger stets im Blut, Aschoff stellte sie nur zweimal im lebenden Venenblut fest und bei seinen Mitarbeitern Ernst Fränkel, Frankenthal, Koenigsfeld verhielten sich die Venenpunktionen lebender Gasbrandiger meist negativ. Wehrsig konnte ebenfalls nur zweimal aus dem Blut kurz vor dem Tode Gasbazillen züchten, R. Vogel einmal. Andere Forscher waren aber viel erfolgreicher. Nach B. O. Pribram ist der Übertritt der Anaeroben ins Blut nicht selten und macht sich beim Gasbrand klinisch dadurch bemerkbar, daß die Respiratio magna einsetzt. Wenn Pribram in diesem Stadium eine anaerobe Blutaussaat aus der Armvene auf Zuckeragar machte, so erzielte er ein reichliches anaerobes Wachstum langer fadenförmiger und dicker, teils besporter Stäbchen, während ihm die aeroben Kulturen stets steril blieben, auch wenn aus dem Gewebe Streptokokken neben Gasbazillen gewachsen waren. Pribram schloß daraus, daß sich in diesem Stadium der Gasbranderkrankung nur die Anaeroben rapide im Blut ausbreiten, so daß man mit Recht von einer Anaerobensepsis sprechen kann.

F. Klose hat den Einbruch der Anaeroben in die Blutbahn noch häufiger nachgewiesen. Bei 80 Gasbrandkranken im Felde hatte er nämlich 48mal, das ist in 60⁰/₀, ein positives Ergebnis von pathogenen Gasbazillen im Blut, mit denen viermal Streptokokken vergesellschaftet waren. Im Gegensatz zu den ersten Untersuchungen Pribrams wurde dieser Befund von F. Klose auch in den Frühstadien dieser Wunderkrankung erhoben; er gewann die besten Resultate, wenn der Blutkuchen von 5—10 ccm aus der Armvene gelassenen Blutes nach Ausschwitzung des Serums in Nähragar in hoher Schicht versenkt und so mehrere Tage bebrütet wurde. Später hatte übrigens auch Pribram in seinen bakteriologischen Blutuntersuchungen eine reichere Ausbeute, indem er die Gasbrandkeime im strömenden Blut nicht allein wie früher in den vorgeschrittenen Stadien der Krankheit, sondern viel eher in etwa der Hälfte aller Fälle feststellte. Pfeiffer und Bessau züchteten ebenfalls öfters Fraenkelsche Bazillen aus dem Venenblut. Schönbauer gewann einen Ödembazillus aus dem strömenden Blute bei einer Gasbrandmetastase. Auch Weinberg und Séguin trafen den Fraenkel- und Ödembazillus im lebenden Blute neben Streptokokken bei Gasbrandprozessen an.

Es kann also nicht mehr auf Zweifel stoßen, daß bei Gasbrandinfektion häufig anaerobe Keime ins Blut abgestoßen werden. Hierdurch sind die bei dieser Erkrankung vorkommenden Metastasen wissenschaftlich begründet. Nach Schottmüllers Ansicht, die sich auch Bingold zu eigen macht, geschieht die Blutinfektion mit Fraenkelbazillen von infizierten Thromben aus, was bei der Neigung der gasbrandinfizierten Gewebe zur Thrombose und angesichts der erwähnten F. Kloseschen Züchtungsergebnisse aus dem Blutkuchen nicht unwahrscheinlich ist.

Auch in Wunden, die keine klinischen Zeichen von Gasbrand an sich haben und reaktionslos heilen, sind die Anaeroben vielfältig aufgefunden worden. Hierin stimmen die meisten Untersucher, wie R. Pfeiffer und Bessau, Wehrsig, Conradi und Bieling, Ricker, Aschoff, Heyrowsky, Hanusa, Hanser und Coenen alle überein. Daraus ergibt sich, daß die Gasbazillen allein und an und für sich das ihnen zuerkannte schwere Krankheitsbild nicht auslösen können, sondern daß noch andere, für ihr Wachstum günstige Umstände hinzutreten müssen, um das Krankheitsbild des klinischen Gasbrandes zu vollenden. Auf diese für die Entwicklung der Anaeroben günstigen Umstände werden wir bei der Besprechung der Pathogenese eingehen.

VII. Die pathologische Anatomie des Gasbrandes.

Die das Wesen des Gasbrandes ausmachenden anatomischen Veränderungen spielen sich in der Muskulatur ab, die der übrigen Organe sind sekundärer Natur. Unter der Gasbrandinfektion wird der Muskel blaßrot, trocken und füllt sich mit kleinen silberglänzenden Gasbläschen. Bei weiterer Entwicklung nimmt die Farbe der Muskulatur mehr bräunliche oder schwärzliche Töne mit grünlichen Nuancen an und die Gasblasen vergrößern sich. (Abb. 24 und 25.) Schließlich verflüssigt sich der Muskel zu einem schwarzbraunen Brei, in dem dicke Gasblasen hervortreten. Entfernt von dem primären Gasbrandherde des Muskels verfällt dieser streckenweise der wachsartigen Nekrose und sieht dann gelblich-grau, wie Fischfleisch, oder lehmfarben aus. (Abb. 26.) Mit dieser Nekrose verbinden sich oft kleine Blutungen, so daß das Bild des durchschnittenen Muskels buntscheckig wird.

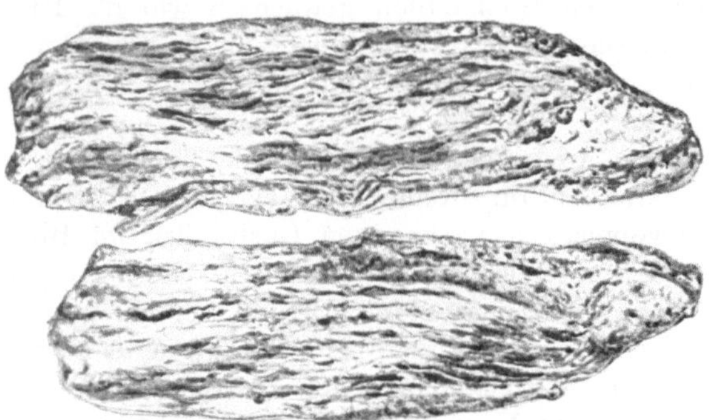

Abb. 24. Glutäalmetastase bei Gasbrand. Muskelbündel durch Gas stark auseinandergedrängt. Längsschnitt. (Nach Wieting.)

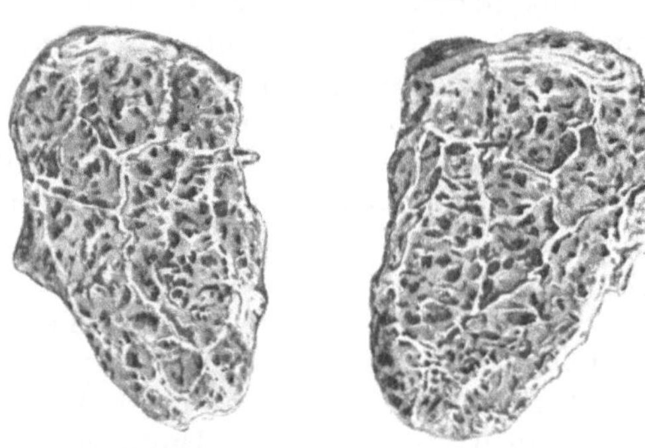

Abb. 25. Dasselbe im Querschnitt. (Nach Wieting.)

Das intermuskuläre Bindegewebe und Subkutangewebe ist anfangs nur von einem starken gelben oder bräunlichen Ödem infiltriert, dessen Mächtigkeit, namentlich in den Gefäß- und Nervenscheiden, auffällt.

Wie das makroskopische Aussehen der Muskulatur beim Gasbrand nicht zu verkennen ist, so haben auch die mikroskopischen Veränderungen des Gewebes, namentlich der Muskeln, in der Art des Abbaus und Zerfalls ebenfalls etwas sehr charakteristisches, wenn auch nicht spezifisches, an sich. Bei der Beschreibung dieser mikroskopischen Gewebszerstörungen stützen wir uns auf die von Hanser und mir an 35 Gasbrandfällen des Krieges durchgeführten eingehenden mikroskopischen Untersuchungen. Schnitte lehren, daß die Gasbazillen in dem Muskelgewebe ungeheure Schwärme bilden, die sich entlang den bindegewebigen Septen des Fettgewebes eine Strecke nach außen ins Subkutangewebe verfolgen lassen. Nach der Haut werden die Bazillen aber immer geringer und fehlen hier oft ganz, obwohl der gleich darunter liegende Muskel davon wimmelt. Eine etwas reichlichere Ansammlung der Bazillen in der Haut sieht man oft um die Haarschäfte und Schweißdrüsen, aber niemals in der glatten Muskulatur der Gefäße, die sich demnach ganz anders verhält, als die von den Gasbazillen begierig aufgesuchten quergestreiften Muskeln. In dem Lumen der Venen findet man bei der anatomischen Untersuchung gelegentlich vereinzelte Gasbazillen, in dem der kleinen Arterien nicht. Die mikroskopische Verteilung der Bazillen läßt ohne weiteres den Schluß zu, daß die Gasbazillen aus den Muskeln langsam und bis zu einem gewissen Grade an die Oberfläche bis unter und in die Haut gelangen, aber um so spärlicher werden, je mehr sie sich von der Muskulatur entfernen. Dies ist der mikroskopische Ausdruck für die schon mehrfach betonte Tatsache, daß die Gasbranderkrankung eine primäre Muskelerkrankung ist. Obwohl dieses feststeht, so ist doch die primäre Ansiedlungsstelle der Gasbazillen im Muskel selbst niemals das eigentliche Parenchym, die kontraktile Substanz, sondern die Bazillen liegen zunächst nur in dem die Muskelprimitivbündel einschachtelnden interstitiellen Gewebe und umschwärmen in deren Lymphbahnen in gewaltigen Mengen die kontraktile Substanz von allen Seiten. Durch ihre Lebenstätigkeit wird der Muskel unter Gasbildung zersetzt und verflüssigt. So erscheinen Gasblasen als rundliche, scharf begrenzte Aussparungen des Muskelgewebes, für die das Fehlen jeder entzündlichen zellulären Reaktion charakteristisch ist, eine Tatsache, die Hitschmann und Lindenthal als erste gebührend hervorgehoben haben. Diese Gasblasen haben verschiedene Größe, aber meist runde Form. Durch die Spannung des Gases werden die anliegenden Fibrillenbündel auseinander gebogen, so daß sie oft einen geschwungenen Verlauf nehmen. In der Umgebung ersterer liegen die Gasbazillen, deren Vermehrung eine weitere Zersetzung der Muskelelemente mit sich bringt, so daß dann die die Gasblase umrahmenden, anfangs glattrandigen

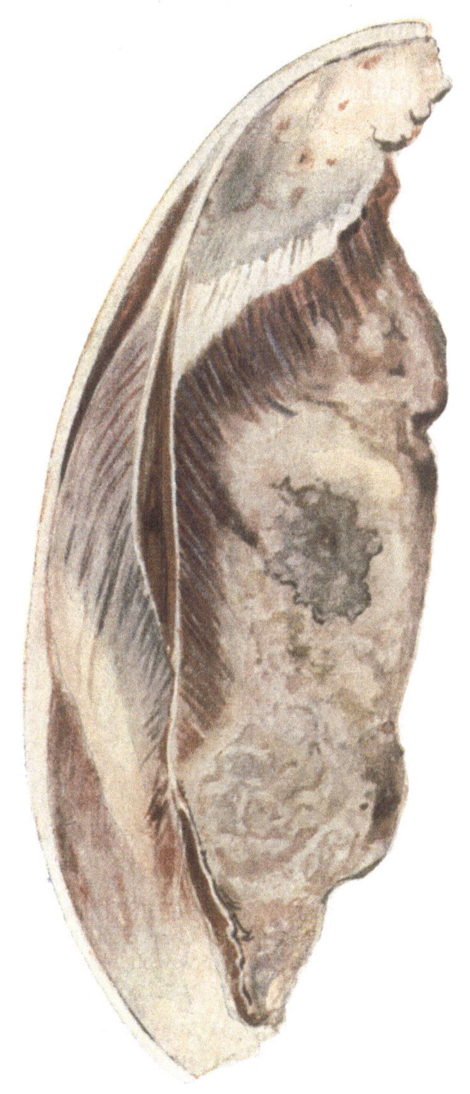

Abb. 26. Ausgedehnte wachsartige Nekrose der Wadenmuskulatur bei fortschreitendem Gasbrand. Amputationspräparat. Beobachtung aus dem griechisch-bulgarischen Krieg (1913) in Saloniki. Abb. 35 stellt denselben Fall dar.

Fibrillenbündel angenagt werden oder in einzelne Bündel zerlegt in die Lichtung der Gasblase hereinragen.

Hand in Hand mit der Gasbildung erfolgt der mikroskopische Abbau des Muskels. An diesem beobachtet man einen zweifachen Zerfall. Einmal sieht man eine grobe regellose Zerlegung der kontraktilen Substanz in hyaline Schollen, und dann eine feinste Zerlegung in mikroskopische Trümmer. Diese beiden Prozesse verteilen sich in dem Gasbrandherd ganz unregelmäßig durch- und nebeneinander und können sich auch inselförmig in noch nicht geschädigten Muskelbezirken abspielen.

Bei dem grobscholligen Zerfall handelt es sich um eine ganz regellose Fragmentation, die die Muskelbündel willkürlich in größere und kleinere

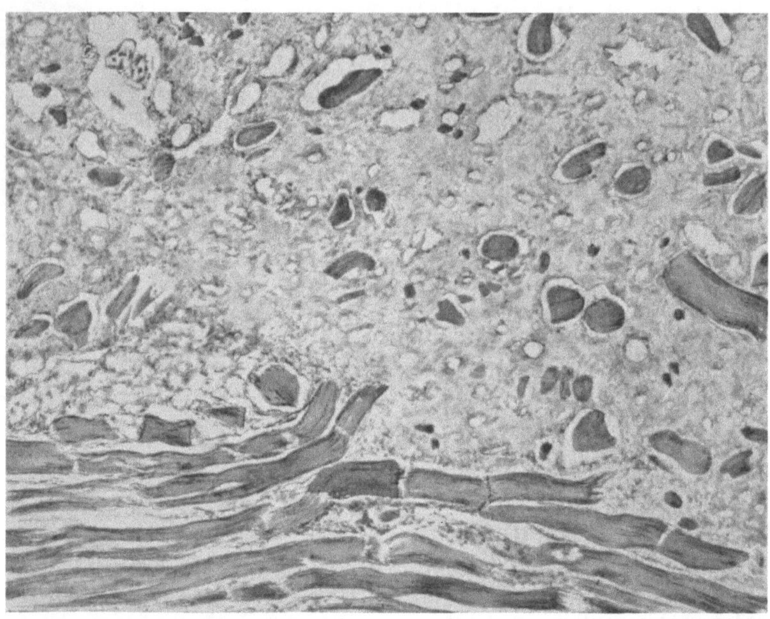

Abb. 27. Mikroskopischer Schnitt durch einen gasbrandigen Oberschenkelmuskel. Verflüssigung des Muskelgewebes zu einer strukturlosen, mit Gasblasen untermischten Masse, die noch einzelne Muskelreste enthält.

Bruchstücke aufteilt. Wenn dieser Fragmentationsprozeß auch an histologisch gut erhaltenen Primitivbündeln auftreten kann, so büßen diese dabei meist doch ihre Längs- und Querstreifung ein und erscheinen homogen und wachsartig.

Der unter feineren Strukturveränderungen erfolgende Muskelabbau, die feinste Zerlegung, schließt sich an die Querstreifung oder an den Verlauf der Primitivfibrillen an. Im ersteren Falle entstehen die geldrollenartig aneinander gereihten Bowmanschen Discs, im zweiten pinselartige Auffaserungen der Primitivbündel. Wenn beide Prozesse zusammentreffen, so werden die Primitivbündel schachbrettartig in kleine eckige Elemente aufgeteilt, die den Sarcous elements entsprechen.

Aber der Auflösungsprozeß geht noch weiter. Alle die abgeteilten und zerstückten Muskelelemente verflüssigen sich schließlich zu einer amorphen, strukturlosen Masse, die als Formelemente nur noch unzählige Bazillenschwärme, aber keine histologischen Einzelheiten mehr erkennen läßt. (Abb. 27.)

Diese histologischen Vorgänge spielen sich, wie nochmals hervorgehoben sei, ohne jedwede Entzündung ab; diese entzündungsfreie Muskelzersetzung ist es gerade, die der reinen Gasbazillenwirkung eigen ist. Leukozyteninfiltrate deuten nach unseren Erfahrungen auf Mischinfektion mit Kokken hin.

Ein starkes Ödem umfließt die erkrankten Muskeln und Gewebe, man erkennt dies im gehärteten histologischen Präparat an dem massenhaft angehäuften fädigen Filzwerk von Fibrin, das die Muskelelemente reichlich durchsetzt, und an den körnigen Niederschlägen im subkutanen Gewebe.

An den Stellen des grobscholligen Muskelzerfalls trifft man den sporenlosen Fraenkelschen Bazillus an; er schiebt sich dabei reihenweise bis in das normale Gewebe vor. Die verflüssigten Stellen beherbergen in der Regel in einem wirren Durcheinander zahllose sporenreiche Uhrzeigerbazillen. Der Fraenkelbazillus leitet demnach einen trockenen, der ihm nachfolgende Uhrzeigerbazillus einen flüssigen Zerfall des Muskels ein. Wie sich aber die anatomischen Bilder nach und nach vermischen, so mischen sich auch allmählich die Bazillen und man trifft sporenlose neben sporenreichen Formen an. Ferner sieht man lange Fadenbildungen von gramlabilem Verhalten und perlschnurartiger oder scheckiger Zeichnung, deren Zugehörigkeit zu den Ödembazillen wahrscheinlich ist, ferner Blähformen und Degenerationsformen.

Wenn sich, wie erwähnt, mikroskopisch betrachtet, die anatomischen Gewebsveränderungen auch wahllos durcheinander und nebeneinander abspielen, so besteht doch, im großen betrachtet, eine gewisse Gesetzmäßigkeit in der Verteilung der nekrotisierenden Vorgänge, der Bazilleninvasion und dem sich ausbreitenden Ödem. Aschoff hat dies zuerst erkannt und drei Zonen unterschieden:

I. Den Primärinfekt, meist durch Fremdkörper (Geschoß, Tuchfetzen) in schmierig belegtem Schußkanal charakterisiert, mit mehr oder weniger starker Gasbildung in der Unterhaut und Muskulatur, die je nach der Stärke des Gasgehalts trocken und zundrig oder mehr feucht und schmierig erscheint. In dieser Zone sind massenhafte Bazillen mit reichlicher Sporenbildung oder auch freie Sporen.

II. Eine mittlere, in der Breite sehr wechselnde Zone schließt sich an; starkes hämolytisches Ödem des subkutanen Fettgewebes tritt deutlich hervor, es enthält Gasblasen von wechselnder Größe. Man findet hier nur Bazillen ohne Sporen.

III. Die dritte Zone ist bazillenfrei; ein rein toxisches, zitronengelbes Ödem infiltriert das Fettgewebe und Bindegewebe.

Hanser und ich schließen uns dieser Aschoffschen Einteilung in drei Zonen an, möchten jedoch unter diesen nicht etwa regelmäßige, gürtelförmige Gliedabschnitte verstehen, sondern unregelmäßig ausgebreitete Prozesse der beschriebenen Art, die sich durch die erwähnten Gewebsveränderungen und die Art und Menge der Bazillen unterscheiden.

Wir gewinnen somit den Eindruck, daß der Gasbrand als spezifischer Prozeß grampositiver, sporenloser Stäbchen (Fraenkelbazillen) fortschreitet (II. Zone), sehr bald aber durch Sporenbildner, insbesondere durch Uhrzeigerbazillen, modifiziert, bzw. verunreinigt wird (I. Zone). Außerhalb dieser bazillären Infektion des Gewebes steht das umgebende bazillenarme oder freie Ödem (III. Zone), mag es nun toxischer Natur sein und der Infektion mit Gasbazillen den Boden bereiten, wie v. Wassermann meint, oder mag es eine Abwehrreaktion des Körpers sein, wie A. Bier und Thies es wollen.

Die tatsächlichen Verhältnisse der I. und II. Zone, nämlich das Vorwalten von sporenreichen Stäbchen in der ersteren und das Vorschieben der Infektion in der zweiten Zone in Gestalt von sporenlosen Stäbchen, war auch Conradi und Bieling nicht entgangen, wenn sie auch in der Deutung dieses Befundes den eigenartigen Schluß machten, daß sich beim Übergang der I. in die II. Zone eine biologische Umwandlung der Bazillen von vegetativen in sporenlose Stäbchen vollziehe (siehe Kap. V). —

Die beim Gasbrand klinisch nicht zu verkennende starke Senkung des Blutdruckes veranlaßte Geringer, den Nebennieren, deren gefäßtonisierende Wirkung experimentell seit langem bekannt ist, bei der Sektion Gasbrandiger sein besonderes Augenmerk zuzuwenden. Dabei fiel ihm an der Rinde als ständige Veränderung die Verarmung an Lipoid auf, die makroskopisch in der grauweißen Farbe dieser sonst gelben Rindensubstanz erschien und sich auch mikroskopisch durch Fettfärbungen erhärten ließ. Unterstützt wurde die pathologische Bewertung dieses Befundes durch die chemische Probe nach Salkowski, die bei Gasbrand-Nebennieren ein abweichendes Verhalten ergab.

1 g Nebennierensubstanz wird mit Quarzsand oder Glassand unter Zusatz von 10 ccm konzentrierter H_2SO_4 fein verrieben, dann in ein Reagenzglas gefüllt und mit 10 ccm $CHCl_3$ durchgeschüttelt und 24 Stunden in den Eisschrank gebracht. Unter Einwirkung des Lichtes färbt sich dann der Chloroformauszug einer normalen lipoidreichen Nebenniere zuerst dunkelrot, dann blau und schließlich braun.

Bei der grauweißen Rinde der Gasbrandnebennieren fand Geringer den Chloroformauszug anfangs violett, dann hellbraun und nach weiteren 24 Stunden wasserhell.

Dietrich konnte Geringers Befunde bestätigen und vervollständigen und in histologischen Präparaten zeigen, daß dem Lipoidschwund der Nebennierenrinde bei Gasbrand anatomische Veränderungen der Faszikulatazellen voraufgehen. Schon nach 24—48 Stunden konstatierte er fleckweise, oder über den größten Teil der Faszikulata zerstreut, Aufsplitterung des Lipoids und Randstellung der feinen Tröpfchen, wabige Aufquellung der Zellen mit Zerfall und Vakuolenbildung bis zur Entstehung drüsenartiger Lumina, ferner Stase in den Blutgefäßen, Blutungen in der Rinde und Leukozytenansammlungen. Gegenüber diesen hochgradigen degenerativen und entzündlichen Zellerscheinungen an der Rinde war das Mark der Nebennieren in diesen frühen Stadien des Gasbrandes noch nicht geschädigt und die Chromreaktion desselben nicht herabgesetzt, so daß hiernach von einem Parallelismus in der Lipoidschädigung (Nebennierenrinde) und der Adrenalinproduktion (der chromierbaren Marksubstanz) keine Rede sein kann.

Diese geschilderten morphologischen Prozesse an der Nebennierenrinde sind nun zwar nicht, wie Dietrich weiter zeigen konnte, ausschließlich dem

Gasbrand eigentümlich, denn sie wurden in ähnlicher Weise auch bei Peritonitis und Sepsis gesehen, aber sie erreichen bei jenem doch schon frühzeitig eine solche Höhe und Schwere, daß man hierin eine bevorzugte und unmittelbare Schädigung der Nebennierenrinde durch das Gasbrandgift erblicken muß. Es können daher diese morphologischen Zerstörungen der Faszikulatazellen bei der Diagnose am Sektionstisch bezüglich des Gasbrandes einen wichtigen Fingerzeig abgeben.

Von den sonstigen inneren Organen glauben Anders, Flörcken und Hueck noch am Gehirn einen bei Gasbrand häufigen Befund erhoben zu haben in einem bei der Sektion festgestellten starken Ödem des in der Rinde abgeblaßten Hirns und der Hirnhäute, das besonders die Konvexität betrifft und nach Anders bei sehr schnell tödlich verlaufenden Fällen einen Hydrocephalus externus und internus hervorbringen kann. Hofbildung um die Kerne der Ganglienzellen durch das Ödem, Verklumpung des Tigroids mit Tigrolyse, wabige Umwandlung des Zelleibs, Verdrängung des Kernes nach der Peripherie des erweichten Zellplasmas, Schlängelung, kolbige Auftreibung und Zerfall der Achsenzylinder, Ansammlung der Trabantgliazellen um die zerfallenen Ganglienzellen mit den Erscheinungen der „Neuronophagie“ und Vollstopfung der perivaskulären Lymphräume mit Zellen, Detritus und Pigmentschollen machten das Resultat der mikroskopischen Untersuchung aus. Mit diesen mikroskopischen Veränderungen verband sich eine Hemmung der Oxydasereaktion, d. i. das Fehlen der jeder Zelle eigenen oxydierenden Fermente [1]). Anders steht nicht an, auf Grund dieser seiner mannigfachen Untersuchungsbefunde den Tod beim Gasbrand in einer Lähmung des zentralen Nervensystems zu erblicken. Dies ist uns an der Hand des klinischen Bildes aber höchst fragwürdig, da unseres Erachtens gerade die Unversehrtheit der Hirnfunktionen das klinische Gasbrandbild charakterisiert. Übrigens konnten Eug. Fraenkel und Wohlwill in einem Falle von menschlichem Gasbrand klinisch diese Angaben von Anders ebensowenig bestätigen, wie experimentell am Gehirn eines mit Fraenkelbazillen infizierten Meerschweinchens.

VIII. Die Schaumorganbildung.

An den parenchymatösen Organen des Leibes fehlen beim Gasbrand, wie es v. Baumgarten nachdrücklich hervorhebt, die bei den reinen Eiterphlegmonen und septischen Prozessen fast nie zu vermissenden parenchymatösen Entzündungen; dagegen sieht man an den Bauchorganen oft auffallende Schaumbildungen.

Die Eigentümlichkeit der Gasbranderreger, insbesondere des Fraenkelschen Bacillus phlegmones emphysematosae, die parenchymatösen Organe des Bauches, vor allem die Leber, aber auch die Milz und die Nieren in Schaumorgane zu verwandeln, so daß diese infolge der Gasentwicklung ein schwammartiges, wabiges Aussehen bieten, ist lange bekannt und fesselte, wie die Abhandlung von Cleß „Über Luft im Blut“ dartut (1854), das ärztliche Interesse seit alter Zeit; aber erst der Bakteriologie blieb es vorbehalten, diese eigen-

[1]) Zum Nachweis der Oxydase-Reaktion werden Gewebsschnitte in eine Mischung von α-Naphtol und Dimethylparaphenylendiamin gebracht; bei Anwesenheit von Oxydationsfermenten entsteht dann Indophenolblau, bei Abwesenheit Indophenolweiß.

artige Erscheinung zu erklären. Die amerikanischen Forscher Welch und Nuttall machten im Jahre 1892 die Mitteilung eines Falles von hochgradigem, postmortal entstandenem Emphysem der Haut mit gleichzeitiger Gasentwicklung in den Blutgefäßen der inneren Organe, als deren Ursache sie einen bestimmten, anaeroben Bazillus ansprachen. Im folgenden Jahre berichtete unabhängig von den amerikanischen Forschern P. Ernst „über einen gasbildenden Anaeroben im menschlichen Körper und seine Beziehungen zur Schaum-

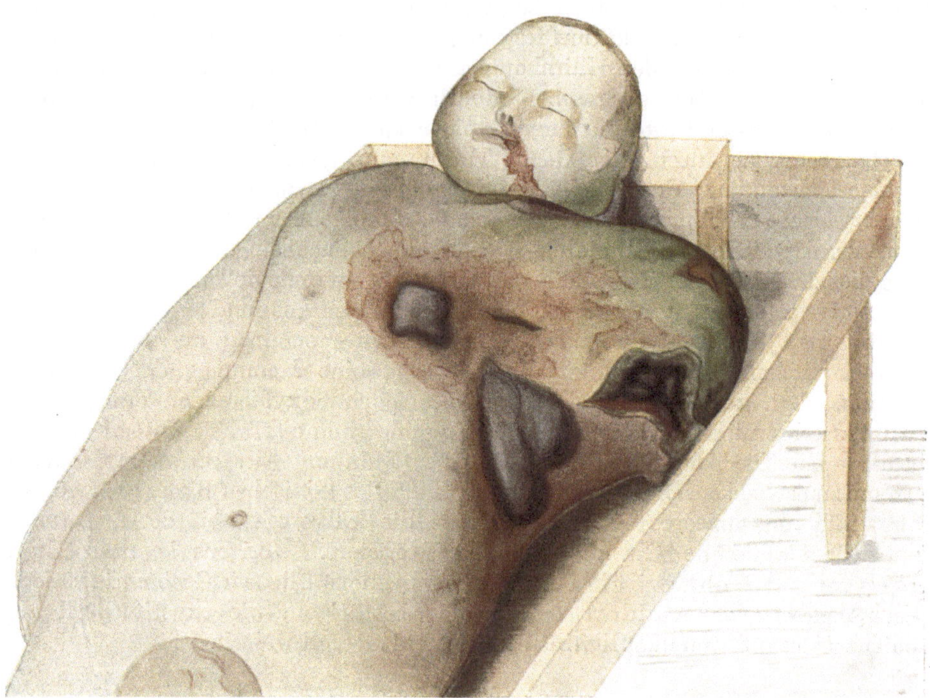

Abb. 28. Gasbrandleiche 6 Stunden nach dem Tode. Am 4. VII. 15: Granatverletzung des linken Arms. 6. VII. 15: Exartikulation desselben wegen beginnenden Gasbrandes. Gestorben am 7. VII. 15. Gangränöser Zerfall der Rumpfmuskulatur und Gasblähung der ganzen Leiche, insbesondere des Kopfes und Skrotums. (Originalzeichnung aus dem Felde von Dr. Weinert.)

leber". Ernst hielt den gefundenen Anaerobier für einen nahen Verwandten des Fraenkelschen Bazillus und Welch und Nuttall belegten ihren Bazillus mit dem Namen „Bacillus aerogenes capsulatus". Heute wissen wir, daß diese beiden Bazillen identisch sind, und daß man Schaumorgane leicht experimentell darstellen kann, wenn man nach Welch Versuchstieren intravenös die Welch-Fraenkelschen Bazillen einverleibt, diese Tiere bald darauf tötet und dann in den Thermostaten bringt, oder wenn man mit Hitschmann und Lindenthal den Fraenkelschen Bazillus in eine ausgeschnittene Leber injiziert und diese bebrütet. Dieselbe Wirkung hat der Ghon-Sachssche Bazillus. Wahrscheinlich können auch noch andere Bakterien, z. B. nach Lindenthal und

Hitschmann der Friedländersche Kapselbazillus und das Bacterium coli und nach Stolz das Bacterium lactis aerogenes Schaumorgane erzeugen. Dies ist aber für uns von untergeordneter Bedeutung. Wichtiger ist die Frage, ob die Schaumorgane noch innerhalb des Lebens entstehen können, oder ob es sich hier immer um postmortale Vorgänge handelt. Welch hält die Gasbildung in den inneren Organen während des Lebens ebenso für möglich, wie sie an den Muskeln stattfindet, Westenhoeffer vertritt aber die ganz entgegengesetzte Auffassung, jegliche Schaumorganbildung sei postmortal; von anderen Autoren konnte Eug. Fraenkel bisher keinen Befund dafür erheben, der zu der Annahme zwänge, daß Schaumorgane schon im Leben gebildet worden wären. Wir möchten uns auf Grund unserer Felderfahrungen diesem letzteren Standpunkt anschließen, den auch A. Bier vertritt. Es ist dabei sehr wohl denkbar, daß, wie Ernst es zuerst aussprach, der Transport der Bazillen in die blutreichen Organe noch während des Lebens geschieht, und zwar wohl meist in der Agone, wenn die Gewebe und das Blut ihres Sauerstoffs beraubt den natürlichen Schutz vor den Anaeroben verlieren. Als eine Stütze dieser Auffassung kann der oben zitierte Welchsche Versuch über die Erzeugung von Schaumorganen herangezogen werden.

IX. Die Inkubation des Gasbrandes und Möglichkeit einer Lazaretinfektion. Endogene Infektion.

Da die Gasbazillen lange in den Wunden vegetieren können, so ist die Inkubation des Gasbrandes verschieden lang; meist entscheidet sich indess der Eintritt der Erkrankung in den ersten vier Tagen. C. Franz hat an 119 Fällen notiert, daß die Gasentzündung je 29 mal innerhalb der ersten 24 Stunden und nach zwei Tagen erschien, 18 mal nach drei Tagen, 14 mal nach vier Tagen, vom 5. bis 23. Tage an erheblich weniger. Nach Hancken entstand die Gasphlegmone am ersten Tag in 21%, am zweiten Tag in 33%, am dritten Tag in 15%, am vierten bis sechsten Tag in 6%, am siebenten bis achten Tag in 3%, am 11. bis 20. Tag in 1% der Fälle. Über die dritte Woche hinaus nach der Verwundung ist also frischer Gasbrand selten, er kann jedoch durch Aufrüttelung ruhender Keime noch nach Wochen und Monaten hervortreten. Wir werden bei der Besprechung der ruhenden Infektion (Kap. X) darauf zurückkommen.

Eine ungewöhnlich kurze Inkubation sahen wir einmal bei Moulin sous Touvent (Herbst 1916) bei einem Pionier, dem ein Minensplitter den Oberschenkel zerschmettert hatte. Zwei Stunden nach der Verwundung meldete der Truppenarzt durch Fernspruch aus dem Schützengraben schon Gasknistern am Oberschenkel, nach weiteren zwei Stunden ging dies auf den Rumpf über, fünf Stunden nach der Verwundung war der Mann schon tot unter den Erscheinungen einer schnell tödlichen Vergiftung. (Siehe Bruns' Beitr. Bd. 103, S. 424, Fall 1; auch von A. Bier, Bruns' Beitr. Bd. 101, S. 290 als Fall 7 zitiert). Auch Wolfsohn erwähnt den Ausbruch der Gasbrandinfektion nach wenigen Stunden.

C. Franz, Riese, Stich, M. Hahn, Lieblein, Beitzke, Karl halten beim Gasbrand eine Lazaretinfektion für möglich, etwa durch den Verkehr des Personals von einem Patienten zum anderen oder durch Geschirr und Instrumente. Daher traten einige dieser Autoren für die Isolierung der Gasbrandkranken ein, dürften aber selbst davon abgekommen sein, denn zweifelsfreie Lazaretinfektionen sind so selten, daß sie praktisch nicht in die Wagschale fallen. Überdies hat Aschoff in einer Menge von sogenannten Lazaretinfektionen nachgewiesen, daß dem nicht so war, sondern daß bisher unentdeckte, steckengebliebene Geschosse und Tuchfetzen die Gasbrandkeime hereingebracht hatten.

Wenn ferner einige Autoren nach der Operation an den großen Gefäßstämmen akute Gasphlegmonen auftreten sahen an vorher unverdächtigen Wunden und dies Ereignis als Lazaretinfektion deuteten, so kann unseres Erachtens ein solches Vorkommnis nicht anders aufgefaßt werden als in dem Sinne, daß eine operative Gefäßschädigung mit nachfolgender arterieller Thrombose den Sauerstoff aus den Geweben absperrte und damit die latenten anaerobischen Keime aktivierte (siehe Kap. X und XI).

Da fast alle Kriegswunden anaerobe Keime enthalten (siehe Kap. XI) und da diese wochen- und monatelang schlummern können, um dann durch eine Gewebsschädigung irgendwelcher Art aufzuflackern und frischen Gasbrand auszulösen, so müssen Fälle von sogenannter Lazaretinfektion auch vom Standpunkte der „ruhenden Infektion“ (siehe Kap. X) aus kritisch beurteilt werden. Vielleicht findet dies auch Anwendung auf die beiden von Beitzke für die Übertragbarkeit des Gasbrandes angezogenen Beobachtungen aus einem Feldlazaret, wo einmal ein Kanonier 15 Tage nach dem erlittenen Schußbruch des Oberschenkels im Anschluß an eine wegen septischer Eiterung nötige Oberschenkelamputation an tödlichem Gasbrand erkrankte, und wo ein anderes Mal ein Leutnant fünf Wochen nach der gleichen Verwundung dasselbe Schicksal erlitt, nachdem einige Tage vorher sein Nachbar dem Gasbrand erlegen war. Unseres Erachtens vermögen solche Fälle die Übertragbarkeit des Gasbrandes von Mensch zu Mensch nicht zweifelsfrei darzulegen, da eben in diese Beobachtungen der Faktor der ruhenden Infektion mit hineinspielt.

Unseres Wissens gibt es außer den nach subkutaner Applikation von Medikamenten folgenden anaeroben Infektionen (Eug. Fraenkel, Brieger und Ehrlich, Fründ) nur einen sicheren und bakteriologisch erschöpfend untersuchten Fall einer chirurgischen Lazaretinfektion, der aber ganz außergewöhnlich ist. Es ist dies der bekannte Fall der Albertschen Klinik in Wien (1900), den Hitschmann und Lindenthal zum Ausgange ihres eingehenden Studiums machten. Einem Patienten war wegen einer Synostose zwischen Elle und Speiche ein 8 cm langes Stück derselben reseziert und Zelluloid interponiert worden. Es entwickelte sich bald darauf richtiger Gasbrand des Vorderarms mit reichlichem Gasknistern bis zum Oberarm hinauf, der nach 10 Tagen die Amputation erforderte. Die Kulturen lieferten den Fraenkelschen Bazillus, der nach der Ansicht von Hitschmann und Lindenthal dem implantierten Zelluloid anhaftete.

Aus dem Kriege könnte — soweit mir bekannt — außer den beiden nicht völlige Beweiskraft habenden Fällen von Beitzke nur noch eine sehr kurz mitgeteilte Beobachtung von Jacobsohn den Verdacht der Hospitalinfektion erwecken. Es handelte sich bei einem Soldaten um einen Furunkel am Unterschenkel, der inzidiert wurde, also nicht um eine Schußverletzung. Als der Mann aus dem Lazaretzuge ausgeladen werden mußte wegen Schmerzen, bot er die Zeichen der Gasphlegmone mit Knistern dar. Inzision und spätere Oberschenkelamputation wendete den Exitus nicht ab. Der Autor hält klinischen Gasbrand für erwiesen und nimmt an, daß die Gasbazillen sich in der furunkulösen Wunde „festgesetzt“ hatten.

Solch ein Einzelfall im Kriege ist unseres Erachtens aber noch nicht genügend, um die Annahme einer Lazaretinfektion beim Gasbrand zu verallgemeinern, zumal die Kürze der an sich wichtigen Mitteilung und der Mangel der bakteriologischen Untersuchung den Wert dieser Publikation schmälern.

Die ganz ungewöhnlichen tödlichen Gasphlegmonen nach Herniotomien, von denen zur Zeit erst drei bekannt wurden durch Flechtenmacher und Brentano, mögen wohl ihren Ausgang von dem infizierten Bruchwasser genommen haben, unter Begünstigung der anämisierenden Wirkung der Infiltrationsanästhesie. Derartige Zufälle fallen daher nicht einer etwaigen Lazaretinfektion zur Last, sondern unter den Faktor der endogenen Infektion, wie einer der vier ersten Beobachtungen Eug. Fraenkels, wo das jauchende Ösophaguskarzinom den Gasbazillus in das Gewebe treten ließ (Monographie, Fall 2, Jens).

X. Die ruhende Infektion der Anaeroben.

Der häufige Befund von Anaeroben in ganz harmlos aussehenden Wunden im Verein mit dem Begriff der von E. Melchior an den vielfältigen Wunden des Krieges eingehend erläuterten „ruhenden Infektion“ begründen den nachträglichen Ausbruch des Gasbrandes durch eine äußere Ursache an einer längst verheilten Wunde noch nach Wochen und Monaten. Bezüglich des Tetanusbazillus haben ja leider manche Kriegserfahrungen (Kaposi, Teutschländer, Strater, Herm. Meyer (Literatur!), Doberer und viele andere) die ruhende Infektion oder, wie Schnitzler sagt, die latente Infektion genugsam offenbart, indem Patienten nach Entfernung von längst verheilten Steckschüssen oder nach der operativen Tätigkeit an alten Narben an Spättetanus erkrankten. Unter solchen Umständen muß man annehmen, daß die Tetanusbazillen oder deren Sporen sich lange in den Narben in ruhendem Zustande befanden und durch das Operationstrauma aufgeweckt und virulent wurden. Etwas gleiches gibt es nun auch beim Gasbrand. Auch bei diesem rüttelt das Operationstrauma oder eine neue Wunde gelegentlich die ruhenden Gasbrandkeime zu neuer verderblicher Tätigkeit auf. Die Literatur berichtet hierüber öfters und wir wollen diese eigenartigen sekundären Gasbrandfälle einer Besprechung unterziehen.

Wieting (Vollbrecht) heilte eine an einen Granatsplittersteckschuß sich anschließende Gasphlegmone. Nach sechs Monaten flackerte die Gasphlegmone beim Versuch der Geschoßentfernung wieder auf und führte schnell zum Tode.

Ein Soldat mit einer komplizierten, schwer eiternden Fraktur des Oberschenkels, den Simon (Ludwigshafen) 11 Monate nach der Verwundung und 5 Monate nach Ausheilung aller Wunden und Fisteln wegen schlechter Stellung der Knochen der Osteotomie unterworfen hatte, bekam danach einen schnell sich entwickelnden, in 70 Stunden tödlichen Gasbrand mit schnell ansteigender Temperatur, blaugrünlicher Verfärbung und deutlichem Emphysem der Haut und Entleerung von Gasblasen bei der Inzision, so daß die Annahme

Simons, daß hier ruhende Gasbranderreger durch die Operation noch nach Monaten wieder aufflackerten und so verhängnisvoll wurden, viel Wahrscheinlichkeit für sich hat. Bakteriologisch ist der Fall allerdings nicht untersucht, indess läßt die klinische Beschreibung kaum einen Zweifel darüber, daß hier echter Gasbrand vorlag. Ein Patient E. Melchiors mit einem schwer infizierten und zur Zeit noch fistulösen Schußbruch des Oberschenkels erkrankte, als er drei Monate nach der Verwundung einen gefensterten Gipsverband erhalten hatte, an einer „Spätgasphlegmone", die gashaltigen, mit gangränösen Fetzen untermischten Eiter entleerte und nach Inzisionen zum Stehen kam. Küttner sah einen Gasabszeß neun Monate nach der Einheilung eines Granatsplitters; aus dem Eiter wuchsen Streptokokken. Diese beiden Fälle von Melchior und Küttner gehören, streng genommen, nicht zur eigentlichen Gasphlegmone und wir werden gleich noch darauf einzugehen haben.

Marwedel (I. Beobachtung) erlebte es, daß ihm nach der Implantation eines frischen Leichenknochens in einen seit einem Monate verheilten Knochendefekt des Oberschenkels der Patient am dritten Tage ausgesprochenen Gasbrand mit Reinkultur von Fraenkelbazillen bekam und daran 6 Monate nach der Verwundung schnell zu Grunde ging. Dieser Fall steht an der Hand der Krankengeschichte und des bakteriologischen Befundes als echter Gasbrand außer Zweifel; bei der kritischen Beurteilung desselben muß man u. E. aber neben der Interpretation des Autors, daß hier die Gasbazillen Fraenkels sechs Monate lang in den Narben geschlummert haben und durch die Knochenimplantation aktiv wurden, auch an die Möglichkeit denken, daß diese anaeroben Keime mit dem Leichenknochen des Spenders hereinkamen, denn es ist bekannt, daß diese Gasbazillen zu den normalen Bewohnern des Darmes gehören und sich nach dem Tode schnell in der Leiche verbreiten. Bei der Beurteilung dieses Falles unter dem Gesichtspunkte der ruhenden Infektion müßten wir daher einige Vorsicht walten lassen, zumal Marwedel weiterhin den Begriff der ruhenden Infektion viel zu weit zieht, wenn er beispielsweise annimmt, daß bei der Exzision einer Schrapnelkugel und Wundnaht am vierten Tage nach der Verwundung latente Gasbrandkeime — in diesem Falle sollen anaerobe Streptokokken die Erreger gewesen sein — aufgerüttelt wurden und daher am sechsten Tage tödlichen Gasbrand auslösten. Ein solcher Zeitraum von einigen Tagen ist viel zu klein, um der Annahme der ruhenden Infektion als Grundlage zu dienen und fällt noch ganz in den Bereich der sonst bei Gasinfektion beobachteten Inkubationszeit (siehe Kap. IX).

Einem von Hodesmann zu diesem Kapitel beigebrachten Fall haftet ebenfalls eine gewisse Unsicherheit an; einerseits liegt diese darin, daß die alte narbige Stelle am Oberschenkel, an der die anaeroben Mikroben vermeintlich durch eine neue Verwundung aus dem $1^3/_4$ Jahre lang schlummernden Zustand aufgeweckt wurden, sich zu nahe an der neuen, stark verschmutzten Wunde befand, so daß ein Übergreifen des anaeroben Infektionsprozesses von dieser auf die alte Narbe nicht ausgeschlossen ist, und andererseits hat es sich hier nur um einen Gasabszeß gehandelt, der ätiologisch vom echten Gasbrand abzutrennen ist (siehe Kap. XXII). Der 33 jährige Wehrmann dieses Autors war wegen eines verschmutzten Maschinengewehrdurchschusses durch den Oberschenkel der Wundexzision unterworfen worden.

Am vierten Tage entstand handbreit unter der gut aussehenden Ausschußwunde und nur zwei Fingerbreiten abwärts von der nach Exzision entstandenen unteren Wundecke an einer Stelle, in die vor $1^3/_4$ Jahren ein Granatsplitter gefahren war, eine teigige, knisternde Anschwellung, aus der sich bei der Inzision Gas unter puffendem Geräusch und der Granatsplitter entleerte.

Weiter berichtet van Schelven folgendes. Er heilte eine Gasphlegmone durch Einschnitt am Unterschenkel. Nach einem halben Jahr brach sich der Patient an dieser Stelle das Bein und trug zwei Tage später eine Gasphlegmone davon. Mit Recht schließt der Autor eine Infektion von außen aus, so daß eine ruhende Infektion mit Gasbazillen anzunehmen ist. Leider fehlt aber die bakteriologische Untersuchung und das Referat läßt nicht genau erkennen, ob echter Gasbrand vorlag. Dagegen ist die Beobachtung von Duhamel, nach welcher ein türkischer Offizier sechs Monate nach der Verwundung bei dem Versuch der Entfernung eines Granatsplitters einem schnell tödlichen Gasbrand zum Opfer fiel, aber wohl einwandsfrei und kaum anders als durch latente und sekundär virulent gewordene Gasbrandbakterien bedingt aufzufassen. —

In diesen bisher angeführten Fällen kam nur dem eigentlichen Operationstrauma mit den unvermeidlichen zahlreichen kleinen Nekrosen die Rolle der Aktivierung der ruhenden Anaerobenkeime zu. Wenn nun außerdem noch infolge von Operationen an den großen Gefäßen eine örtliche Unterbrechung oder Schädigung der Zirkulation hinzukommt, so sind die Bedingungen für den sekundären Ausbruch des Gasbrandes noch günstiger. In dieser Beziehung haben wohl alle Feldärzte bei den Gefäßligaturen ihre Erfahrungen gemacht, es fragt sich nur, wo man hier das Gebiet der ruhenden Infektion abgrenzen soll. Es ist klar, daß man hiervon mit Recht sprechen kann, wenn die Wunden schon vernarbt waren oder wenn die Entstehung des Gasbrandes zeitlich über dessen Inkubationszeit, also über etwa drei Wochen, hinausragt. Strittig sind nur jene Fälle, die sich plötzlich einstellen nach Ligaturen oder Gefäßnähten in noch nicht geschlossenen oder noch eiternden Wunden innerhalb der normalen Inkubationszeit. Wenn unter solchen Umständen der Gasbrand aus der Wunde nach der Gefäßoperation aufflammt, so liegt der Verdacht der ruhenden Infektion um so näher, je mehr man sich dem Ende der Inkubationszeit nähert. Aber auch in den frischeren so beschaffenen Fällen wird man eine Aktivierung der noch untätigen Gasbrandkeime durch die Störung der Zirkulation und Sauerstoffbeschränkung des Gewebes annehmen müssen, wenn an der Wunde vorher klinisch keine Zeichen von Gasinfektion da waren. Es ist aber klar, daß sich hier die Grenze zwischen Spätgasbrand mit langer Inkubation und solchem auf Grund von ruhender Infektion nicht scharf ziehen läßt. Es gibt auch hier, wie überall in den Naturerscheinungen, Übergänge und Fälle, die eine Mittelstellung einnehmen. Wenn also Heidler zwei Gasbrandfälle des Beines unterliefen, nachdem am 7. und 20. Tage nach der Verwundung die Gefäßnaht der Femoralis mit Ausgang in Thrombose erfolgt war, so ist es zweifelhaft, ob man diese und ähnliche Beobachtungen von Kausch, Marwedel u. a. schon unter die Signatur der ruhenden Infektion stellen soll, wenn sich auch der eine der Heidlerschen Fälle stark der Grenze der normalen Inkubationszeit nähert. Einwandsfreien Gasbrand aus ruhenden Keimen nach Gefäßoperation sehen wir aber bei Pels-Leusden, Knoll und in dem in der Fußnote von uns mitgeteilten Bericht [1]). Ebenso lehrreich wie dieser ist Pels-Leusdens kurze Mitteilung über ruhenden Gasbrand nach einer Aneurysmaoperation am Unterschenkel mehrere Monate nach der Verletzung und die von Knoll über frischen Gasbrand sechs Wochen nach der Verwundung bei der Naht der A. femoralis, nachdem schon seit drei Wochen das Wundgebiet ganz verheilt war, und v. Haberers Beobachtung über aufflackernden Gasbrand bei Gelegenheit einer Revision einer Aneurysmaoperationswunde sechs Wochen nach der Heilung. Dieser sekundäre Gasbrand wurde mit Recht auf die durch die zweite Operation aufgerüttelten gasbildenden Keime, die ein Venenthrombus enthielt, zurückgeführt. —

Wenn wir nun alle für den Begriff der ruhenden Gasinfektion angeführten Fälle der Literatur zusammenfassen, so fallen zunächst die Beobachtungen von E. Melchior, Küttner, Hodesmann wohl unter den Begriff der ruhenden Infektion, aber nicht in das eigentliche Gebiet des echten Gasbrandes, sondern gehören in das Reich der Gasabszesse oder gashaltigen Phlegmonen (siehe Kap. XXII). Hierdurch verlieren aber diese Fälle keineswegs an Wert, sondern es werden dadurch die Grundlagen der von Schnitzler und E. Melchior studierten ruhenden Infektion auch auf die den echten Gasphlegmonen nahestehenden gashaltigen Phlegmonen und Gasabszesse ausgedehnt.

Viele Autoren haben offenbar in ihren Publikationen den Begriff der ruhenden Infektion beim Gasbrand entschieden zu weit gezogen, sie vergaßen, daß in ihren Fällen die Zeit des Gasbrandausbruches noch in die normale Inkubationszeit fiel. So schrumpfen die mit diesem Begriff zusammengebrachten Gasbrandfälle bei richtiger Kritik etwas zusammen. Es bleiben aber als sichere Paradigmata dieser Art bestehen die Fälle von Vollbrecht-Wieting, Simon, Duhamel, Pels-Leusden, Knoll, v. Haberer, von uns selbst und — mit der oben ausgesprochenen Reserve — die Marwedelsche I. Beobachtung, zugleich neben der unsrigen die einzige, bei der Fraenkelbazillen nachgewiesen worden sind.

XI. Die Pathogenese des Gasbrandes.

A. Bier tat angesichts der schweren Verletzungen des Stellungs- und Festungskrieges den Ausspruch: „Die Mehrzahl aller Wunden ist anaerob infiziert.“ Die bakteriologische Forschung hat diesem Ausspruch Recht gegeben, denn die auf den verschiedenen Kriegsschauplätzen arbeitenden Bakteriologen, wie Aschoff, R. Pfeiffer und Bessau, Ricker, Hanusa, Gräfenberg und Sachs-Müke, Roedelius u. a. (siehe Kap. VI) haben in den Schußwunden des jetzigen Krieges regelmäßig Gasbrandkeime nachgewiesen, selbst wenn

[1]) Während der Drucklegung ereignete sich uns ein bedauerlicher, aber geradezu klassischer Spätgasbrand aus ruhender Infektion bei einem 29jährigen Soldaten, der am 22. X. 1918 in Flandern verwundet war. Ein Maschinengewehrgeschoß war ihm hart unter der Mitte des rechten Schlüsselbeins hindurch gefahren. Die Ein- und Ausschußwunden heilten ohne jede Komplikation. Bald darauf deutete eine pulsierende Geschwulst unter dem M. pectoralis und Schwirren auf ein Aneurysma. Wegen Schmerzen und Zyanose des Armes und unvollständiger Lähmung des N. medianus und ulnaris am 22. I. 1919 Freilegung der Vasa subclavia, unter Aufklappung der Klavikel, Aufdeckung eines apfelgroßen arteriovenösen Aneurysmasackes. Da der Truncus thyreocervicalis verloren ging und das

klinisch nicht die mindesten äußeren Zeichen dafür bestanden. Auch den Wundärzten im letzten Kriege war es schon frühzeitig aufgefallen, daß beim Abnehmen des Verbandes sich nicht selten Gasblasen aus den Wunden entleerten und in der Wundflüssigkeit brodelten, und es gehört zu den täglichen Erfahrungen, daß bei dem Einschnitt in die um kleinste Minensplitter gebildeten Abszesse schaumiger Eiter ausgestoßen wird. Wir müssen also praktisch bei den Verletzungen des modernen Krieges mit der Tatsache rechnen, daß die meisten aller Wunden mit Gasbrandkeimen beladen sind. Hiermit ist aber, wie bemerkt, nicht gesagt, daß nun aus jeder mit Gasbrandkeimen infizierten Wunde eine Gasphlegmone werden muß, sondern die Eigenart der Gasbrandbazillen, die zwischen den ganz harmlosen Saprophyten und echten Parasiten stehen, macht es begreiflich, daß zur anaeroben Wundinfektion noch besondere Momente hinzukommen müssen, die das Angehen und Fortschreiten der Anaeroben unter dem Bilde der Gasphlegmone und des Gasbrandes ermöglichen.

Diese Verhältnisse sind am klarsten von A. Bier und R. Pfeiffer und Bessau auseinandergesetzt worden.

Nach R. Pfeiffer und Bessau gehören zum Angehen der Gasbrandinfektion zwei äußere Momente, die zusammen wirken müssen, nämlich die Erdinfektion und die schlechten Wundverhältnisse.

Die gedüngte Erde birgt die sämtlichen Gasbrandkeime, die vom Darm der Tiere durch den Kot hineingelangen. Die Verschmutzung fast aller Schußwunden durch Erdkrumen, wie sie bei Granaten und Minen die Regel und bei dem Infanteriegeschoß nach Aufschlagen nicht selten ist, und die mit den Geschossen im Grabenkrieg fortgerissenen erdbeladenen Tuchfetzen bringen die Gasbrandkeime in die Wunde, so daß in fast allen Kriegswunden Gasphlegmonebazillen nachgewiesen werden können. In glatten, nicht zerfetzten Wunden mit gut durchblutetem Wundfleisch entfalten diese Keime jedoch nur ein beschränktes Wachstum und sind daher harmlose Schmarotzer. Wenn jedoch als zweites äußeres Moment schlechte Wundverhältnisse hinzukommen, so ist es etwas ganz anderes. Ist die Wunde, wie es meist zu sein pflegt, arg zerrissen, gequetscht und buchtenreich, füllen nekrotisierende Gewebsteile die vielgestaltige Wunde aus und schließen vorquellendes Gewebe und die sich kulissenartig zusammenlegenden Wundlefzen die Wunde außen ab, so walten anaerobe Verhältnisse vor, ähnlich wie dies bei puerperaler Fraenkelinfektion der Uterushöhle an abgestorbenen Plazentarresten der Fall ist.

Da der Sauerstoff der Luft nicht in die abgeschlossenen Wundtaschen gelangt und das Blut ihn auch nicht in das durch Quetschung und Zermalmung von der Zirkulation abgeschnittene nekrotische Wundfleisch tragen kann, so finden die anaeroben Keime die ihnen eigene Brutstätte und vermehren sich rapid in den Nekrosen, bis sie so zahlreich geworden sind, daß sie pathogene Bedeutung erlangen. Damit gewinnen die anfangs saprophytischen Gasbrand-

periphere Ende der Schlüsselbeinarterie nicht genügend arteriell blutete, sondern nur einige Tropfen schwarzen Blutes austreten ließ (negatives Kollateralzeichen), glatte Implantation eines Saphenastückes in den Arteriendefekt. Am 24. I. 1919 blasses Antlitz, feuchte Zunge, schneller Puls, blaumarmorierter Arm, Fieber und deutlicher Trommelschall im Bereich der Operationswunde. Geöffnet ließ diese Gasblasen, sehr geringes Ödem und eine ungewöhnlich deutliche, eiterlose Auflösung des Brustmuskels in kleinste Teile erkennen, deren Kultur den Fraenkelbazillus rein lieferte. Am 25. I. 1919 Exitus unter euphorischen Erscheinungen.

keime die Eigenschaften der echten Infektionserreger und erzeugen die fortschreitende Gasbrandinfektion mit allen ihren Folgen. Bei dem Fußfassen dieser pathogenen anaeroben Infektion sind wahrscheinlich auch noch andere, und zwar innere disponierende Momente mit ausschlaggebend. Es ist nicht unwahrscheinlich, daß die durch die Gasbrandgifte (siehe Kap. XV. B. 1.) ausgeübte negative Chemotaxe und das den Gasbazillen eigene Leukozytengift der schnellen Ausbreitung des Prozesses förderlich ist. Jedenfalls scheint aus den bisherigen spärlichen Blutuntersuchungen (siehe Kap. XV. B. 2.) soviel hervorzugehen, daß der Organismus unfähig ist, auf den Gasbrandinfekt mit leukozytärer Reaktion zu antworten, eine Aleukie, die sich, wie wir sahen, auch im histologischen Präparate ausprägt (Kap. VII).

Ricker und Harzer machen noch einen anderen Faktor für das Angehen der anaeroben Infektion verantwortlich. Sie schlossen aus ihren Tierversuchen, daß die Fraenkelbazillen und Ödembazillen eine Verlangsamung der Blutströmung in erweiterter Bahn bis zur Stase bewirken. Wie Stauungsversuche und Experimente an hungernden Tieren zeigten, ist diese Änderung in der Zirkulation aber der Entwicklung des Gasbrandinfektes besonders förderlich, denn durch Abbindung der Extremität und im Hungerzustande wurden von künstlich gesetzten Wunden aus sonst unwirksame Mengen dieser Bazillen pathopoetisch. Dieselbe Veränderung des Blutumlaufs, nämlich die Verlangsamung in erweiterter Bahn, bringt nun, sei es durch lokalen Einfluß, sei es auf dem Umwege über das zentrale Nervensystem, das Wundtrauma mit sich, und die genannten Autoren sehen hierin in Hinblick auf ihre Versuche ein wichtiges disponierendes Moment für die Entstehung des Gasbrandes. —

In dem modernen Kriege treffen die beiden zuerst hervorgehobenen äußeren Momente, die zur anaeroben Wundinfektion gehören, ungewöhnlich oft zusammen: Die moderne Kriegführung spielt sich in oder nahe an der Erde ab, die Erdinfektion der Wunden wird die Regel; die großen Fortschritte der artilleristischen Leistungen und die häufigen Querschläger der langen Infanterieprojektile setzen die starken Gewebszerreißungen und Nekrosen. Zur Erdinfektion gesellt sich die intensive Gewebszerstörung. Daher ist der Gasbrand in dem eben beendigten Kriege eine so verheerende Wundseuche geworden.

Es mag sein, daß bei dem Fußfassen der Gasbrandinfektion gelegentlich auch noch eine andere unbekannte Disposition des Patienten mitbeteiligt ist. So behandelten wir einmal am stark gasbrandverseuchten Douaumont zwei Verwundete mit tiefen Muskelsteckschüssen von derselben Granate; von diesen beiden Verwundeten erlag einer der fortschreitenden Gasbrandinfektion, während der andere gesund blieb (Berl. klin. Wochenschr. 1917, Nr, 16, S. 383 u. S. 380, Fall 15). Auch die Lokalisierung der Gasbrandinfektion in dem einen und das schnelle Fortschreiten bis zum Tode in dem anderen Falle mag neben der Virulenz der Erreger in einer unbekannten Disposition eine Erklärung finden.

XII. Die Verbreitung des Gasbrandes.

Auf allen Kriegsschauplätzen des Weltkrieges ist der Gasbrand bekannt geworden als die gefährlichste Wundseuche. Er wütete auf dem lehmigen Boden Belgiens und auf Frankreichs Haideland in der Champagne, auf den Höhen der Vogesen und im flandrischen Tiefland, an den Ufern der Maas und Somme so gut, wie im Argonnerwald. Polens Schlachtfelder und die kahlen Hügel Mazedoniens und der Balkanländer trugen die Gasbrandkeime ebenso wie das stark besonnte und wasserarme Karstgebiet in 2000 m Höhe, die Alpen an der italienischen Front nicht weniger, als die Karpathen und der Dünensand am Meere in Ostende und das von Unruhen erschütterte Straßenpflaster Breslaus. Auch durch die Verletzungen des Luftkampfes sah Wieting Gasbrand entstehen, was nicht weiter wunderbar ist, da die Geschosse diese Keime aus dem Staub der Kleider mitreißen. Die Häufigkeit der Gasinfektion bei Kriegsverwundungen wurde von C. Franz mit 2% (später mit 0,5%), von Wieting mit 3 bis 5%, von Lieblein mit 0,3%, von Marwedel mit 2,8%, von O. Rumpel, auf 5921 Verwundete bezogen, mit 3% angegeben. Diese Ziffer (3%) dürfte somit die Gesamtmorbidität bei der deutschen Armee in den letzten Kriegsjahren wiederspiegeln.

Besondere epidemiologische Umstände begünstigen die Gasbranderkrankungen. Bei großen Kampfhandlungen fehlen gehäufte Gasbrandfälle nie (O. Rumpel). Die Erschwerung im Abtransport (Kümmell) und die damit verbundene Vernachlässigung der Wunden (Seefisch) leistet ferner der Gasinfektion einen gewaltigen Vorschub. Daher beobachtet man sie nach Großkämpfen häufig bei den nachträglich eingebrachten Verwundeten, die mehrere Tage draußen gelegen haben (siehe auch Bruns' Beitr. Bd. 103, S. 425, Fall 3 und S. 429, Fall 20). Auch der Ort spielt eine Rolle infolge der Verseuchung und Verschwemmung des Bodens (O. Rumpel). Daher die Bösartigkeit des Gasbrandes in manchen Kampfgebieten des intensivsten Festungskriegs z. B. am Douaumont (siehe Coenen, Berl. klin. Wochenschr. 1917, Nr. 15 u. 16, S. 354 und 379) und die leichteren Gasbrandfälle in anderen Gegenden (Flörcken u. a.). Neben dem Ort ist auch die Zeit und Witterung von Einfluß. Nach E. Payr und Feßler begünstigt feuchte Witterung und Regen die Entwicklung der Keime. R. Franz hat diese Tatsache meteorologisch und nosologisch durch Kurven zur Anschauung gebracht. Wenn davon nach unserem Dafürhalten auch einige nicht viel besagen, so kam R. Franz bei der Isonzoarmee auf Grund von meteorologischen Aufzeichnungen an einer Wetterbeobachtungsstelle und durch genaue Beobachtungen der Verwundeten bei ungefähr gleichbleibenden Kampfverhältnissen innerhalb acht Monaten doch zu dem Schluß, daß in den niederschlagsreichen Monaten mehr Gasbrandfälle vorkamen, als in den regenarmen Monaten. Auch die Schwere der Infektion schien ihm proportional zur Zahl der Regentage zu sein. Diese Abhängigkeit der Gasbrandinfektion von der Witterung erklärt R. Franz durch die Durchtränkung der Kleider mit dem die anaeroben Keime enthaltenden Erdreich, das die Soldaten oft in lebende Lehmklumpen verwandelt.

Das verschiedene Walten und das wechselseitige Verhalten der angegebenen Faktoren, als größere Kampfhandlung, Vernachlässigung der Wunden, Ort, Zeit, Witterung, ist geeignet, dem Gesamtbilde unserer Erdinfektion unter den verschiedenen Umständen ein wechselndes Gesicht und einen mannigfaltigen Charakter zu geben, so daß die Bösartigkeit oder Gutartigkeit vorherrschen kann und die Verbreitung des Gasbrandes eine epidemische oder endemische Eigenschaft oder etwas schwankendes in der Erscheinung hat. So macht Ritter auf die zu verschiedenen Zeiten verschiedene Bösartigkeit aufmerksam, ebenso Strauß, der an derselben Kampfstelle im Jahre 1914 viele schwere Gasphlegmonen registrierte und im Jahre 1915 nur zwei. Nach einer Mitteilung von Thies wurde im September und November 1917 von Ficker niemals der Bazillus des malignen Ödems, der nach des ersteren Autors Ansicht schwerere Gasbrandfälle hervorruft, gefunden, während er in den vorhergehenden Monaten öfters festgestellt wurde. Uns fiel es auf, daß in einem mit sehr bösartigem Gasbrand verseuchten Gelände die Gasbrandinfektion zeitlich mit einem Male abschnitt, als Frost eintrat, obwohl die Kampfhandlungen in gleicher Weise andauerten (siehe Berl. klin. Wochenschr. 1917, Nr. 16, S. 383).

Bei manchen epidemiologischen Unterschieden in der Gasbrandinfektion mögen auch ähnliche Verhältnisse maßgebend sein, wie beim tierischen Rauschbrand, der an bestimmte Distrikte gebunden ist (Steinbrück).

XIII. Die Beteiligung der verschiedenen Körpergegenden an der Gasbrandinfektion.

Nach der die Ansichten von C. Franz, Selter, Ritter, Fründ bestätigenden und jetzt allgemein angenommenen Lehre A. Biers ist der Gasbrand im wesentlichen eine Erkrankung des Muskels. Daher tritt er am Körper vorzugsweise da auf, wo sich große Muskelmassen befinden, also meist an den Extremitäten. Die muskelreiche untere Extremität wird um ein vielfaches häufiger davon betroffen, als die obere, bei C. Franz $4^1/_2$ mal so oft. Am Rumpf schreitet er nur in den Muskeln fort, nicht in den serösen Höhlen. Am Hals (Fründ) und an dem muskulösen Teil des Kopfes ist der Gasbrand selten, an der Kopfschwarte primär noch nie gesehen. Gasbrand des Fußes und der Hand ist wegen der dort befindlichen geringen Muskelmassen ebenfalls nicht häufig, wenn auch einwandfrei beobachtet (Kausch, Schmid, Coenen). (Abb. 29.) Multiplizität an zwei Gliedmaßen ist oft beschrieben.

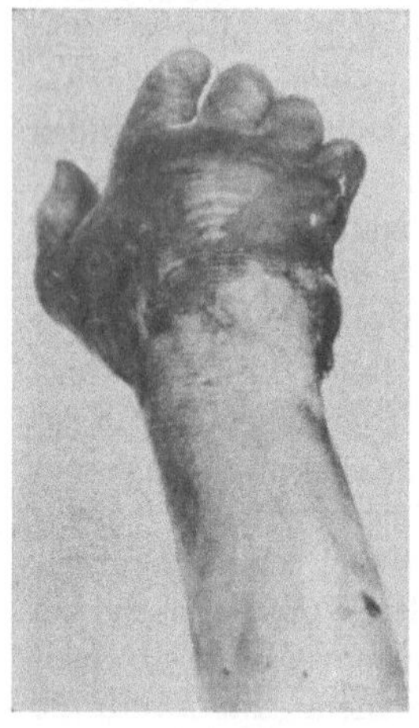

Abb. 29. Fortschreitender Gasbrand der Hand bei Grenadier K. infolge queren Durchschusses am Handgelenk. M. pronator quadratus wachsartig degeneriert. Photographische Aufnahme durch Verf. in Vieux les Asfeld während der Doppelschlacht bei Reims, 18. IV. 1917.

Gasphlegmonen an nicht mit Muskeln behafteten Körperteilen sind mehr als zweifelhaft. Am Gehirn, bzw. der weichen Hirnhaut, hat Eug. Fraenkel der von Tietze und Korbsch beschriebenen bakteriologisch nicht untersuchten Gasphlegmone die Anerkennung versagt. Demgegenüber beschreibt Fründ eine gasige Zersetzung des Gehirns bei gleichzeitigem Gasbrand der Halsmuskeln, und Rychlik und Marwedel konnten über Gasabszesse des Gehirns berichten, in denen der Nachweis des Fraenkelschen Bazillus die anaerobe Infektion der Hirnwunde jedem Zweifel überhob. Und doch ist hier die durch den anaeroben Bazillus erzeugte Erkrankungsform eine andere, als die an den muskulösen Extremitäten fortschreitende Gasphlegmone; denn bei Rychlik und Marwedel haben wir keine fortschreitende anaerobe Zersetzung des

Gehirns vor uns, sondern eine solche, die sich nur auf die Wunde und das darin ergossene Blut und den gequetschten Hirnbrei beschränkt. Es spielte der Anaerobe hier also nur die Rolle des Saprophyten, indem er einen Gasabszeß zeitigte, nach dessen Freilegung ohne Zwischenfall die Heilung eingeleitet wurde. Dasselbe dürfte gelten für die von Jacobsohn mitgeteilte gutartige „Gasphlegmone des Gehirns“, deren Zugehörigkeit zu den Gasbrandprozessen der Beschreiber nur auf das explosionsartige Entweichen des Gases nach der Eröffnung stützt.

In ganz analoger Weise müssen wir die unter Gestank und Gasbildung sich zersetzenden Blutergüsse der Gelenke und die mit Gasbildung und Jauchung einhergehenden Pleuraergüsse (Euteneuer), oftmals verbunden mit Hautemphysem, von den echten fortschreitenden Gasphlegmonen trennen, selbst wenn daraus Gasbazillen isoliert wurden (Marwedel, Bingold, Läwen und Hesse); auch Harzers histologischer Nachweis von gasbildenden Bazillen in einer Lungenschußwunde vermag nicht das klinische Bild des Lungengasbrandes aufzustellen. Einen primären fortschreitenden Gasbrand des Gehirns und der Lungen gibt es also nicht. Wohl mögen Gasbrandkeine in Hirn- und Lungenwunden ein beschränktes, mehr saprophytisches Dasein mit umschriebener Gasbildung fristen können, aber fortschreitend und gefährlich durch die Progredienz wird der Gasbrand immer nur im Muskel. Dies ist auch ganz natürlich und durch die Züchtungsversuche im Reagenzglas völlig erklärt, denn auch im Tierexperimente erzeugt der Fraenkelsche Gasbazillus im Peritoneum kein Gas (Bingold) und in keinem anderen Gewebe, als in den Muskeln, finden diese Bazillen so die zu ihrem Angehen wichtigen Kohlehydrate vor.

An den Knochen ist der Gasbrand nicht denkbar und an den Bauchorganen ebenfalls nicht zu beobachten. Immerhin würden hier die parenchymatösen Organe, vor allem die glykogenreiche Leber, den Gasbrandbazillen ihre Existenzbedingungen bieten, aber sichere Beobachtungen über Gasinfektion dieses Organs während des Lebens liegen bis zur Stunde noch nicht vor, und wenn Kolaczek bei einem Granatsplitterschuß durch rechte Lunge, Zwerchfell und Leber angesichts der durch die Sektion aufgedeckten Schaumleber einen primären Gasbrand dieses Organs anzunehmen sich für berechtigt hält, so können wir die gasige Zersetzung dieses Organs, im Rahmen der früher erörterten vielfältigen Sektionsbefunde, nur für einen postmortalen Vorgang erklären, und das um so mehr, als der Obduzent das Vorhandensein starker Fäulnis und postmortalen Emphysems am Halse notiert hat. Die schweren Zertrümmerungen und Verunreinigungen des Lebergewebes bei Schußverletzungen setzen offenbar dem Leben so schnell ein Ziel, daß die etwa eingedrungenen Gasbazillen während des Lebens nicht mehr in Erscheinung treten können; es mag auch sein, daß die starke Blutversorgung der Leber die Gasbrandkeime im Leben nicht aufkommen läßt. Wie dem auch sei, jedenfalls ist ein primärer Gasbrand der Leber bisher noch von keinem zweifelsfrei gesehen worden und auch an den übrigen Bauchorganen fällt — entgegen der Ansicht von Jeppsson, der kürzlich einen Fall von „Gasbrand des Verdauungskanals“ gesehen haben will und auf die Invasion eines fakultativen Anaeroben zurückführt — diese anaerobe Infektion noch so lange aus, bis der bakteriologische Beweis erbracht ist, daß die seltenen Krankheitsbilder der Pneumatosis cystoides intestini (E. Hahn, Demmer, Miyake, Faltin u. a.) und die Gasperitonitis

(Falkenberg, Fründ [siehe Kap. XXIV]) von anaerober Infektion beherrscht sind. Dies bleibt abzuwarten und wir können vorläufig mit Recht behaupten, daß eine fortschreitende Gasphlegmone im Bauchraum nach Schußverletzungen nicht vorkommt. Dagegen ist nach dem Erörterten der Gasbrand an den Bauchmuskeln nach Bauchschüssen keine Seltenheit.

XIV. Die verschiedenen Formen der Gasbrandinfektion und fragliche Existenz der epifaszialen Gasphlegmone.

Mit der Erörterung über die epifasziale Form der Gasphlegmone entrollt sich eine viel diskutierte Streitfrage, die auf E. Payr und A. Bier zurückgeht. E. Payr hatte eine mehr gutartige, im subkutanen Zellgewebe sich abspielende epifasziale (Abb. 31) Gasphlegmone streng geschieden von der stets bösartigen subfaszialen Form. Nach dem Autor heilt die erstere meist nach multiplen Inzisionen aus, die letztere, die nach E. Payr in den Muskelinterstitien verläuft, ist stets von bösartigem Charakter und verwandelt die Muskeln in einen schokoladeartigen Brei; die Extremitäten sterben daher ab und müssen amputiert oder exartikuliert werden, oder der Verlauf ist so schnell, daß das Leben überhaupt nicht zu erhalten ist. Über diese tiefe, von E. Payr geschilderte Gasphlegmone der Muskeln herrschen, wenn man nicht, wie dieser Autor es anfangs tat, die großen Muskelinterstitien, sondern jetzt nach besserer Kenntnis die Muskelsubstanz selbst als den Sitz der Krankheit ansieht, kaum noch Meinungsverschiedenheiten; um so mehr ist aber die selbständige Existenz der epifaszialen Form umstritten worden. Eine Anzahl von Autoren, als Ritter, Kausch, Fründ, Conradi, Bieling, Feßler u. a. haben Payrs Einteilung — teilweise allerdings mit einer gewissen Beschränkung — angenommen und die epifasziale Form der Gasphlegmone anerkannt, während andere Autoren, mit A. Bier an der Spitze, ihre selbständige Existenz leugneten. Wir müssen dies näher auseinander setzen.

Payr und noch eingehender Fründ beschreiben die epifasziale Gasphlegmone wie folgt: Der Sitz ist zwischen Haut und Faszie. Die Muskeln sind frei. Die Haut ist ödematös und mit orangegelben bis kupferroten Flecken behaftet. Das subkutane Fettgewebe schwimmt in bernsteingelber Ödemflüssigkeit und bekommt allmählich eine schmutzig graue Farbe. Hautblasen mit gelber Flüssigkeit sind nicht selten. Unter der Haut kann man Gas nachweisen. Die Faszie ist nicht nekrotisch; nach der Durchtrennung derselben gelangt man in leicht blutenden gesunden Muskel. Das Allgemeinbefinden ist stark gestört, starke Schmerzen bestehen, ferner Fieber, schneller Puls, doch ist die Prognose gut. Gerade aus letzterem Grunde äußert aber Fründ bezüglich der epifaszialen Gasphlegmone Zweifel, ob diese überhaupt der echten, als bösartig bekannten Gasgangrän zugerechnet werden darf. August Bier stellt die Existenz der ersteren vollständig und mit wuchtigen, klaren Worten in Abrede. Nach ihm ist, wie schon bemerkt, die Gasphlegmone fast stets eine Muskelerkrankung. Auch die epifasziale Form Payrs ist nach A. Bier eine Muskelerkrankung, die sich aber von der tiefen bösartigen Form durch ihre Gutartigkeit und geringe Neigung zum Fortschreiten unterscheidet, so daß sie auf die nächste Umgebung des Schußkanals beschränkt bleibt. A. Bier gibt zwar zu, daß bei dieser Form auch wohl einige Bazillen des Gasbrandes in das Unterhautzellgewebe wandern und sich dort wohl spärlich weiter entwickeln und weiter Gas bilden können, dabei handle es sich aber um keine progrediente Bazilleninvasion und die epifasziale Ausbreitung trete ganz in den Hintergrund gegenüber dem eigentlichen Krankheitsherd der Muskulatur um den Schußkanal.

Diese Lehre A. Biers wirkte zündend und aufklärend, so daß die meisten Ärzte die klinische Unterscheidung der Gasphlegmonen in epifasziale und subfasziale fallen gelassen haben. Die anatomische Untersuchung gasbrandiger Gewebsteile gibt A. Bier Recht. In meinen gemeinsam mit R. Hanser studierten histologischen Veränderungen bei Gasbrand konnte man in geeigneten Schnittrichtungen das Emporwuchern der Gasbazillen aus den tiefen Muskellagen in das subkutane Gewebe bis zur Haut verfolgen; die Muskeln waren von Bazillenhaufen und Schwärmen umlagert, die Haut und Unterhaut meist bazillenarm, und wurde daran um so reicher, je mehr man sich den Muskeln näherte. (Siehe Kap. VII.)

Weiter ist zu bemerken, daß bislang kaum eine Gasphlegmone nach einfacher epifaszialer Schußverletzung der Haut und Unterhaut ohne sichere Beteiligung der Muskulatur bekannt geworden ist; Gasphlegmonen nach Streifschuß oder Haarseilschuß oder einfacher Durchlöcherung der Haut sind äußerst selten und würden von uns ganz geleugnet werden, wenn nicht A. Thies solches behauptet und abgebildet hätte. (Bruns' Beitr. 109, Taf. III.) Dagegen weisen durchweg fast alle als epifasziale Gasphlegmonen beschriebenen Fälle der Literatur ausgedehnte Muskelverletzungen auf und meist wurde in den Berichten auch notiert, daß Gas aus den Schußkanälen der Muskeln kam.

Bei dieser Sachlage könnte man also die epifasziale Gasphlegmone nur noch in dem Sinne von den übrigen Gasphlegmonen abtrennen, daß man sich dabei bewußt ist, daß der primäre Herd der hier im allgemeinen gutartigen Erkrankung im Muskel liegt, und daß es sich nur um die vorübergehende Ausbreitung von Gasbazillen in dem subkutanen Gewebe von gutartigem Charakter handelt, so daß von selbst oder nach vielen kleinen Einschnitten in die Haut Abheilung zustande kommt. In dieser Meinung würde also unter „epifaszialer Gasphlegmone“ eine milde Form der Gasinfektion verstanden werden, die prognostisch günstig, wenn auch, wie Fründ mit Recht hervorhebt, zeitweise mit heftigen klinischen Zeichen verbunden ist. So sind solche Krankheitsfälle zu beurteilen, in denen sich der Patient wider Erwarten erholte, wie beispielsweise einer unserer Patienten mit Schuß durch die Schulter und gelbbräunlicher Verfärbung derselben und des größten Teils des Oberarms mit deutlichem Schachtelton; der Patient verweigerte die Exartikulation und genas gegen unsere Ansicht nach vielfachen Einschnitten (Fall 8, Berl. klin. Wochenschr. 1917, Nr. 15, S. 356); so auch ein unter Kataplasmen heilender Patient Flörckens, bei dem sogar die Exarticulatio coxae erwogen war, und ein unter Spaltungen und Ichthyolverbänden heilender Patient Armknechts mit Gasbrand der Hüfte und Hautverfärbung bis zum Nabel, bei dem schon die hohe Amputation aussichtslos erschien. In dieselbe Kategorie gehören auch einige durch Stauung geheilte Fälle von Fründ (Fall 33 und 35, S. 469, Bruns' Beitr. Bd. 98) und viele andere in der Literatur aufgeführte Beobachtungen.

Nur ein Argument könnte noch der epifaszialen Gasphlegmone als Stütze für deren selbständige klinische Stellung dienen. Das sind die nach subkutaner

Injektion von Medikamenten (Moschustinktur, Digalen, Morphium, Koffein) und Kochsalzlösung aufgetretenen Fälle von Gasbrand und von dem verwandten malignen Ödem, wie sie ausführlich von Brieger und Ehrlich und zweifach von Eug. Fraenkel und von Fründ und ferner von Wullstein, Kausch und Kreglinger (zit. bei Kausch), Sackur, Pribram, Melchior (nach persönlicher Mitteilung) und Ranzi kurz zitiert sind. Hierzu ist aber zu bemerken, daß der letzte Teil der genannten Autoren Patienten mit bereits ausgesprochenem Gasbrand der Extremitäten an anderer Stelle vor sich hatte, so daß es bei dem sicher erwiesenen Vorkommen der Anaerobier im Blut nicht unwahrscheinlich ist, daß die subkutanen Kochsalzinfusionen den bereits bestehenden Prozeß anzogen und lokalisierten an die durch die infundierte Flüssigkeit anämisierte Stelle. Bei dieser uns stichhaltig anmutenden Betrachtung würde es sich also nur um eine sekundäre epifasziale Lokalisation der Anaeroben, aber nicht um eine als selbständige epifasziale Form aufzustellende Krankheit handeln. Diesen Fällen kommt also für die selbständige Existenz der epifaszialen Gasphlegmone keine Beweiskraft zu, und was die anderen genannten Autoren (Brieger bis Fründ) betrifft, so sind echte Gasbrandfälle nach subkutaner Injektion stark wirkender Arzneien in geringen Mengen im Vergleich zu den sonst wütenden Gasbranderkrankungen seltene Vorkommnisse, so daß man vorläufig hierin nur Ausnahmen erblicken kann. Wir werden also in unseren weiteren Ausführungen die sogenannte epifasziale Gasphlegmone nicht als eine besondere Form behandeln.

Es fragt sich, ob man die von Kausch als „foudroyante Form" der Gasphlegmone bezeichnete schwere tödliche Erkrankung als eine eigene Abart abtrennen soll. Uns erscheint dies nicht ratsam, denn einmal ist es unzweckmäßig, eine Unterart als foudroyante Form einer Krankheitsgruppe zu bezeichnen, die von vielen Autoren schon selbst unter dem Titel „gangrène foudroyante" zusammengefaßt wird, andererseits liegt auch kein Bedürfnis vor, aus den schweren Gasbrandfällen noch eine besonders schwere Abart herauszulesen. Überdies vermögen wir die Kauschsche Auffassung, daß bei dieser „foudroyanten Form" des Gasbrandes nur die Haut und das Unterhautzellgewebe erkrankt, nach dem oben Gesagten nicht zu teilen. Solche, sehr schnell tödlich endende Fälle würden wir als „Anaerobensepsis" ansprechen; massenhafter Übertritt von Gasbazillen ins Blut ist ihr eigen und weit um sich greifendes Ödem und Gas, das sich dann mit Vorliebe im lockeren Unterhautzellgewebe eines ganzen Körperteils ansammelt. Aber auch hier ist der primäre Ausgang der Infektion die Muskelwunde, die nach den in der Literatur vorliegenden Krankengeschichten in allen derartigen Fällen nachzuweisen war.

Zuletzt hat Thies [1]) eine, wie es scheint, ätiologische Einteilung des Gasbrandes vorgeschlagen; er unterscheidet den durch Fraenkelbazillen verursachten gutartigen braunen Gasbrand von dem in der Regel schnell tödlich verlaufenden blauen Gasbrand, der durch Bazillen der Gruppe des malignen Ödems bedingt ist. Der braune Gasbrand geht meist direkt von der Wunde aus; die Haut ist bräunlich verfärbt, zeigt Venenzeichnungen und trägt Blasen

---

[1]) Professor e. o. Anton Thies, geb. 4. III. 1878 in Friedeburg (Ost-Friesland), Oberarzt der chirurgischen Universitätsklinik in Gießen, wurde am 7. August 1918 in Cambrai aus seinen Arbeiten über den Gasbrand jäh herausgerissen durch den Volltreffer einer Fliegerbombe, die ihn sofort tötete!

mit gelbem Serum; gelbgrünes Ödem des Bindegewebes, rötliche Färbung der leicht zerreißlichen Muskeln, Erweiterung der Pupillen und Bewußtseinsstörung charakterisiert ihn nach dem Autor. Der blaue Gasbrand entsteht entfernt von der Wunde und verläuft stürmisch unter bläulicher Hautverfärbung, gekräuselten, blauroten Epidermisblasen, farblosem oder blutigem Ödem, Gefäßthrombosen, Fiedermuskel (Röntgenbild) und ohne Störung des Bewußtseins. Wenn diese Einteilung von Thies, die viel für sich hat, sich auf größerer Basis bestätigt, so wäre damit ein großer Schritt vorwärts gemacht, und es könnte so im Sinne Eug. Fraenkels schon klinisch eine Trennung von echtem Gasbrand und echtem malignen Ödem gelingen. Ob man jedoch bei dem zweifellosen Überwiegen der anaeroben Mischinfektion über die Reininfektion in der Mehrzahl der Gasbrandfälle diese Unterscheidung von vornherein wird machen können, ist uns nach eigenen Erfahrungen zweifelhaft; außerdem erinnern wir uns an viele besonders schwere Frühfälle ohne jedwede Hautverfärbung. Das letzte Wort in dieser Frage hat die Bakteriologie zu sprechen.

Bevor dies endgültig geschehen ist, geben wir folgende klinische Einteilung:

I. Die lokale Gasphlegmone. Sie ist gutartig und hat keine Neigung zu schrankenloser Ausbreitung, sondern lokalisiert sich oder betrifft nur einzelne Muskelbäuche.

II. Die fortschreitende Gasphlegmone. Sie ist bösartig, indem sie sich von der Muskelwunde fortschreitend auf einen ganzen Körperteil ausbreitet und meist als Gasbrand endet.

III. Die Anaerobensepsis. Sie führt schnell unter schrankenloser Ausbreitung und schweren Allgemeinerscheinungen zum Tode.

Man kann natürlich nicht erwarten, daß diese unsere Einteilung allen Gasbrandfällen gerecht wird. Jede Klassifikation ist eben ein Notbehelf und dient zur Orientierung, während die Natur kontinuierliche Übergänge in ihren Erscheinungen hat. Es können fortschreitende schwere Gasphlegmonen der Gruppe II zum Stillstand kommen und unter Abstoßung des nekrotischen Gewebes ausheilen, und es können leichtere Fälle von Anaerobensepsis mit positivem Bazillenbefund im Blut vorkommen und genesen, und aus einer leichten Form der Gruppe I kann sich unter Umständen eine schwere entwickeln. — Bevor wir unsere drei Gruppen der Gasbrandinfektion enger begrenzen, wollen wir zunächst die klinischen Erscheinungen einer Besprechung unterziehen, indem wir die lokalen und allgemeinen Symptome gesondert betrachten.

XV. Die Symptome des Gasbrandes.

A. Die lokalen Erscheinungen.

1. Die Wunde.

Die Wunde reicht in fast jedem Falle bis in die Muskeln. Meist sind diese stark zertrümmert zu nekrotisierenden Massen. Äußerlich sieht man der Wunde die Gasinfektion oft gar nicht an, besonders dann nicht, wenn diese Wundkrankheit von der Tiefe eines äußerlich harmlos erscheinenden Steckschusses ausging. Bei offen daliegender Wunde nimmt diese jedoch meist bestimmte

Merkmale an: Die die Wunde begrenzende Muskulatur bekommt eine dunkle, grauschwarze Farbe und eine weiche Konsistenz, sie knistert infolge der Gasbildung beim Druck oder zwischen den Schenkeln einer Pinzette. Die sich an die schwärzlichen Muskelteile anschließenden Bündel sehen wegen der ödematösen Durchtränkung glasig aus. Gasblasen perlen aus dem Wundfleisch. Die Hautränder werden oft nekrotisch. Die Umgebung gibt Schachtelton. Als wichtiger und charakteristischer Befund fehlt der Wunde von den vier Celsus-Galenschen Kardinalsymptomen die Entzündungsröte und Hitze und in den reinen Fällen auch die Eiterung. Wenn solche vorhanden ist, so rührt sie von einer Mischinfektion mit aeroben Eiterkeimen her. Die Absonderung der reinen gasbrandinfizierten Wunde ist fleischwasserartig oder es fließt lackfarbenes Blut, mit Gasblasen untermischt, heraus. Im Gegensatz zu Rötung und Hitze werden die anderen beiden Kardinalsymptome der Entzündung, die Schwellung und der Schmerz, nicht vermißt. Diese Wundschwellung ist die Folge des bei der Gasbrandinfektion regelmäßigen kollateralen Ödems und wegen des Fehlens der entzündlichen Erscheinungen von weißer Farbe.

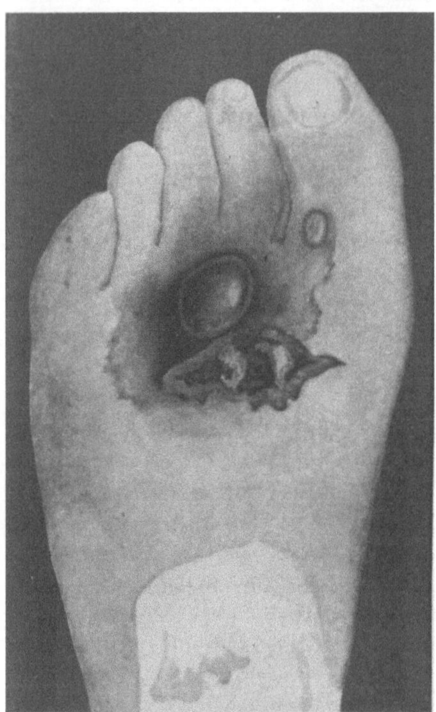

Abb. 30. Beginnender Gasbrand am Fuß. Originalzeichnung aus dem Felde von Dr. Weinert.

Die regionären Drüsen schwellen nie bei Gasbrand an.

2. Das Verhalten der Haut.

Bei dem tief in den Muskeln sich entwickelnden Gasbrand ist die Haut oft, besonders im Beginn, nur wenig beteiligt. Es wird aber dem aufmerksamen Beobachter oft doch nicht entgehen, daß sie über dem Muskelherd eine auffallend weiße, glänzende Farbe mit eben sichtbarer Aufschwellung und einigen angestauten Hautvenen aufweist. Wenn die gasige Muskelerkrankung sich der Oberfläche nähert oder von vornherein in den oberflächlicheren Muskeln Fuß gefaßt hat, so verändert sich die Haut stets bald in charakteristischer Weise mit. Entweder zeichnen sich große bräunliche oder orangefarbene Flecken auf derselben ab oder es entstehen bläuliche oder violette Verfärbungen. (Abb. 30, 36 und 37). Die ersteren sind vielfach von Blasen mit wässerigem, gelblichem Inhalt untermischt, umgreifen einen Gliedabschnitt landkartenartig oder stehen herdweise neben- oder hintereinander und, wie Payr angibt, mit Vorliebe dem Verlaufe der Hautvenen folgend, von denen auch A. Bier eine hämolytische Projektion auf die Haut ausgehen sah. Im Bereiche der bräunlichen Flecken nimmt die Haut allmählich durch nekrotische Vorgänge eine lederartige, bei

Einschnitten kaum blutende Beschaffenheit an. (Abb. 31.) Diese unter dem Einflusse der Anaeroben sich vollziehenden nekrotisierenden Prozesse an der Haut sind unseres Erachtens das Primäre der bräunlichen Fleckenbildung. An solchen unter den Gasbazillen nekrotisierenden Hautstellen haftet im Fortschreiten das sich vom Gasbrandherd ausbreitende und durch die hämolysierende Anaerobentätigkeit gelb oder bräunlich tingierte Ödem, da das nekrotische Gewebe der normalen Saftströmung beraubt ist. So bilden sich die erwähnten gelblichen oder bräunlichen Flecken. In leichteren Fällen erholt sich die Haut, sonst verfällt sie fleckweise der totalen Nekrose und Abstoßung. Bei den blauen Hautflecken, denen oft Blutblasen beigesellt sind, ist die Nekrose von vornherein viel intensiver; daher stirbt die Haut schnell mit der ganzen Extremität ab und Restitution tritt nicht ein.

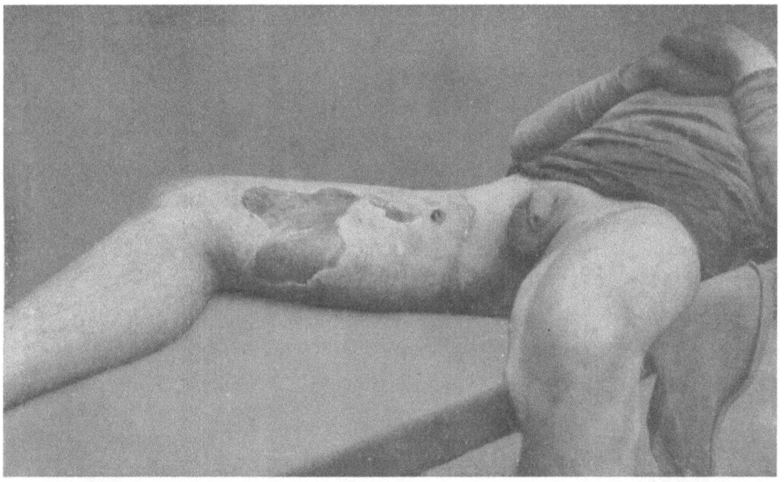

Abb. 31. Lederartige Hautnekrose nach lokalem Gasbrand infolge queren Infanteriedurchschusses oben am Oberschenkel eines Russen. Abtragung der nekrotischen Haut. Heilung. Beobachtung aus Niewinno-Kamienski am Narew. August 1915.

Es wurde schon erwähnt, daß Thies mit guten Gründen in den blauen Flecken das Walten des giftigen Bazillus des malignen Ödems, in den braunen Verfärbungen das Spiel des Fraenkelbazillus sieht (siehe Kap. XIV).

Die blauen Flecken der Gasbrandinfektion sind stets die Vorläufer der totalen Nekrose und Gangrän des ganzen Körperteils in allen Schichten; bei den braunen Flecken beschränkt sich aber die Nekrose oft nur auf die Haut, während die Muskeln darunter noch ganz intakt sein können. Die sich abstoßende Haut kann infolge der demarkierenden Eiterung sekundär von Entzündungsröte eingefaßt werden. So kann die Haut in großen Strecken oberflächlich absterben (Abb. 31) und die Nekrose daran noch deutlich im Gange sein, wenn die gasbrandige Muskelerkrankung schon im Abklingen ist.

Die blaue Hautnekrose, die sich schnell und intensiv mit der gasbrandigen Muskelerkrankung ausdehnt, kann durch ihr schrankenloses Vorgehen in dem Krankheitsbild etwas selbständiges erlangen, wie es Feuchtinger beschrieb.

Dennoch möchten wir in solchen Fällen nicht, wie es dieser Autor tat, von „Gasbrand der Haut“ sprechen, denn die Hautveränderung ist hier doch stets ein sekundärer Vorgang und der primäre Sitz der Erkrankung stets der Muskel. Dies geht auch aus den Protokollen von Feuchtingers beiden letalen Fällen ausdrücklich hervor.

3. Die Gasbildung.

Die Bildung von Gas ist das eigenartigste und charakteristische Symptom jeder anaeroben Wundinfektion. Die Anaeroben erzeugen durch die Vergärung der Kohlenhydrate des Muskels Kohlensäure und durch die Zersetzung des

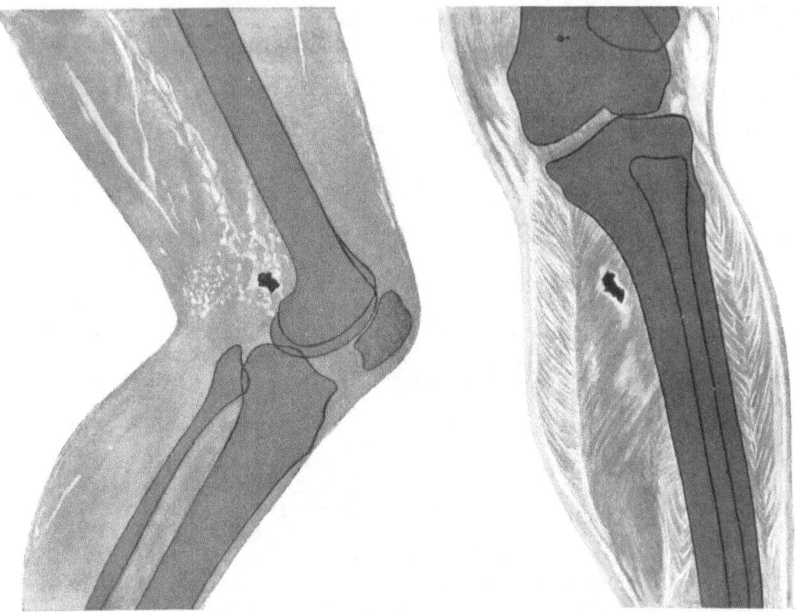

Abb. 32. Gasphlegmone im Röntgenbild. Das Gas geht streifenförmig vom steckengebliebenen Geschoß aus in die Muskeln. (Nach Burchard.)

Abb. 33. Ausgebildete Gasgangrän (Fiedermuskel) im Röntgenbild. (Nach Burchard.)

Eiweißes Schwefelwasserstoff. Diese leicht beweglichen Gase verbreiten sich schnell in dem ganzen erkrankten Bezirk und auch über diesen weit hinaus ins gesunde Gewebe. Daher sehen wir perlende Gasblasen in der wässerigen Wundflüssigkeit, wir nehmen sie durch die Betastung unter der Haut wahr und sehen sie als emporsprühende Blasen der bei der Amputation durchschnittenen erkrankten Muskeln, und wir hören sie beim Sektionsschnitt durch ein wegen Gasbrand amputiertes Bein beim Druck des Messers wie Lungengewebe knistern. Diese Ansammlung von Gas kann oft enorm und die Wanderung desselben so weit sein, daß man bei Gasbrand der unteren Gliedmaßen das Gas im völlig normalen Subkutangewebe des Gesichtes antrifft; es kann auch die Spannung des Gases im Gewebe einen solchen Grad erreichen, daß dasselbe beim Einschnitt der Haut unter puffenden oder laut blasendem Geräusch entweicht.

Da das Gas nach den vorliegenden Analysen auch Wasserstoff enthält, so ist es brennbar.

Der Nachweis des Gases ist wichtig für die Diagnose der Gasinfektion. Daher hat die Diagnostik sich gerade hiermit besonders befaßt. Das einfachste Mittel ist die Palpation, man fühlt das Gas unter dem Finger knistern, wenn man die Haut betastet. Viel feiner ist die Perkussion. Dazu bedient man

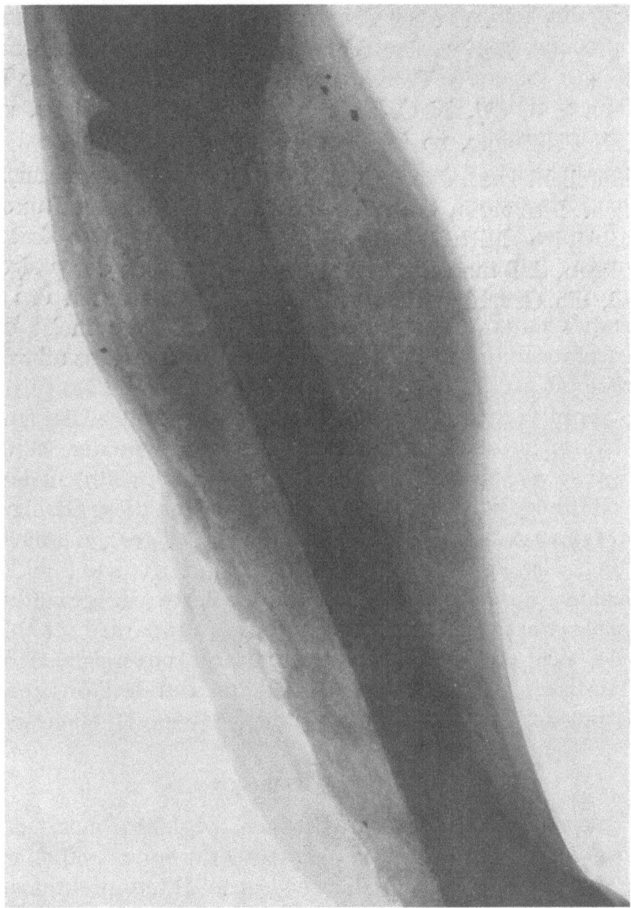

Abb. 34. Ausgebildeter Gasbrand im Röntgenbild. Wadenmuskulatur mit Gas durchsetzt. Im Unterhautfettgewebe große Gaslager. (Nach Burchard.)

sich am besten einer Pinzette, die man wie eine Stimmgabel faßt und leicht, ohne daß die Branchen zusammenklirren, auf die Haut aufschlägt. Dies Verfahren ist im Felde allgemein verbreitet und auch von Biermann kurz beschrieben. Wir haben uns desselben stets mit Erfolg bedient und empfehlen es sehr. Bei der Anwesenheit von Gas im Subkutangewebe vernimmt man dabei Schachtelton oder gar Trommelschall. Zu demselben Zwecke der Wundperkussion kann man auch einen langen, hölzernen Bleistift nehmen. Man hört auch den Schachtelton beim Bestreichen der Haut, z. B. beim Rasieren; Busch empfiehlt daher das Bestreichen der Haut mit dem Rasiermesser als diagnostisches, aber unseres Erachtens zu umständliches Hilfsmittel.

Nach Bethe gelingt auch der Nachweis des Gases durch die Veränderung des spezifischen Gewichts, denn durch dasselbe wird der gasbrandige Muskel leichter. Bei der Sektion ist wohl schon jedem aufgefallen, daß solche Muskelstücke auf Wasser schwimmen. Dann muß aber die Gasblähung schon sehr hochgradig sein. Es kommt aber darauf an, die Anfänge der Gasentwicklung zu erkennen, also den Beginn der Abnahme des spezifischen Muskelgewichtes. Hierzu gibt Bethe folgende Vorschrift: Schwimmt das aus der Wunde exzidierte Muskelstück in 6% NaCl-Lösung, so ist es verdächtig, schwimmt es schon in 4% NaCl-Lösung, so ist es sicher gasbrandig infiziert.

Im Röntgenlicht kann das freie Gas im Gewebe unschwer zur Anschauung gebracht werden. Martens, Schwarz, Finckh, Döhner, Burchard haben hierüber einschlägige Mitteilungen gemacht, insbesondere hat Burchard darauf hingewiesen, daß man die verschiedenen Zustände der gasigen Infektion, den Gasabszeß, die Gasphlegmone und den Gasbrand durch das Röntgenbild scharf auseinander halten kann. Der Gasabszeß tritt meist um Geschoßsplitter oder Tuchfetzen als heller Hof in die Erscheinung, ist scharf und infolge der Muskeleinrisse oft zackig begrenzt. Die fortschreitende Gasphlegmone erscheint im Röntgenbilde diffus in Flecken oder Streifen, die zwischen die Muskeln und in das Subkutangewebe zerstreut und weitgehend von der Schußwunde eindringen, und zwar sowohl proximal, als auch distal. (Abb. 32.) In der Kniekehle, in der Nähe des Rollhügels und an der Achillessehne sind diese Gaslager besonders häufig. Die Gasgangrän liefert ein sehr sinnfälliges, zierliches Röntgenbild: Indem die gasige Zersetzung alle Bündel ergreift und mit kleinen Gasbläschen umscheidet, entsteht auf der Röntgenplatte die gefiederte Zeichnung des Muskels wie in einem anatomischen Präparat. (Abb. 33 u. 34.) Daneben nehmen sich die noch nicht dem Brand unterlegenen Muskeln als homogene Schatten aus. Auf diese Weise kann durch Röntgen der Stand und die Ausbreitung der Gasgangrän mit ziemlicher Genauigkeit ermittelt werden.

4. Das Ödem.

Bei den meisten Gasbranderkrankungen begleitet eine starke Ödembildung die Gasproduktion im Gewebe. Dieses Zusammentreffen von Gas und Ödem ist so häufig, daß Aschoff die anaeroben Wundinfektionen unter der jetzt vielfach eingebürgerten Bezeichnung „Gasödem“ zusammenfaßt. Im Gegensatze hierzu heben aber andere Autoren die Verschiedenheit und Mannigfaltigkeit der klinischen Gasbrandfälle hervor, einige zeigen starke Gasproduktion ohne Ödem, andere mächtiges Ödem ohne Gas. Pribram sah beispielsweise in Galizien hochgradige Ödeme ohne Gas und in Polen und Wolhynien starke Gasblähungen der Muskeln, so daß diese beim Durchschneiden knirschten, bei fast vollständig fehlendem Ödem. Ernst Fränkel, Frankenthal und Koenigsfeld heben in mehreren Fällen die geringe Gasbildung, aber das reichliche Ödem hervor. v. Tappeiner, Feßler und Marwedel konstatierten ebenfalls in manchen Fällen das Fehlen der polsterartigen Gasauftreibung, während das Bindegewebe in großer Ausdehnung durch ein sulziges

Ödem infiltriert war. Wieting und Duhamel führen Beispiele reinen malignen Emphysems ohne nennenswertes Ödem und andererseits Fälle von reinem malignen Ödem ohne Gas an. Auch Eug. Fraenkel und lange vor dem Kriege Muir und Ritchie haben solche Beobachtungen klinisch und bakteriologisch festgelegt und nicht gezögert, diese Fälle dem echten malignen Ödem im Sinne Robert Kochs unterzuordnen. Aber wir wollen auf die praktische Möglichkeit der klinischen Unterscheidung zwischen Gasphlegmone und malignem Ödem hier bei der Häufigkeit der Mischinfektion nicht näher eingehen, sondern nur die Eigenschaften des Ödems bei klinischen Gasbranderkrankungen ins Auge fassen. Es ist von gelblicher Farbe oder fleischwasserartig und läßt das Unterhautzellgewebe, die Muskelinterstitien und Gefäßscheiden dick aufquellen; besonders fällt dies auf an der Scheide des N. ischiadicus, so daß es beim Einschnitt wie aus einem nassen Schwamm abtropft, und am Oberarm im Sulcus bicipitalis internus. Bei starker Blutbeimengung wird das Ödem bierbraun. Solches trifft man besonders unter der Haut an in der Nähe der braunen Flecken. Wenn sich das Ödem nicht frei im Gewebe ansammelt, sondern das Subkutangewebe infiltriert, so nimmt das letztere eine gallertige Beschaffenheit an. Auch die Muskeln sind stark ödematös; auf Sektionsschnitten durch amputierte Gliedmaßen sehen sie weit vom Infektionsherd noch glasig und wässerig aus. In der näheren Umgebung des letzteren enthält das Ödem reichliche Bazillen, weiter ab ist es bazillenarm oder -frei.

In der Deutung des Ödems stehen sich zwei Ansichten unvermittelt gegenüber. A. Bier, Thies u. a. halten es für eine nützliche Einrichtung des Organismus, für eine Abwehrreaktion, die die bakteriziden Serumbestandteile den Bazillen entgegenstellt und die Toxine bindet. Das starke therapeutische Stauungsödem scheint diesen Autoren Recht zu geben. v. Wassermann dagegen schreibt, gestützt auf einschlägige Tierversuche über den Rauschbrand, dem um sich greifenden Ödem die Fähigkeit zu, durch Aggressine die Zellen des Organismus nach und nach krank zu machen, so daß sie den Gasbazillen unterliegen. Derselben Ansicht gibt Bieling Ausdruck, indem er das Ödem als „den Schrittmacher der Gasbrandinfektion“ erklärt.

5. Der Geruch.

Den Gasbrandprozessen im Felde haftet in der Regel ein heftiger Fäulnisgeruch an, der so konstant ist, daß manche Autoren ihn für pathognomonisch und Denk und Walzel für ein Frühsymptom halten. Dieser Geruch ist aber keineswegs durch die echten Gasbazillen von Eug. Fraenkel, oder den Bazillus des malignen Ödems bedingt. Reininfektionen hiermit riechen nicht (E. Fraenkel, Schottmüller). Erst die Zersetzung durch die Fäulniserreger (Uhrzeigerbazillen, Paraödembazillen) verursacht den üblen Geruch. Da es sich nun im Felde meist um die gleichzeitige Infektion der echten Gasbrandkeime mit Fäulniserregern handelt, so vermißt man den Geruch in der Regel nicht und so hat er eine praktische Bedeutung als Krankheitssymptom.

6. Die Gangrän.

Die wichtigste Lokalerscheinung der Gasphlegmone ist der Ausgang in Brand, der seiner Natur nach im System der verschiedenen Formen der Spontangangrän in die Gruppe der „infektiösen Gangrän" (siehe Bruns' Beitr. Bd. 75, S. 145, 1911) einzureihen ist. Der gasige Brand ist also der direkte klinische Ausdruck für den sich in den Muskeln abspielenden Lebensprozeß der Gasbranderreger, die den Muskel unter fauliger Gärung zersetzen und zum Absterben bringen. Daher beginnt der Gasbrand wie der Milzbrand stets im Bereich des durch die Wunde gesetzten Infektionsherdes, also proximalwärts von der Extremitätenspitze, und unterscheidet sich dadurch wesentlich von dem nach Abschüssen der Hauptgefäße sich einstellenden einfachen anämischen Gliederbrand oder von dem arteriosklerotischen Brand, der stets von der Spitze der Extremität aufsteigt.

Die Gasbrandnekrose beginnt im Muskel. Unter der anaeroben Infektion gerinnt sein Eiweiß. Diese Koagulationsnekrose und die sich unter der Wuche-

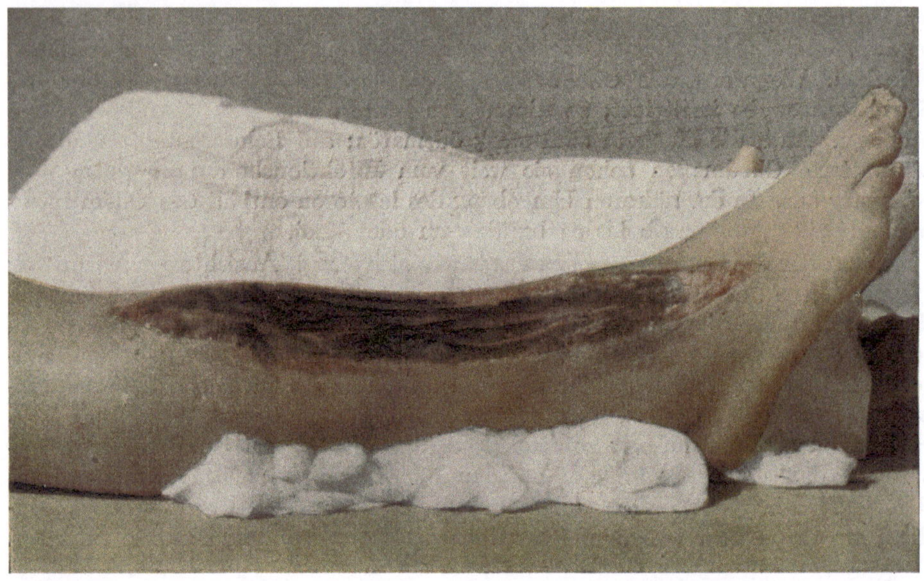

Abb. 35. Fortschreitender Gasbrand des Unterschenkels mit schwärzlicher Verflüssigung der Muskulatur. Amputation des Oberschenkels. Heilung. Lumière-Aufnahme durch Verf. in Saloniki während des griechisch-bulgarischen Krieges (1913). Siehe auch Abb. 26.

rung der Gasbazillen entwickelnden kleinen Gasblasen machen ihn undurchsichtig, er bekommt, wie A. Bier richtig bemerkt, eine blaßrote, nicht transparente Farbe. Nach und nach geht diese in dunklere Farbentöne über, der Muskel wird schwärzlich und schließlich verflüssigt er sich in einen schokoladeartigen Brei. (Abb. 35.) Dieser nekrotisierende Prozeß ergreift fast niemals alle Muskeln des Querschnittes gleichmäßig, sondern wählt meist besondere Muskelgruppen (Garrè, Fründ) aus, beispielsweise an der oberen Extremität die Beuger oder an den Beinen die Adduktoren oder den Iliopsoas oder allein den M. semitendinosus (Denk und Walzel). Deshalb sieht man auf dem Querschnitt bei der Amputation oder im Sektionsschnitt des Amputationsapparates die Muskelgruppen verschieden betroffen, während die einen noch normal aussehen und elastisch sind, haben die anderen eine starre Konsistenz

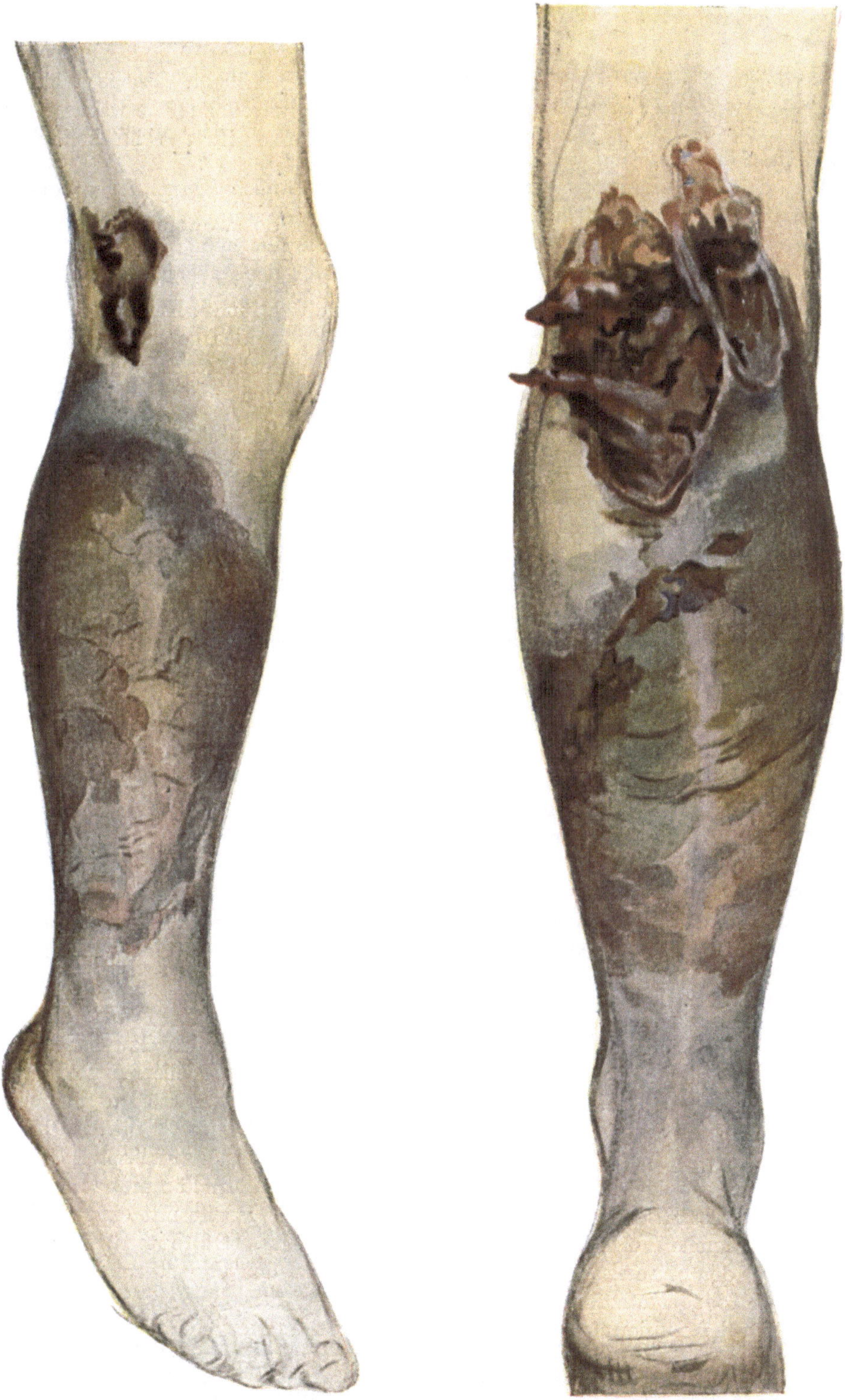

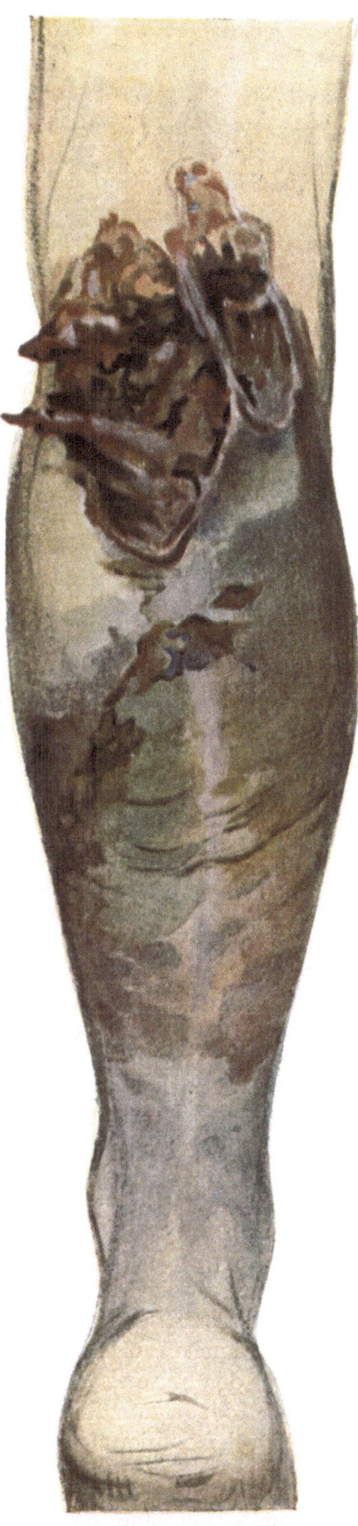

Abb. 36 und 37. Fortschreitender Gasbrand mit Gasnekrose des Unterschenkels bei Infanterist R. während der Kämpfe um Höhe 304 bei Verdun. 10. VI. 1916: Granatverletzung der Kniekehle; 11. VI. 1916: Gasbrand des ganzen Unterschenkels; dieser blaugrün verfärbt. Fuß weiß. Amputatio femoris. Heilung. A. poplitea frei, Vene thrombiert. — Auf dem Hauptverbandplatz der 54. Inf.-Div. in Madeleine-Ferme bei Romagne sous Montfaucon gezeichnet von Ed. Nielson (Berlin).

und blaßrote, trübe Farbe angenommen oder stoßen beim Durchschneiden Gasblasen aus. Die zur Gasnekrose sich gesellende unregelmäßige wachsartige Nekrose (Abb. 26) und vielfache kleine Blutergüsse in das Muskelfleisch geben dem Ganzen oft ein buntscheckiges Aussehen.

Von der Muskelnekrose erreicht der Brand die äußere Haut. Diese erglänzt dann in blauen und violetten Tönen, die bei der weiteren Ausbreitung des Prozesses in grauschwarz übergehen. Die Epidermis hebt sich dabei in blutigen Blasen auf. In peripherer Richtung schreitet der Gasbrand schneller fort, als in zentraler. Manche Autoren, als Kausch, Ritter, Fründ, Sackur sehen in diesem peripheren Fortschreiten des Gasbrandes gerade eine seiner klinischen Eigenarten, die sich ungezwungen dadurch erklärt, daß der peripher von der Wunde liegende Extremitätenabschnitt infolge der Vernichtung der Kollateralen schwächer mit Sauerstoff versorgt wird, als der zentrale Teil, so daß die Anaeroben dort leichter Fuß fassen können.

Wenn sich die Gasnekrose im ganzen Umfang des Muskelzylinders einer Extremität, beispielsweise von der Wade aus, ausgebildet hat, so beginnt die Ernährung der Extremitätenspitze zu leiden. Der vorher noch fühlbare periphere Puls wird schwächer, um ganz zu erlahmen. Die Extremitätenspitze wird weiß und kühl und verliert ihre Beweglichkeit, sie stirbt ab. So kommt zu dem in den Muskeln bereiteten infektiösen Gasbrand noch der Brand der Extremitätenspitze durch mangelhafte Gefäßversorgung hinzu. Da letzterer aufsteigt und der erstere sich abwärts bewegt, so gehen diese beiden in ihren Ursachen verschiedenen Prozesse schließlich ineinander über und vermischen sich, so daß man sie bei der ausgebildeten, bei Beklopfung allenthalben laut tönenden Gasgangrän nicht mehr trennen kann, zumal die Gasbazillen schnell in den blutarm werdenden peripheren Extremitätenabschnitt einwandern und auch hier die gasige Zersetzung hervorrufen. (Abb. 36 u. 37.)

Es ist viel erörtert worden, worauf die enorme Schnelligkeit im Absterben einer ganzen Extremität von oben ab, die oft nur einige Stunden ausfüllt, bei dem Gasbrande beruht. Die Hauptursache dieser verhängnisvollen Erscheinung ist zweifelsohne die enorme bazilläre Wucherung und rapide Ausbreitung der Anaerobier, deren Lebensprozeß direkt durch die Muskelauflösung den Gliederbrand erzeugt. Es ist die Ausbreitung der Gasgangrän also eine der Vermehrung der Anaerobier koordinierte Erscheinung. Neben diesem rapiden Anaerobierwachstum mit der gleichen Schritt haltenden Gewebsnekrose sind aber wahrscheinlich noch andere Momente bei der schnellen Ausbreitung des Brandes tätig. Eine Anzahl von Autoren, als E. Payr, Häßner, Ernst Fränkel, Frankenthal, Koenigsfeld, Eugen Fraenkel, Fründ, Denk und Walzel, Pribram, Thies u. a. konstatierten bei der anatomischen Untersuchung gasbrandiger Extremitäten die Thrombose der Hauptstämme der Muskelvenen und der Hautvenen und erblickten hierin mit Recht mit einen Grund für das schnelle Fortschreiten dieses Gliederbrandes. Schottmüllers Ansicht, daß der Fraenkelsche Bazillus zur Infektion der Venenthromben neigt, und F. Kloses Methodik, diesen Bazillus im Blutkuchen anzureichern (siehe Kap. VI), kann hiermit gut in Einklang gebracht werden. C. Franz vermißte dagegen in den von ihm untersuchten Gasbrandfällen die Thrombosen und spricht sich deshalb dahin aus, daß infolge der gefäßlähmenden Wirkung der Gasbrandtoxine eine Stase eintrete und daß diese die Gangrän mit bedinge. Nach F. Klose äußert sich aber die Wirkung des Gasbrandgiftes gerade in umgekehrter Weise, nämlich in einer Gefäßverengerung, und A. Bier steht mit einem gewissen Vorbehalt nicht an, der durch diesen Gefäßkrampf erzeugten Anämisierung des Gewebes eine wichtige Rolle bei dem Fortschreiten der Erkrankung zuzuerkennen. Wullstein legt der durch die Gasspannung im Gewebe behinderten Zirkulation eine große Bedeutung für die Entstehung der Gangrän bei, eine Ansicht, die Hitschmann und Lindenthal schon vor vielen Jahren geäußert hatten.

Einheitlich ist demnach anscheinend der Grund für des schnelle Absterben einer ganzen Extremität beim Gasbrande nur in der Hauptursache, in der enormen Vermehrung der Anaerobier; zu dieser Hauptursache kommen noch andere variierende Momente unterstützend hinzu. In vielen Fällen ist es die Thrombose, in anderen Fällen aber scheint sich die schnelle allgemeine Nekrose aus einer Konkurrenz vieler für den Blutumlauf ungünstiger Momente herzuleiten, aus der allgemeinen Vasomotorenlähmung, aus der schnell abnehmenden Herzkraft und aus der Gasspannung im Gewebe. Wenn diese drei Momente an der gasinfizierten Extremität in einer bestimmten Intensität zusammentreffen, so reduzieren sie die Zirkulation so stark, daß die dadurch hervorgebrachte Ernährungsstörung im Verein mit der Invasion der Anaerobier schnellen Brand der Extremität zur Folge hat.

7. Die Bedeutung der Gefäßabschüsse für den Gasbrand.

Wenn die Hauptgefäße der Extremitäten durch das Geschoß verletzt und für den Blutumlauf außer Funktion gesetzt sind, oder wenn Hauptstämme, wie die Kniekehlenschlagader, oberhalb einer Wunde unterbunden werden mußten, so ist natürlich damit der Gasbrandinfektion ein großer Vorschub geleistet, denn die schlecht mit Blut versorgte Extremität bietet den Gasbrandkeimen in der Wunde gute Wachstumsbedingungen.

Wir sahen dies öfters: Nach der kunstgerechten Unterbindung der A. poplitea bei einem hohen, stark blutenden Wadenschuß war die Ligatur an sich nicht von Brand gefolgt; der Patient konnte noch 1—2 Tage danach den Fuß gut bewegen, dann aber entwickelte sich von der Wunde aus der Gasbrand und die Amputation mußte folgen. Solche Beobachtungen sind viel gemacht und den meisten Autoren ist die begünstigende Wirkung der Gefäßverletzungen auf die Gasbrandinfektion geläufig geworden. A. Bier ließ 39 seiner wegen Gasbrand amputierten Glieder genau von Specht untersuchen mit dem Resultate, daß sich 33 mal eine Verletzung der großen Arterien herausstellte; Flörcken konnte dies 9 mal konstatieren unter 27 Gasbrandfällen, also in einem Drittel, und zwar waren dies Gefäßverletzungen, die erfahrungsgemäß an sich nicht zur Nekrose führen; Fründ erwähnt 8 Gefäßverletzungen unter 29 Gasbrandfällen. Von 124 Gasbrandfällen Heidlers hatten 23 eine Gefäßverletzung. C. Franz berechnet das Vorkommen der primären Gefäßverletzungen bei der Gasinfektion bei 132 Fällen mit 27%. Marwedel hat die schädliche Wirkung der Unterbindung der Axillargefäße und der A. poplitea in dieser Beziehung ebenfalls kennen gelernt. v. Gaza und Fründ berichten das Zusammentreffen des Gasbrandes mit der Durchschießung der Kniekehlenschlagader je zweimal. Auch nach mißglückten Gefäßnähten im Felde sind die Gasbranderuptionen nicht selten erwähnt.

Die Prädisposition für die Entstehung des Gasbrandes, die die Ausschaltung eines großen Gefäßbezirkes durch Verletzung oder Unterbindung schafft, ist also zweifellos vorhanden; es könnten nur Meinungsverschiedenheiten darüber aufkommen, ob man hier vom echten Gasbrand sprechen kann. Eug. Fraenkel verneint dies und hält die Gasbildung, bei Schußverletzungen der Gefäße für eine sekundäre, durch die arterielle Thrombose der Gefäße bedingte Erscheinung, bei der die anaeroben Keime nur als Saprophyten im toten Gewebe auftreten; der echte Gasbrand aber ist nach demselben Autor eine das Absterben der Weichteile koordinierte Erscheinung ohne Gefäßschädigung. In dieser Stellungnahme hat Eug. Fraenkel, der darin von Heidler unterstützt wird, theoretisch zweifellos recht, praktisch aber ist der äußere Endeffekt bei beiden Prozessen derselbe, auch die Erreger sind die gleichen; der Unterschied ist nur der, daß bei dem echten Gasbrand ohne Gefäßverletzung die Schwere und Massigkeit der Infektion allein den Brand erzeugt, während im anderen Falle, bei der Gefäßverletzung, die Beschränkung in der Blutversorgung eine für die Anaeroben günstige Konstitution schafft, die Häßner treffend einer Aktivierung gleichsetzt, so daß auch weniger virulente Keime oder solche mehr saprophytischen Charakters hier aufkommen und zerstörend auftreten können. Diese Unterschiede sind aber nicht durchgreifend, denn wir sahen, daß zur Entfaltung der Gasinfektion stets zwei Momente zusammenkommen müssen, nämlich die Verunreinigung der Wunde mit Gasbazillen und eine starke Schädibung des Gewebes mit Abschluß von der Zirkulation. (Siehe Kap. XI.) Diese geiden Momente ergänzen sich bei der angehenden Gasbrandinfektion gegenseitig; ist eins schwächer, so ist das andere stärker. Es liegen bei dem sich nach Gefäßverletzungen entwickelnden Gasbrand dieselben Verhältnisse vor, wie in der wegen bedrohlicher Blutung abgeschnürten Extremität, in denen der Gasbrand, wie die Mitteilungen der Feldärzte lehren, ungewöhnlich schnell und hochgradig zur Ausbildung kommen kann, so daß die Glieder sich wie Luftkissen anfühlen und beim Beklopfen dröhnen wie eine Trommel (siehe Bruns' Beitr. Bd. 103, S. 427, Fall 15, 1916). So sind die Übergänge in den beiden besprochenen Prozessen, nämlich in Gasbrandfällen mit und ohne Gefäßverletzung, fließend und diese Prozesse daher einheitlich zu betrachten, praktisch nicht zu trennen und gleich zu behandeln.

8. Der Schmerz.

Obwohl dem Gasbrandinfekt stets die klassischen Zeichen der Entzündung abgehen, so gehört der Wundschmerz doch zu seinen regelmäßigen Begleitern. Kümmell, A. Bier, C. Franz, Fründ, Pfanner, Ritter, Hagemann, Duhamel, Sackur, Strauß, Jüngling und viele andere heben dies besonders hervor und machen auf die große spontane Schmerzhaftigkeit der gasbrandinfizierten Wunden aufmerksam. Die Patienten finden keinen Schlaf und klagen über zu engen Verband. Nach C. Franz, Pfanner und Jüngling zeigt der plötzlich auftretende Schmerz distal der Wunde, oft verbunden mit Parästhesien, bei vorher schmerzfreien Patienten sogar direkt den Eintritt des Gasbrandes an und zwingt den Arzt zur Revision der Wunde. Dieses Stadium dauert aber nicht lange und geht dann mit dem Aufhören der Schmerzen und der erlahmenden Beweglichkeit der Muskeln über in den schnell fortschreitenden emphysematösen Brand.

Dieser Schmerz bei der Gasbrandinfektion, vor allem der bei dem Beginne des Brandes auftretende, stellt eine Analogie dar zu den verschiedenen Formen der sonst bekannten Spontangangrän und ist eine bekannte Begleiterscheinung jedes langsamen Gewebstodes.

B. Die allgemeinen Erscheinungen des Gasbrandes.

1. Die Gasbrandgifte.

Die den Gasbrand begleitenden Allgemeinerscheinungen entsprechen ganz dem klinischen Bilde einer schweren Vergiftung. Diese Gasbrandgifte werden in den Gasbrandherden gebildet und sind teils bakteriogener, teils histogener Herkunft.

Bezüglich der ersteren verhalten sich die beim Gasbrand in Betracht kommenden Anaeroben offenbar verschieden. Während F. Klose echte Toxine bei dem Fraenkelschen Gasbazillus und im Einklang mit Ernst Fränkel, Frankenthal, Koenigsfeld bei den Aschoffschen Gasödembazillen gefunden zu haben glaubt, haben R. Pfeiffer und Bessau diese Fraenkeltoxine sehr skeptisch betrachtet (siehe Kap. III, A, 1, c.) und F. Silberstein, Ficker und Ernst Fränkel ganz geleugnet. Passini hält die beim Wachstum des Fraenkelschen Gasphlegmonebazillus entstehenden Gifte auch nicht für echte Toxine, sondern für Abbauprodukte aus dem Nährmedium. Die Existenz von echten Fraenkeltoxinen ist also noch durchaus strittig.

Etwas ganz anderes ist es dagegen mit den Bazillen des malignen Ödems. Diesen sind tatsächlich echte Toxine von starker Wirkung eigen. Ficker gelang es, aus einem von R. Pfeiffer und Bessau isolierten und genau studierten Stamm des malignen Ödems ein echtes Toxin herzustellen, welches intravenös appliziert in der geringen Menge von 0,0002 g pro Gramm Körpergewicht bei Kaninchen schon letal wirkte und ein kräftiges Antitoxin erzeugte, das auch anderen Ödemstämmen gegenüber wirksam war. Da F. Silberstein unabhängig davon zu einem ähnlichen Resultat kam, so kann man hierin vielleicht die Grundlage erblicken für eine erfolgreiche Prophylaxe oder Therapie des malignen Ödems auf serologischer Grundlage, wovon später die Rede sein wird.

Einer eigenen, von vorstehendem abweichenden Anschauung über die bakteriogenen Gasbrandgifte gibt v. Wassermann Ausdruck. Nach ihm produzieren alle Gasbazillen ein gleiches Gift, ähnlich wie die verschiedenen Staphylokokkenstämme das gleiche Staphylolysin haben. Dieses durch Eintrocknen der Kulturen von Gasbazillen konstant zu erhaltende Gift gleicht wegen der Passage durch Filter den Toxinen, aber in der Verschiedenheit der Wirkung vom Blutwege, vom Peritoneum oder vom Subkutangewebe aus und bezüglich der Hitzebeständigkeit mehr den Endotoxinen. Gegen die echte Toxinnatur spricht auch der Umstand, daß man mit diesem Gift wohl ein Antitoxin herstellen kann, daß dieses aber nicht dem Gesetz der Multipla unterliegt. Es kann sich also hier offenbar nicht um ein echtes Toxin handeln, sondern nach v. Wassermanns Meinung vielleicht um ein durch den Abbau der Bakterienleiber entstandenes Gift.

Viele klinische Beobachtungen im Verein mit den Ergebnissen der bakteriologischen Forschung und den chemischen Untersuchungen am Krankenbette lassen auch auf ein bei den Gasbrandprozessen gebildetes bakteriogenes Blutgift schließen, das die Formelemente und den Farbstoff des Blutes angreift. Daß die Fraenkelschen Gasbazillen und Aschoffschen Gasödembazillen die roten Blutkörper auflösen, ergibt sich aus deren hämolysierender Wirkung im Reagenzglasversuch. Nach Kamén enthalten die Kulturen des Fraenkelbazillus aber auch noch ein die weißen Blutkörper zerstörendes Gift, ein Leukozidin. Außerdem wirken die Gasbrandgifte auf die Leukozyten negativ chemotaktisch ein. Dies folgte schon aus den Untersuchungen Bessons über die negative Chemotaxe bei Vibrion septique und aus Leclainches und Vallées ähnlichen Experimenten beim Rauschbrand und wurde noch direkt erwiesen von v. Wassermann und L. Michaelis, die in dem Wrightschen Opsoninversuch mit Gasödembazillen keine Phagozytose mehr bemerken konnten, wenn Gasbrandgifte zugesetzt wurden. Für das Fehlen der Entzündungserscheinungen und der Leukozytenemigration in den Gasbrandherd liefern diese Chemotaxisversuche die biologische Erklärung und sie beleuchten auch die von Gräfenberg und Sachs-Müke bei Verwundungen gefundene Abhängigkeit der Leukozytenkurve von den eitrigen Komplikationen, während die Anaerobierinfektion darauf ohne Einfluß war.

Den schädlichsten Einfluß üben diese Bazillengifte aber chemisch auf den Blutfarbstoff aus, indem sie das Hämoglobin aus den Blutkörperchen befreien, abbauen und in Methämoglobin verwandeln. Die Folge davon ist, daß der Blutfarbstoff oder dessen Abbauprodukte ins Blutserum übertreten und im Urin erscheinen. Nachdem Lenhartz bei Fraenkelsepsis das klinische Bild dieser durch dunkelblaue Verfärbung der Haut und hochgradigen Lufthunger ausgezeichneten Hämoglobinämie gezeichnet hatte, gelang es Schottmüller, im Reagenzglase bei der Züchtung des Fraenkelbazillus und klinisch im Blut bei puerperaler Fraenkelsepsis das Methämoglobinspektrum und im Urin Hämatin nachzuweisen.

Spätere Untersucher, als Hegler, Schumm, Bondy, Bingold, Weitz, Eug. Fraenkel u. a. haben diese durch den Fraenkelbazillus ausgelöste Hämoglobinämie und Hämoglobinurie bei infizierten Puerperalprozessen bestätigt und damit ebenso wie Lenhartz die klinisch bei diesen Patienten hervortretende bräunlich-zyanotische Hautfarbe, den Lufthunger, und die braunschwarze, lackfarbige Beschaffenheit des Urins erklärt.

Bei den Gasbrandprozessen des Krieges mit Fraenkelsepsis sind unseres Wissens derartige hochgradgie Blutzerstörungen bisher nicht angetroffen. Dies mag wohl darin seinen Grund haben, daß der schwangere Uterus viel umfangreicher an die Blut- und Lymphbahnen des Körpers angeschlossen ist, als eine vom Gasbrand ergriffene Extremität, in welcher zudem noch oft durch Stase oder Thrombose die Blutströmung und Resorption vermindert ist.

Allerdings hat sich Fründ im Felde von der Anwesenheit eines Blutgiftes bei den Gasbrandprozessen in einer sehr einfachen Weise überzeugt, indem er Blut im Reagenzglase mit Gasbrandmuskel stehen ließ; dann nahm dieses eine schwarzbraune Farbe an, die auch beim Schütteln nicht mehr rot wurde; gleichzeitig wurde es lackfarben.

Das Vorhandensein eines bakteriogenen Blutgiftes beim Gasbrand erscheint also außer Zweifel und kann als Unterlage dienen für einige auffallende

Erscheinungen dieser Krankheit. Für die gelblichen und bräunlichen Flecken der Haut nahmen wir früher schon die Hämolyse mit in Anspruch (siehe Kap. XV, A. 2); den bekannten schweren Ikterus der schnell tödlichen Gasbrandfälle werden wir als durch den rapiden Blutzerfall verursacht auffassen, und die charakteristische fahle Gesichtsfarbe des Gasbrandkranken auf die Bildung von Methämoglobin zurückführen dürfen. Vielleicht hat auch der große Lufthunger des Gasbrandkranken hierin mit seinen Grund, eine Annahme, die, wie bereits bemerkt, Lenhartz, Bondy und Weitz u. a. bei ihren puerperalen Fraenkelinfektionen machten. Wir werden indeß für den Lufthunger noch eine andere Ursache kennen lernen. —

Die histogenen Gifte der Gasbazillen sind noch wenig erforscht. Sauerbruch sieht sie als das Produkt der Autolyse des Muskelgewebes an. Daß dieses im autolytischen Zerfallsprozeß tatsächlich wie ein Gift wirkt, geht aus F. Landois' Tierversuchen hervor: Wenn dieser Autor nämlich einem Kaninchen aseptisch ein hinreichend großes Muskelstück exzidierte und dieses sofort wieder an Ort und Stelle einnähte, so ging das Tier ohne Eiterung zugrunde und ohne daß die Sektion etwas anderes, als Muskelnekrose aufdeckte. Demnach scheint der aseptische Auflösungsvorgang des exzidierten Muskels fermentative Gifte freizumachen, die, in Zirkulation geschickt, den Tod herbeiführen. Ähnlich könnten die Verhältnisse auch beim Gasbrand liegen, da auch hier die Gasbazillen ohne Eiterung das Muskelgewebe in feinste Elemente zerlegen und schließlich ganz auflösen (siehe Kap. VII).

In ähnlichem Sinne sprechen sich auch Conradi und Bieling aus und mit ihnen Bingold. Diese Autoren denken sich den histogenen Vergiftungsvorgang beim Gasbrand etwa folgendermaßen: Während aus den Kohlehydraten der Muskeln durch den Lebensprozeß der Gasbazillen Gas entsteht, wird das Muskeleiweiß durch ihr peptonisierendes Ferment rapide verdaut. Hierbei entwickeln sich als Abbauprodukte Toxalbumine, die körperfremdes Eiweiß darstellen, das, dem Organismus parenteral zugeführt, Intoxikation erzeugt. Diese Vergiftung ist also nach den genannten Autoren eine Überempfindlichkeitsreaktion gegenüber dem Muskeleiweißzerfall, und die den Gasbrand begleitenden kollapsartigen Erscheinungen sind als die Symptome des anaphylaktischen Schocks aufzufassen. Es gelang diesen Autoren auch, aus den nekrotischen Muskeln gasbrandinfizierter Kaninchen ein Gift darzustellen, das diese Tiere unter Krämpfen tötete. Sauerstoffeinblasung machte das Gift unwirksam, Wasserstoffdurchströmung wieder aktiv. Es handelte sich also um ein reversibles Reduktionsgift.

Neben den Eiweißgiften sind auch die durch die Gasbazillen sowohl in künstlichen Nährböden (Hitschmann und Lindenthal) als auch im kranken Organismus abgespaltenen giftigen Säuren, die Kohlensäure, die Milchsäure, die Buttersäure, die Propionsäure, die Bernsteinsäure u. a. nicht zu vergessen. Das Vorhandensein dieser Säuren im Gasbrandherd und manche Ähnlichkeiten, die der Gasbrandige mit dem schweren Diabetiker im Koma gemein hat, vorzugsweise die Kußmaulsche große Atmung, und der bei Moribunden wahrgenommene Azetongeruch haben bei Pribram und Denk, entsprechend den grundlegenden experimentellen Arbeiten der Naunynschen Schule über die Reizung des Atmungszentrums durch Säuren, die Annahme gefestigt, daß der Gasbrandprozeß einer Säurevergiftung gleich zu achten ist.

2. Die Allgemeinsymptome.

Bei den schweren Formen des Gasbrandes ist das Allgemeinbefinden stark gestört, so daß die Patienten schnell kollabieren. Dieser Kollaps kann mit dem fortschreitenden Gasbrandprozesse sehr schnell einsetzen, so daß C. Franz nicht mit Unrecht von einem Umschlag des Allgemeinbefindens spricht.

Das Gesicht hat eine fahle Blässe, die, wie erwähnt, wahrscheinlich eine Folge der beschriebenen Blutveränderung ist, die Zunge ist auch in den schweren Fällen feucht und zeigt damit einen wichtigen Gegensatz zu den mit Entzündungserscheinungen einhergehenden Eiterphlegmonen, die der Zunge, wie bekannt, eine trockene oder belegte Oberfläche geben.

Der Puls eilt gewaltig voraus, noch mehr wie bei den schweren septischen Eiterungen. Pulse von 140—160 sind bei schwerer Infektion an der Tagesordnung.

Der Blutdruck sinkt rapide, so daß man den Anschlag der Pulswelle mehr und mehr verschwinden fühlt. Die zyanotischen Lippen kontrastieren mit der fahlen Blässe des Antlitzes.

Neben dieser schnellen Blutdrucksenkung mit dem erlöschenden Puls erfährt die Atmung die sinnfälligste Veränderung. Sie wird ungewöhnlich tief und langgezogen und, wie erwähnt, dem Kußmaulschen Typus folgend, gleich der Respiratio magna im Coma diabeticum. Der Gasbrandige verwendet daher alle Kraft und sämtliche Hilfsmuskeln zu seinem Atemgeschäft, die Schultern wogen auf und ab, der Patient ist kurzluftig und stößt bei Fragen nur einige Worte heraus. Diese schwere Atemstörung kann nur auf einer zentralen Reizung des Atmungszentrums beruhen, die vielleicht durch die Resorption der im Gasbrandherd erzeugten oben erwähnten Säuren bewirkt wird. Ob, wie Pribram annimmt, die ins Blut geratenen Gasbazillen auch hier Kohlensäure freimachen und dadurch das Atmungszentrum direkt erregen, ist zweifelhaft. Dagegen ist nicht von der Hand zu weisen, daß entsprechend der oben geäußerten Ansicht vieler Autoren die manchen Gasbranderregern, z. B. dem Fraenkelbazillus, zukommende Eigenschaft, das Hämoglobin in Methämoglobin überzuführen, indirekt erregend auf das Atmungszentrum einwirken kann.

Die Temperatur ist nicht in charakteristischer Weise verändert. Im Gegenteil, in den schweren, schnell fortschreitenden Fällen ist sie gewöhnlich ganz normal oder sogar unter der Norm, so daß man von Kollapstemperatur sprechen und darin eine Analogie zu den einschlägigen Tierversuchen F. Kloses über das Gasbrandgift finden kann. Bei langsamerer Entwicklung des Gasbrandes schnellt die Temperatur oft bis zu 40° herauf.

Von übler Vorbedeutung ist heftiger Ikterus. Da dieser eine durch die Gasbrandgifte ausgelöste Hämolyseerscheinung ist, so zeigt er den massenhaften Übertritt von Anaeroben ins Blut, die Anaerobensepsis, an: derselbe lokale hämolytische Prozeß, der durch Auflösung des ausgetretenen Blutes die gelblichen Flecken auf die Haut projiziert, dehnt sich dann auf das gesamte Blut des Gefäßsystems aus und erzeugt den allgemeinen Ikterus. Wir möchten daher die gegenteilige Ansicht Pribrams, der den Ikterus auf lokale gasbrandige Prozesse in der Leber zurückführt, die sich unter dem Einflusse der Anaeroben abspielen, nicht aufrecht erhalten, denn anatomische Veränderungen in der Leber treten nach dem früher Mitgeteilten immer erst nach dem Tode auf.

Mit dem Ikterus verbindet sich bei schwerer Infektion Erbrechen und Singultus. Wolfsohn hat auch eine Erschwerung der Schluckbewegungen bemerkt.

Uns ist öfters der enorme Schweißausbruch der Gasbrandkranken aufgefallen; die Patienten sind in Schweiß gebadet, die Kissen und Decken triefen davon. In dieser Beobachtung finden wir uns in Übereinstimmung mit Thies, Heidler, P. Albrecht, Weitz, Wolfsohn und mit den Experimenten F. Kloses, der den starken Schweißausbruch der Pferde, denen er Gasbrandgift einverleibte, hervorhebt.

Mit der schon erwähnten Hämolyse und Überführung des Hämoglobins in Methämoglobin macht sich auch eine Veränderung des morphologischen Blutbildes bei Gasbrand geltend. Alefeld, Lehndorf und Stiefler bemerkten bei Gasbrandkranken die Verminderung des Hämoglobins und der Erythrozyten als Zeichen der Anämie, die rasch und hochgradig das rote Blutbild verändert und mit Anisozytose (Makro- und Mikrozyten) und Polychromasie der Makrozyten einhergeht. Auch das weiße Blutbild wird geändert: Eosinophile und Lymphozyten werden vermindert, die Neutrophilen können prozentual etwas vermehrt sein, keinesfalls jedoch in höherem Grade; gerade dem Ausbleiben einer höhergradigen prozentuellen Vermehrung dieser Leukozytenform legen Lehndorf und Stiefler eine für Gasbrand charakteristische Bedeutung bei, die sich gut vereint mit der oben besprochenen zerstörenden Wirkung der Gasbrandgifte auf die Leukozyten (Kap. XV. B. 1). Bingold bestätigt die Abnahme der Lymphozyten bei Gasbranderkrankungen und fügt noch das Auftreten von Myelozyten und unreifen Formen hinzu. Diese Blutveränderungen bleiben noch lange in der Rekonvaleszenz bestehen, was auch Hancken hervorhebt, indem er in diesem Stadium bei den noch anämischen Patienten regelmäßig Poikilozyten, Polychromasie der Blutkörper und Megalozyten im Blute vorfand.

Pribram glaubt bei schwerer Gasbrandinfektion auch eine stärkere Gerinnungsfähigkeit des Blutes gefunden zu haben und sieht hierin die bedeutungsvolle Fähigkeit der Anaeroben, den Sauerstoff von sich abzuhalten und dadurch ihr Eindringen in die Blutbahn zu erleichtern.

Im Urin haben einige Untersucher (Marwedel und Duhamel) Eiweiß und granulierte Zylinder, selten Hämaturie, gefunden. Hancken konstatierte Diazzoreaktion desselben. Der gelegentlich bei Gasbrand vorkommenden Diarrhöen tun Payr und Derganz Erwähnung. —

Die obengenannten schweren Symptome verlaufen nach unseren eigenen und den Erfahrungen vieler Feldärzte meist bei völlig klarem Bewußtsein. Dieser Umstand verleiht dem Bilde des schweren Gasbrandes etwas eigenartiges und stempelt das ganze Krankheitsbild als etwas besonderes. Am ehesten möchten wir es der äußeren Erscheinung nach in Erinnerung eines Falles von bedrohlichen Kreuzotterbiß an der Oder bei einem völlig orientierten Kinde mit schwerstem Kollaps, versagendem Pulse, tiefen Inspirationen und Erbrechen blutiger Massen (Hämolyse an den Magenvenen) mit einer Schlangenvergiftung oder dem tiefen Kollaps bei der Pankreasnekrose vergleichen. Aus dem Felde wird öfters berichtet, daß die Patienten oft euphorisch sind und in dieser Hinsicht das Schicksal der an tödlicher Peritonitis Darniederliegenden teilen. Wir haben Euphorie nur selten gesehen, aber aus den Fragen der

Gasbrandigen den Eindruck gewonnen, daß sie meist sehr gut über ihren Zustand orientiert waren. Unruhe und deliröse Zustände, die Pfanner, Marquardt und Jüngling vorkamen, gehören entschieden nicht zu der Regel, sondern dies sind Zeichen, die dem septischen Symptomenkomplex bei der pyogenen Infektion eignen, wo Muskelunruhe und Delirien das Krankheitsbild beherrschen.

Der Gasbrandige fühlt den herannahenden Tod in dumpfem Brüten; während die Herzkraft erlischt und die Atmung noch bis zuletzt heftig und groß alle Reservemuskeln in Aktion treten läßt, erlöscht der Lebensfunke kampflos und lautlos. Dieser Tod ist in weitaus den meisten Fällen ein Herztod, was Beitzke und C. Franz richtig betonen. Nur ein einziges Mal erlebten wir bei einem echten Gasbrand eines Beines eine ausgesprochene primäre Atemlähmung, so daß das Herz noch minutenlang nach bereits stillstehender Atmung kräftig fortschlug und durch künstliche Atembewegungen an dem Stillstand für einige Zeit verhindert werden konnte. —

Der Überblick über die Allgemeinsymptome des Gasbrandes rechtfertigt dessen Einreihung unter die Intoxikationen. Der schwere Allgemeinzustand, die versagende Herztätigkeit und das Verhalten der Temperatur entsprechen dem Kollaps bei schweren Vergiftungen; der Ikterus und die fahle Blässe des Antlitzes leiten sich aus der Blutzersetzung, der Hämolyse und Methämoglobinämie her; die große Atmung, das Schluchzen und Erbrechen, das starke Sinken des Blutdruckes, die niedrige Temperatur, der starke Schweißausbruch können unschwer als Medullasymptome aufgefaßt werden, nämlich als eine direkte Einwirkung auf das medullare Atmungszentrum, Brechzentrum, Gefäßzentrum, Wärmeregulationszentrum und das noch etwas hypothetische medulläre Schweißzentrum. Demnach wählen die in den Gasbrandprozessen tätigen Gifte, mögen sie nun bakteriogener oder histogener Natur sein, hauptsächlich als Angriffspunkt die vegetativen Zentren des Kopfmarks und die Herzzentren. Dagegen können wir aus dem klaren Bewußtsein der Gasbrandkranken folgern, daß das Gasbrandgift im allgemeinen nicht auf das Großhirn einwirkt; die von einigen Autoren, Anders, Flörcken und Hueck studierten, aber von anderer Seite nicht bestätigten, anatomischen Befunde am Gehirn bei Gasbrand können diese auf klinische Beobachtung gestützte Annahme nicht abschwächen.

C. Lokale Gasphlegmone, fortschreitender Gasbrand, Anaerobensepsis.

Die oben aufgestellten drei Formen des Gasbrandes (siehe Kap. XIV), die lokale Gasphlegmone, der progrediente Gasbrand und die Anaerobensepsis, lassen, wie schon gesagt, nur eine graduelle, nicht eine prinzipielle Unterscheidung zu.

Der lokalen Gasphlegmone fehlt die schnelle und unaufhörliche Progredienz. Sie spielt sich also in umgrenzten Körpergegenden oder in beschränkten Muskelgruppen oder in der Umgebung eines Schußkanals mit Beteiligung der Haut und Unterhaut ab; so verläuft sie beispielsweise in einem umschriebenen Bezirk der Wadenmuskulatur, oder nur an den Vorderarmmuskeln oder in einem Teil der Adduktoren oder der ganzen Länge nach in einem anderen Muskel oder an anderen räumlich begrenzten Stellen des Körpers. Von den schweren Allgemeinsymptomen fehlt vor allem der schwere Kollaps mit der darniederliegenden Herzkraft und der großen Atmung. Ödem und Gasbildung sind dagegen vorhanden, ebenso der Wundgeruch und der Schmerz. Die Haut ist gelblich oder bräunlich, die Unterhaut meist stark ödematös. Da der Körper noch nicht geschwächt ist, so verfügt er bei dem lokalen Gasbrandprozeß über starke Reaktionskraft, deshalb besteht meist Fieber und nach Eintritt des lokalen Brandes eine starke demarkierende Reaktion, die sich deutlich der lederartig abgestorbenen Haut anschließt. Leichter Ikterus der Konjunktiven ist nicht selten. Das Gesicht ist meist nicht blaß, sondern gerötet.

Die fortschreitende Gasphlegmone charakterisiert vor allem die schnelle Progredienz. So findet man Gasknistern oft schon einige Stunden nach der Verletzung entfernt von der Wunde. Gas und Ödem schreiten unaufhaltsam fort und gehen bald auf den ganzen Körperteil und den Rumpf über. Ganze Hautbezirke sterben schnell unter blauer oder violetter Verfärbung ab. Die Gangrän des ganzen Gliedabschnittes folgt dann schnell. (Abb. 35—37.) Diese kann aber auch ganz fehlen, obwohl Gasknistern die ganze Extremität erfüllt und schwere Allgemeinzeichen vorherrschen. Dies sind folgende: Fahles Antlitz, schnelles Sinken des Blutdrucks, erlahmende Herztätigkeit, Vertiefung der Atemzüge, tiefe Temperatur und oft Ikterus. Wenn nicht operativ eingegriffen wird, geht diese schwere progrediente Form des Gasbrandes in das folgende Bild der Anaerobensepsis über.

Die Anaerobensepsis entsteht durch den Übertritt der Anaeroben ins Blut und wird ganz von den Allgemeinerscheinungen beherrscht. Die intensive und tiefe Atmung, das vollständige Sinken des Blutdruckes und Erlahmen der Herzkraft, so daß der Puls an der Speiche nicht mehr zu tasten ist, und das klare Bewußtsein charakterisieren das Krankheitsbild. Mit dieser das terminale Stadium des Gasbrandes kennzeichnenden Symptomentrias verbindet sich oft ein intensiver allgemeiner Ikterus und Erbrechen, aber kein Schmerz. Der Infektionsprozeß an den Muskeln erreicht dabei schnell eine große Ausdehnung, so daß eine ganze Extremität bläuliche Marmorierung erhält, oder aber der Übertritt der Anaeroben ins Blut geht so schnell und mit einer so geringen örtlichen Veränderung vor sich, daß der befallene Körperteil außer einer geringen ödematösen Verschwellung und Gasansammlung äußerlich nichts besonderes darbietet.

Es wurde bereits erwähnt (siehe Kap. XV. B. 2), daß die Anaerobensepsis nach Pribram dadurch entsteht, daß diese Keime die Gerinnungsfähigkeit des Blutes erhöhen und dadurch die Gefäße zur Thrombose bringen. So halten sie nach dem Autor den Sauerstoff von sich ab und können sich in den Thromben ansiedeln und anreichern, bis sie massenhaft ins Blut einbrechen und damit das schwere Bild der Anaerobensepsis zeitigen (siehe auch Kap. XV. A. 6).

XVI. Die Metastasenbildung bei Gasbrand.

Durch die Arbeiten Eug. Fraenkels, Schottmüllers, Bingolds, Bondys u. a. war bekannt, daß der Fraenkelsche Gasbazillus bei septischen Aborten nicht selten aus dem Blute gezüchtet werden kann. Dies erscheint auf den ersten Blick etwas überraschend, da dieser Mikrobe den Sauerstoff scheut. Offenbar wird er auch hierdurch in vielen Fällen, wo er ins Blut gelangte und daraus isoliert werden konnte, bald abgetötet, so daß der Verlauf der Krankheit ein ganz reaktionsloser ist, wie es oft berichtet wird (Bingold). Bei massenhafterem Eindringen der Anaeroben ins Blut gewinnen aber diese Keime, vielleicht unterstützt durch thrombotische Prozesse, doch die Überhand, indem die Reaktionskraft des Blutes schließlich erlahmt und im schwersten Falle die tödliche Anaerobensepsis, in milderen Fällen die Metastasenbildung resultiert. Auf diese Weise kann also auf dem Blutwege der Anaerobe metastatisch an einer anderen Körpergegend angesiedelt werden und hier neuen Gasbrand erzeugen. Dieser Blutweg ist immer dann anzunehmen, wenn die Metastase über entfernte Körperstrecken und entgegen dem Lymphstrom, also in peripherer Richtung, erfogt, z. B. von der unteren nach der oberen Extremität, oder von einer Extremität auf die gegenüberliegende, oder von der Hüfte zum Fuß, von der Brust zum Vorderarm.

Von Schönbauer und Vogel wurde der bakteriologische Beweis erbracht, daß die metastasierenden Anaeroben dem Blutweg gefolgt waren. Der erstere konnte die von einem zum anderen Fuß wandernden Anaeroben aus der Vena cubiti als Ödembazillen, der zweite bei der Glutäalmetastase einer anaerob infizierten Hüftwunde aus derselben Vene einen Bazillus nachweisen, der dem von Conradi und Bieling nahestand.

Ein zweiter viel bequemerer Weg für die Anaerobenmetastase ist die Lymphe, denn diese ist sauerstoffrei. Auf diesem Wege verbreitet sich daher auch der Anaerobe am meisten. Dies lehren einwandsfrei die mikroskopischen Schnitte durch infizierte Muskeln, deren interfibrilläres Gewebe und bindegewebigen Scheiden und Interstitien von Bazillenschwärmen wimmeln. Bei Metastasen über geringere Körperausdehnungen ist der Lymphweg wahrscheinlich, z. B. bei der Metastase eines Gasbrandprozesses vom Bein auf das Gesäß.

Im ganzen sind Metastasenbildungen beim Gasbrand nicht so häufig. Bis jetzt sind etwa 20 Fälle bekannt, eine Zahl, die bei dem häufigen Vorkommen des Gasbrandes als gering anzuschlagen ist. Dies hat seinen Grund darin, daß Metastasenbildungen stets ein starkes Unterliegen des Körpers gegen die Gasbrandinfektion bedeuten, so daß der Kranke der Gasbrandinfektion meist schon eher erliegt, als die Metastasen sich ausbilden können. Auch in der Metastase sucht der Gasbrandbazillus die Muskeln auf. Weder in der Leber, noch im Gehirn, noch in anderen Organen sind Gasbrandmetastasen beschrieben worden, sondern vorzugsweise in den Muskeln. Nur einmal hat Payr an der Haut das nach einem Gasbrand des Unterschenkels an vielen gequetschten Stellen auftretende Gasknistern als eine hämatogene Aussaat der Gasbrandbazillen bezeichnet. Meistenteils siedeln sich diese metastasierenden Keime an Stellen an, die durch Quetschung oder langes Aufliegen des Körpers oder durch eine subkutane Infusion der normalen Bluternährung beraubt waren. So sind die von Kausch, Kreglinger, Sackur und Ranzi beobachteten Gasbrandlokalisationen nach subkutaner Kochsalzinfusion zu beurteilen, und bei Hanasiewicz die Gasbrandmetastase in dem zur Autotransfusion benutzten Bein, so auch die von uns und vielen Feldärzten gesehenen Metastasen in der Glutäalgegend bei Gasbrand des Beines, die die Glutäen in brotlaibartig dicke Kissen verwandelt (Rupp, Heidler, C. Franz, Vogel, Vogt, Hancken Bingold, Miller, Kehl), ferner die Metastasen in den durch das Aufliegen anämisierten Schulterblattgegenden (C. Franz, v. Gaza) oder in gequetschten Gliedmaßen (Ranft, Hancken). Also auch in der Metastase haftet der anaerobe Bazillus gerade an den Stellen, die in ihrer Lebensenergie durch Schädigung der Zirkulation herabgesetzt sind. Die Metastasenbildung beim Gasbrand ist demnach ein treues Spiegelbild der primären Infektion: die Keime haften an dem geschädigten Muskel und finden da ihr Fortkommen. Bei sehr massiver Gasbazilleninfektion können auch unverletzte Körperteile von Metastasen aufgesucht werden. So metastasierte bei Kausch, Conradi und Bieling, Schönbauer, Hanasiewicz, Siegert (Kleinknecht) der Prozeß zum anderseitigen unverletzten Fuß und bei einem ungewöhnlich schweren Gasbrande Marquardts von einem Bein zu den beiden Extremitäten der anderen Seite und bei C. Franz von einer Verletzung der A. pulmonalis zum rechten unverletzten Vorderarm.

XVII. Die Diagnose des Gasbrandes.

Die Diagnose des Gasbrandes überhaupt ist in den schweren Fällen leicht an der Hand der aufgestellten Symptome zu machen. Die Anaerobensepsis ist durch die große Atmung, den tiefen Kollaps und erlöschenden Puls im Kontrast mit der klaren Geistestätigkeit nicht zu verkennen. Die progrediente Gasphlegmone hat so sehr die klassischen Lokalzeichen des Gasbrandes, das Emphysem und Ödem, den Wundgeruch, die Fleckung der Haut, die gangränöse Umwandlung des Muskelgewebes, die fahle Blässe des Antlitzes mit dem schlechten Allgemeinzustand an sich, daß auch diese Diagnose kaum auf Schwierigkeiten stößt. Schwierigkeiten bereiten nur die leichten und beginnenden Gasphlegmonen. Hier ist der Nachweis von Gas von der größten Bedeutung. Der Feldarzt soll also stets an alle verdächtigen Wunden mit der Perkussion herantreten; am besten geschieht dies, wie früher erwähnt, mit der stimmgabelartig geschwungenen Pinzette. (Abb. 38.) Gibt diese einen hohlen Ton, und kann man die Resonanz der buchtigen Wundhöhle oder der von der Unterlage abgehobenen Haut oder eine andere Luftansammlung ausschließen, so ist damit der Beweis der gasigen Muskelzersetzung erbracht. Die Perkussion der verdächtigen Wunden führt uns also auf den richtigen Weg und mahnt uns, den Fall genau zu überwachen und jedenfalls am nächsten Tage, bei zunehmenden Pulsen noch früher, nach etwa sechs Stunden, zu revidieren. Finden wir dann den Schachtelton mehr ausgebreitet und gelbliche oder gräuliche Flecken, die sich vergrößern, oder eine bläuliche Marmorierung der Haut und eine auffallende Verschlechterung des Allgemeinbefindens, so ist die Gasphlegmone sicher und sofortiges chirurgisches Handeln am Platz.

Ein weiteres wichtiges diagnostisches Zeichen, das den beginnenden Brand ankündigt, ist der Schmerz. Plötzlich eintretender Schmerz einige Stunden oder Tage nach Verwundung ist also ein Warnungssignal.

Im Zweifelfalle macht man bei Verdacht auf Gasphlegmone lieber eine Inzision. Findet man gasbranderkrankten Muskel, so ist man der Diagnose sicher und kann frühzeitig eingreifen.

Die von Heyrowsky geforderte bakterioskopische Untersuchung des Wundsekrets ist aber für die Frühdiagnose fast wertlos, denn einmal sind Gasbrandkeime fast in allen Kriegswunden und zweitens läßt sich dieses Hilfsmittel praktisch meist nicht durchführen, denn der gehäufte Gasbrand fällt fast immer in die Zeit der größeren Kampfhandlungen, wo die ärztliche Arbeit kaum zu bewältigen ist. Will man auf die bakterioskopische Feststellung von Gasbazillen nicht verzichten, so muß man entsprechend dem Vorgange von Ricker und Wolfsohn entfernt der Wunde exzidierte Muskelstücke untersuchen; hier bedeutet das Auffinden von Anaeroben, daß diese sich im Wundfleisch vermehren und vordringen und daß die Gasbrandinfektion im Gange ist.

Mit dem schweren Kollaps bei der Peritonitis ist der Gasbrandkollaps kaum zu verwechseln. Der Peritonitiker hat eine stöhnende Atmung, ruckweise, weil sie ihm Schmerzen bereitet, bei dem Gasbrandigen sind die vertieften und langgezogenen Atembewegungen an sich aber vollständig frei. Der

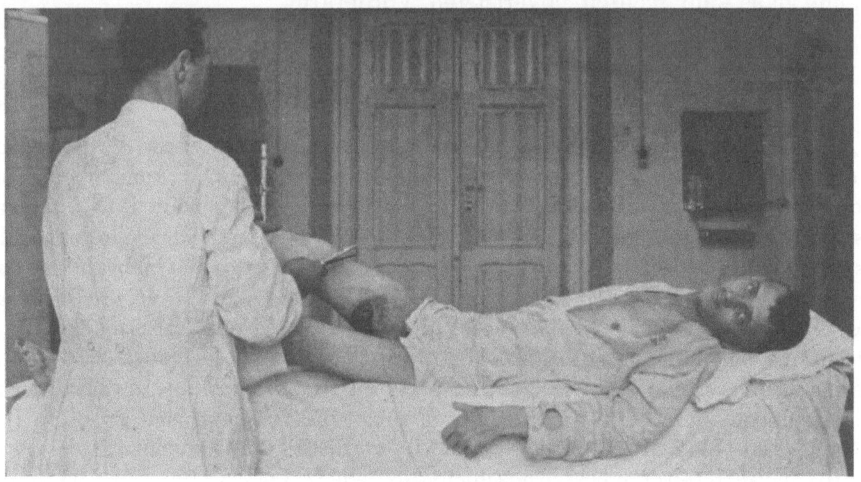

Abb. 38. Perkussion mit der stimmgabelartig geschwungenen Pinzette zum Nachweis des Gases.

Peritonitiker hält seinen Rumpf krampfhaft ruhig und wirft unter Klagen den Kopf hin und her; der Gasbrandkranke klagt im allgemeinen nicht und spricht vernünftig.

Schwere Streptokokken-Phlegmonen können auch Gangrän einer Extremität verursachen. Diese dem Gasbrand äußerlich ähnlich aussehende Streptokokkengangrän gibt aber wegen der fehlenden Gasbildung keinen Trommelschall (Abb. 39).

Mit der Differentialdiagnose des Gasbrandes gegenüber der gashaltigen Phlegmone werden wir uns bei dieser beschäftigen.

XVIII. Die Therapie des Gasbrandes.

A. Rein chirurgische Behandlung.

Bei den leichteren und mittelschweren lokalen Gasphlegmonen ist die Schaffung guter Wundverhältnisse und ausgiebige Inzision das geeignete Mittel, um die Heilung einzuleiten. Die erstere besteht in der Exzision des

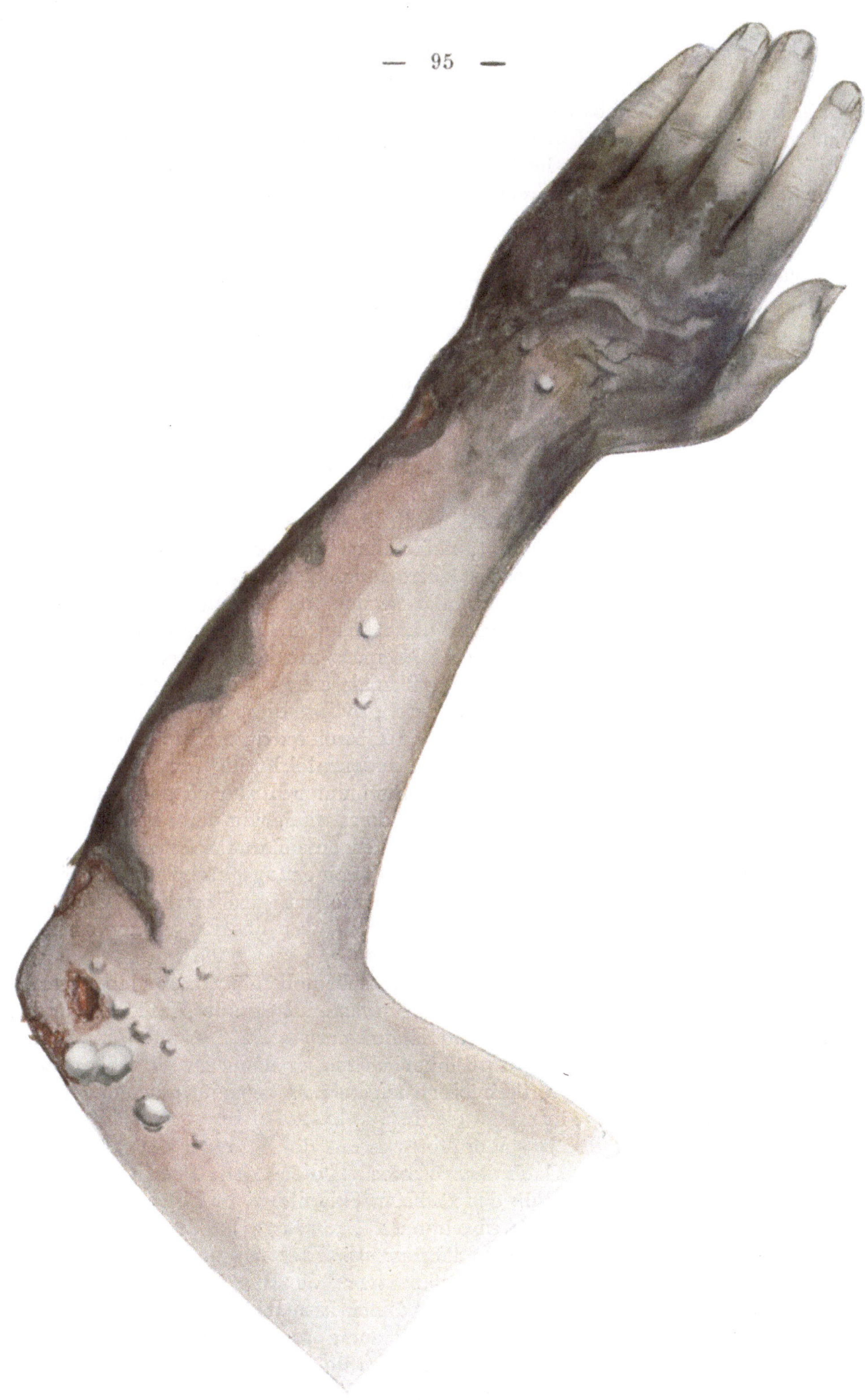

Abb. 39. Zur Differentialdiagnose des Gasbrandes: Schwere Streptokokkenphlegmone des Armes mit Ausgang in Gangrän nach Holzsplitterverletzung am Daumen. Amputatio humeri. Heilung.

zertrümmerten und gasbrandinfizierten Wundfleisches, einer Methode, die Friedrich auf Grund bakteriologischer Experimente für die pyogene Infektion vor vielen Jahren in die Chirurgie einführte und die sich in diesem Kriege bewährte. Diese Friedrichsche Exzision muß bis in gesund aussehenden, reichlich blutenden Muskel unter Freilegung aller Wundtaschen (Garrè) durchgeführt werden. Dann folgt lockere Tamponade, Drainage und Schienung. Wenn die Gasinfektion bereits über den Zertrümmerungsherd im Muskel hinausgegangen ist, was man an dem sulzigen Ödem der Muskelinterstitien und Gefäßscheiden und an den bräunlichen Flecken und Gasansammlungen unter der Haut erkennt, so sind der Exzision ausgiebige Inzisionen durch die Muskelinterstitien (Hagemann) und entlang den Gefäßscheiden (Jüngling) und in die Haut hinzuzufügen. Diese letzteren macht man mit E. Payr und Kausch, um das allzu große Klaffen und Auseinanderfallen der Haut zu vermeiden, in Gestalt vieler kleiner Einschnitte, die so weit proximalwärts und distalwärts angelegt werden, bis man in blutendes Gewebe kommt. Unter dieser Behandlung heilen die leichten und mittelschweren lokalen Gasbrandinfekte, fälschlich als „epifasziale" Gasphlegmonen bezeichnet, meist ohne Zwischenfall aus.

Wenn jedoch das Leiden eine stärkere Progredienz hat, so muß die Freilegung der erkrankten Muskeln radikaler werden. Statt der im allgemeinen üblichen Längsinzisionen wendet man dann mit Feßler und Fründ lieber quere Spaltungen an, die eine breite Aufklappung mit genauerer Besichtigung der Muskelmassen gestatten. Da die Schußkanäle sehr oft quer oder schräg zu dem Muskelzylinder der Gliedmaßen verlaufen, so liegt diese quere Aufklappung der zertrümmerten Muskelbäuche nahe und gibt einen guten Einblick in den zerfleischten Schußkanal, von dem aus man dann leicht die Exzision bis ins Gesunde vollenden kann. Im Falle, daß ein bestimmter Muskel oder eine Muskelgruppe im ganzen gasbrandig erkrankt gefunden wird, wie wir es als typisch bei der Ausbreitung der Gasbrandinfektion kennen gelernt haben, wird nach Fründ am besten das ganze Muskelgebiet, wie in einem anatomischen Präparat, herausgenommen, ein Verfahren, das auch Garrè gut geheißen hat. Cernič ist darin sogar bis zur Skelettierung vorgegangen, was uns kaum empfehlenswert erscheint.

Die queren Durchschneidungen der Muskeln geben nach Feßler, wenn sie nahe der Sehne unter Erhaltung der Nerven und Gefäße geschehen, und wenn später eine Zusammenziehung mit Heftpflaster stattfindet, gute Funktion. Die Entstellungen dürften indes doch erheblich und es daher zweckmäßig sein, den queren Einschnitt nicht prinzipiell zu machen, sondern für schwerere und solche Fälle zu reservieren, in denen der Längsschnitt keinen genügenden Einblick gewährt.

In dem Übergang des Gasbrandprozesses auf die Antagonisten und Übergreifen auf die Muskeln oberhalb des nächsten Gelenkes sieht Fründ die Indikation zur Amputation. Eine absolute Anzeige hierzu ist der ausgebildete Brand eines Gliedabschnittes. Wir stimmen C. Franz bei, wenn er ferner zur Absetzung rät bei schweren Schußfrakturen der langen Röhrenknochen mit gleichzeitiger offenkundiger Gasbrandinfektion. Hier wäre es ein Wagnis, wenn man den Verwundeten dem Kampf der ausgebrochenen Gasinfektion und der später oft noch folgenden Eiterphlegmone der Schußfraktur mit allen ihren Gefahren aussetzen wollte. Wir raten schließlich zu schneller Absetzung der Extremität, auch wenn noch kein Brand da ist, bei rascher Zunahme der schweren Allgemeinerscheinungen, also bei schnell zunehmender Erhöhung der Pulszahl, etwa über 120, schnell abnehmender Herzkraft und bedrohlichem Kollaps, denn im Stadium der Anaerobensepsis kommt jede Hilfe zu spät. Das anfangs empfohlene Vorgehen von Kausch, stets die Demarkation abzuwarten, möchten wir daher nicht unterstützen, es dürfte inzwischen auch von dem Autor selbst verlassen sein.

Wir fassen zusammen: Beim Gasbrand muß die Absetzung der Extremität (Amputation oder Exartikulation) in ihr Recht treten: 1. Bei Übergang des Prozesses auf mehrere Muskelgruppen des Querschnittes, die der Exstirpation ohne dauernde Schädigung der Funktion nicht mehr zu unterwerfen sind, und bei massigem Übergreifen der Erkrankung über das nächste Gelenk; 2. bei ausgebildeter Gangrän; 3. bei gleichzeitiger schwerer Schußfraktur; 4. bei schweren allgemeinen Vergiftungserscheinungen.

Wenn die Absetzung im Gesunden oder doch weitaus im Gesunden stattfinden kann, und wenn nicht die Virulenz der Erreger ausnahmsweise bösartig ist, so ist nach unseren eigenen Erfahrungen durch diese Operation das bedrohliche Vergiftungsbild oft mit einem Schlage beseitigt, und oft schon nach einigen Stunden macht der vorher kollabierte Verwundete wieder einen lebensfrischen Eindruck.

Wo und wie soll man absetzen? Kümmell amputierte bei Gasbrand an der Grenze der Gangrän noch innerhalb des Ödems. Thies, vertrauend auf die Schutzkraft der hyperämisierenden Behandlung (siehe Kap. XVIII. B. 1. a), setzt „mitten im Infektionsherd" ab und erhält damit vielfach einen großen Teil des erkrankten Gliedes. C. Franz, O. Rumpel und Heidler verlangen dagegen die Absetzung im Gesunden, jedenfalls außerhalb des makroskopisch noch erkrankten Gewebes und des Ödems, allenfalls im Bereiche des einfach mechanisch unter der Haut proximalwärts vorgeschobenen Gases. Tatsache ist, daß in dem letzten Kriege eine Anzahl von Amputationen im Kranken mit gutem Erfolg gemacht wurden und daß diese feldärztliche Erfahrung die böse Meinung, die man von Friedenszeiten her über die Gasphlegmone mitbrachte, vielfach eingeschränkt hat. Man kann also wohl unter Umständen noch im Kranken erfolgreich amputieren, aber unseres Erachtens kann dies nur dann geschehen, wenn die Gasbranderreger nicht sehr virulent sind. Sind sie dies aber, so kann die Amputation, wenn sie auch nur eben noch in die Zone des Ödems fiel und makroskopisch noch gesunde Muskelquerschnitte zeigte, doch nicht vor dem tödlichen Rezidiv schützen. (Siehe Berl. klin. Wochenschr. 1917, Nr. 16, S. 380, Fall 10). Wenn man es versteht, durch hyperämisierende Behandlung (A. Bier, Thies) die Anaeroben in ihrer Lebensenergie zu schwächen oder zu vernichten, so ist es verständlich, daß man die Absetzung konservativer gestalten kann, denn mit den noch im Stumpf verbleibenden verhältnismäßig wenigen Keimen wird nach dem Fortfall der nach Billionen messenden Zahl derselben in dem entfallenen Gliedabschnitt die künstliche Hyperämie fertig. Damit ist auch der oben angedeutete Standpunkt von Thies gerechtfertigt. Da nun aber die hyperämisierende Behandlung eine reichliche Erfahrung und gute Überwachung mit viel Sorgfalt und Hingebung erfordert, und da man im Einzelfalle nicht immer die Virulenz der Gasbrandkeime kennt, so soll man unseres Erachtens, wenn man eine allgemeine Regel aufstellt, fordern, daß prinzipiell im Gesunden abgesetzt wird; aber man soll auch individualisieren und um so konservativer werden, je mehr die Erfahrung an einer bestimmten Stelle des Kampfgebietes die Gutartigkeit ergibt, und um so radikaler, je mehr sich die Bösartigkeit des dort heimischen Gasbrandes herausstellt.

Wie man amputieren soll, ist eine Frage untergeordneter Bedeutung. Die lineare Amputation nach Kausch mit dem weit vorragenden Knochenstumpf ist häßlich, mag aber von dem Ungeübten im Interesse der Zeitersparnis gewählt werden. Wir empfehlen den zweizeitigen Lappenschnitt in der im Operationskurs an der Leiche geübten Weise: Lappenschnitt durch die Haut, Zirkelschnitt durch die stark zurückgezogene Muskulatur mit hoher Absägung des Knochens. Die Wunde wird nicht genäht, auch nicht mit Situationsnähten, bleibt etwa acht Tage ganz offen, sei es im Okklusivverband, sei es unter offener Wundbehandlung (Freiluftbehandlung). Bei ungestörtem Verlauf findet nach der ersten Woche die Sekundärnaht der Lappen über einem quergelegten Drain statt, wie es Seefisch empfahl. Dieses wird, wenn keine Komplikation eintritt, nach einer weiteren Woche entfernt.

Mit der Exartikulation reicht man höher herauf, als mit der höchsten Amputation, außerdem entfällt bei ihr mehr von den Muskelmassen, die ja die eigentliche Brutstätte der Anaeroben sind, als bei der Amputation, wo wir den Muskelzylinder gern lang lassen. Daher rottet die Gelenkauslösung die gasbrandige Extremität in viel weiterem Umfange aus, als die Amputation und eignet sich besonders für hoch heraufreichenden Brand mit drohendem Übergang auf den Rumpf. Die Erfahrung hat gelehrt, daß man vielfach mit der Exartikulation noch Erfolg hatte, wenn die Gasbrandinfektion äußerlich schon den Schultergürtel oder die Hüfte antrat und die Hautlappen noch im Ödem oder in der graulichen Verfärbung lagen. Werden beim Schulterbrand die nach der Exartikulation zurückbleibenden Muskeln zum größten Teil noch gesund befunden oder noch nachträglich bis zum Gesunden exzidiert, so ist die Operation meist nicht vergebens. Die Exartikulation der Schulter ist nicht sehr gefährlich und gibt meist gute operative Resultate, die der Hüfte gehört aber zu den größten und blutigsten Eingriffen der Chirurgie und bringt mit dem Momente des Auslösens aus der Hüfte einen so schweren Schock mit sich, daß man gleich Analeptika bereithalten muß. Als erster hatte Franke im vergangenen Kriege das Glück, einen wegen Gasbrandes an der Hüfte Exartikulierten durchzubringen. Wir selbst haben diese Operation bei schwerstem Gasbrand des ganzen Beines mit Übergang auf die Hüfte im Felde bisher über ein halbes Dutzend mal gemacht (Siehe auch Bruns' Beitr. Bd. 103, 1916, S. 426, Fall 12; ferner Berl. klin. Wochenschrift 1917, Nr. 16, S. 380, Fall 12 und Fall 13; S. 381, Fall 16) und die Hälfte der Patienten dem Leben erhalten, so daß sich uns dieser arg verstümmelnde große Eingriff der Hüftexartikulation doch gelohnt hat.

Zuletzt machten wir die Exartikulation der Schulter und Hüfte ohne Blutleere und ohne präliminare Unterbindung der Hauptgefäße. Die Momburgsche Blutleere bei der Hüftausschälung hat bei dem niedrigen Blutdruck dieser Patienten ihre Gefahren, die vorherige Unterbindung der A. iliaca ext. hält auf und setzt eine neue Wunde, für deren Asepsis man in der Hochflut der Verwundetenarbeit nicht so sicher einstehen kann, daß man sie ganz durch

Naht schließen könnte. Wir machten daher die Unterbindung der Hauptgefäße bei der Exartikulation der Schulter und Hüfte einfach vom Schnitt aus unter schichtweiser, langsamer Durchtrennung der Weichteile.

Die Exarticulatio umeri. Ungefähr handbreit unterhalb des Schultergelenks wird in der Innenfurche des zweiköpfigen Oberarmmuskels mit Querschnitt die A. und V. brachialis aufgesucht, doppelt unterbunden und durchtrennt. Dann zieht man die drei Hauptnervenstämme (N. medianus, ulnaris, radialis) und den N. musculocutaneus stark mit dem hakenförmig gebogenen Zeigefinger vor und durchschneidet diese so hoch als möglich. Indem die Gefäßstümpfe nach oben einem Wundhaken übergeben werden, wird der angelegte Querschnitt unter fortwährender Blutstillung nach der Dumreicherschen Methode zirkelförmig erweitert und durch die Haut des Oberarms herumgeführt. Darauf setzt man am außen rotierten Oberarm die Spitze des Messers zwischen Schulterhöhe und Rabenschnabelfortsatz ein und führt fest auf dem Knochen durch das Fleisch des Deltamuskels einen Längsschnitt nach unten, bis er den zirkelförmigen Schnitt erreicht. Einige Äste der A. axillaris werden dabei gefaßt. Sofort dringt das Messer auf dem Wege der langen Sehne des zweiköpfigen Muskels ins Gelenk und durchtrennt dieses, wie auch die oben am Oberarmknochen ansetzenden Muskeln bis in den zirkelförmigen Hautschnitt. Auch hierbei fassen Klemmen die Muskelgefäße. Bei richtiger Klemmung der spritzenden Gefäße ist diese Operation blutarm, sehr einfach und benötigt keine besonderen Verfahren zur Blutersparnis.

Die Exarticulatio coxae geschieht nach denselben Prinzipien. Bei dem mit dem Gesäß bis an den Tischrand herangezogenen Patienten sucht ein Querschnitt etwa in dem oberen Drittel des Scarpaschen Dreiecks die A. und V. femoralis auf zur Unterbindung und Durchschneidung. Langsam schichtweise mit dem Messer tiefer dringend kommt man auf A. und V. profunda, die auch unterbunden und durchtrennt werden. Sodann wird der Querschnitt benutzt zur Bildung eines großen Muskelhautlappens, der seine Basis oben vom großen Rollhügel bis zum Ursprung der Adduktoren, seinen freien Rand in dem zuerst angelegten Querschnitt hat. Ist die Haut des Lappens umschnitten, so faßt ein Wundhaken die vier Gefäßstümpfe und hält sie mit dem Lappen nach oben, während das Messer in schrägen Zügen unter Klemmung der unterlaufenden Gefäße schichtweise durch die Muskeln auf das Hüftgelenk geführt wird und den großen Rollhügel auslöst. Der dabei entstehende vordere Lappen besteht also, wie bereits bemerkt, aus Muskeln und Haut. Mit kurzen stechenden Schnitten eröffnet man unter zischendem Geräusch das außen rotierte Hüftgelenk, durchschneidet die Kapsel und das Lig. teres und befindet sich nun, indem man mit der linken Hand den Hüftkopf faßt und anzieht, an der Hinterseite des Gelenks, wo man ebenso vorsichtig, wie zu Beginn, die Muskeln schichtweise nach unten vom Knochen abträgt und einen hinteren bogenförmigen Hautmuskellappen schneidet. Dabei kommt man in das Gefäßgebiet der A. und V. hypogastrica, deren kräftige A. und V. glutaea sofort geklemmt werden, wie die blutenden Muskeläste. Die große Operation geschieht bei schwachen Patienten zweckmäßig unter hypodermatischer Kochsalzinfusion. Beim Entfallen des Beines gibt man Kampfer, Koffein, Adrenalin, Sauerstoff.

In welcher Weise die Wunden chemisch beim Gasbrand behandelt werden nach Inzision, Exzision oder Absetzung, ist nicht von großem Belang. Weder dem Jodoform (Fründ), noch der Jodtinktur (Kümmell), noch dem Ichthyolglyzerin (Armknecht) oder dem übermangansauren Kali (Rübsamen, Richter), noch dem Wasserstoffsuperoxyd und den von Strauß empfohlenen Ortizonstäbchen (bereitet aus Wasserstoffsuperoxyd und Harnstoff), noch dem Karbol (Hagemann) möchten wir irgend einen direkten Einfluß auf die Gasbrandinfektion zuerkennen. Es unterscheidet sich die gasbrandige Wunde hierin nicht von der aerob infizierten; eine wirkungsvolle primäre Wunddesinfektion haben wir zur Stunde noch nicht, weder bei der mit aeroben, noch bei der mit anaeroben Keimen beladenen Wunde. Wir möchten jedoch die im vergangenen Kriege so vielfach erprobte offene Wundbehandlung gerade für gasbrandverdächtige Wunden und Amputationsstümpfe warm empfehlen, nicht, weil sie mehr leistete als andere Methoden, indem sie etwa durch den hinzutretenden Sauerstoff die Anaeroben tötete und die Wunde so desinfizierte, sondern weil sie praktischer ist, als Okklusivverbände. Die offen daliegende Wunde kann jederzeit kontrolliert werden auf Fortschreiten des Prozesses oder Rezidiv, die verbundene Wunde nicht. Darin und in der Ersparnis der Verbandstoffe und Schmerzen und der ärztlichen Arbeit liegt der praktische Vorteil dieser offenen Wundbehandlung beim Gasbrand.

Fründ hat, von der Tatsache ausgehend, daß die Venen beim Gasbrand leicht thrombieren, die hohe Unterbindung dieser angeraten, um der drohenden Lungenembolie zu begegnen.

B. Die Behandlung durch Hyperämie.

Die Tatsache, daß jeder anaerobe Keim durch Sauerstoff abgetötet wird, verleiht der Hyperämiebehandlung des Gasbrandes eine nicht zu bestreitende physiologische Grundlage. Diese würde den zu erstrebenden physiologischen Bedingungen am meisten entsprechen, wenn man eine aktive arterielle Hyperämie einleiten könnte, jedoch müßte sich auch durch die passive, venöse Hyperämie, durch die Stauung, ein ähnliches Ziel erreichen lassen, denn das Venenblut enthält noch 12 Volumprozent Sauerstoff (arterielles 20 Volumprozent). Die Hyperämiebehandlung des Gasbrandes kann demnach in zweifacher Richtung gehandhabt werden:

1. durch aktive Hyperämie;
2. durch Stauung.

Fangen wir mit letzterer an.

1. Die Stauung.

Der letzte Krieg mit den zahlreichen Gasbrandinfektionen gab der im Frieden weit und breit bekannt gewordenen Stauung A. Biers reichhaltige Gelegenheit, diese Methode von den Eiterphlegmonen auch auf den Gasbrand auszudehnen. Hierzu hat A. Bier selbst am meisten beigetragen. Er änderte indessen seine Methode, indem er die rhythmische Stauung von Thies seiner alten Dauerstauung vorzog.

a) Rhythmische Stauung.

Für die rhythmische Stauung hat Thies eine sehr einfache und sinnreiche Apparatur konstruiert, die sich der Kohlensäure oder Druckluft als stauender Kraft bedient. Die Kohlensäure verläßt die Bombe durch ein Reduktionsventil, das den Gasdruck auf etwa 0,15 Atmosphäre herabsetzt, und gelangt über den Unterbrechungsapparat durch einen Leitungsschlauch zur Staumanschette. Der Unterbrechungsapparat läßt die Kohlensäure zu dem Stauschlauch strömen, bis er für einige Zeit gefüllt ist, dann schließt er automatisch die Kohlensäurebombe ab und öffnet den Stauschlauch. Nach einer bestimmten Pause läßt er dann wieder die Kohlensäure eintreten. So vollzieht sich Füllung und Entleerung der Staumanschette in einem bestimmten Rhythmus. (Abb. 40.)

Der Unterbrecher (Siemens und Halske, Berlin) ist eine Anaeroidkapsel. Ihre Membran wölbt sich bei der Füllung (= Stauung) vor und hebt schließlich durch passende Umsetzung ein Ventil, das dadurch die Kohlensäure absperrt und den Zuleitungsschlauch öffnet (= Staupause). Diese beiden Phasen können reguliert werden. Ein günstiges Verhältnis von Stauzeit und Staupause ist eine Minute zu $1^1/_2$ Minuten. (Abb. 41.)

Die Dauer der rhythmischen Stauung soll in der Regel 3—5 Tage ausmachen. In dieser Zeit nimmt die Extremität durch Hyperämie und Ödem stark an Umfang zu. Dieses letztere faßt Thies als einen Sekretionsprozeß der Kapillarendothelien auf, der den

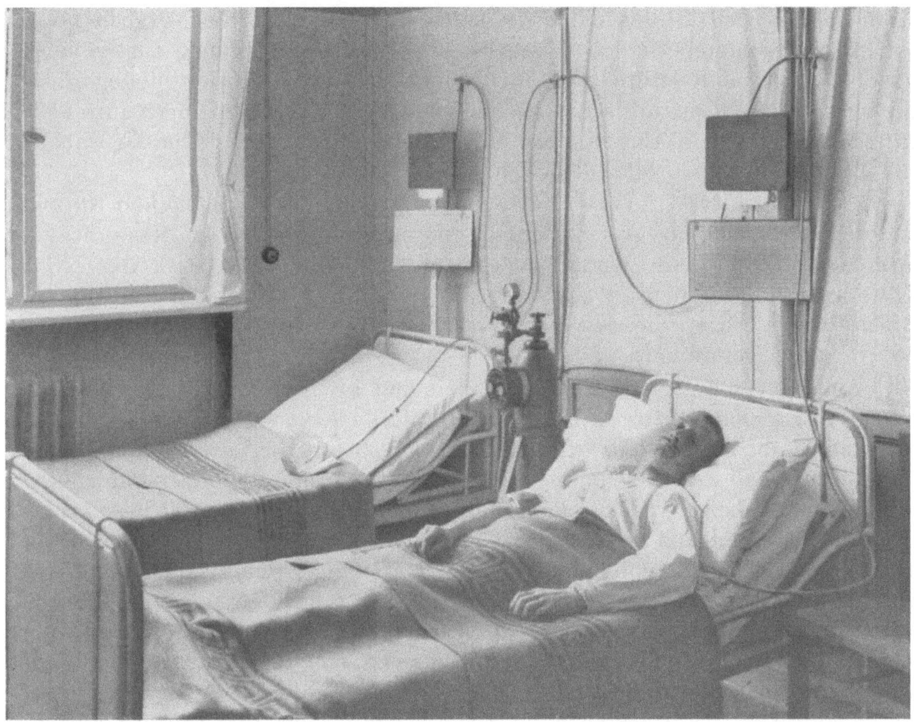

Abb. 40. Apparatur zur rhythmischen Stauung nach Thies. (Beschreibung: S. 100.)

Zweck hat, die Toxine zu binden. Durch die rhythmisch wiederkehrende Berührung der Kapillarendothelien mit neuem arteriellen Blut werden diese nach Thies' Meinung ständig aufgefrischt und nicht so schnell verbraucht, wie bei der Dauerstauung. Die Zeit des Abschlusses dieser Behandlung ist gegeben, wenn bei gutem Allgemeinbefinden eine Runzelung der Haut bemerkbar wird und zugleich während der Stauperiode keine starke Hyperämie mehr zustande kommt. Wenn zu lange rhythmisch gestaut wird, so kann ein hartnäckiges chronisches Ödem entstehen, das nun nicht mehr bakterizid wirkt, sondern die Entzündung begünstigt. Dies darf man nicht aufkommen lassen.

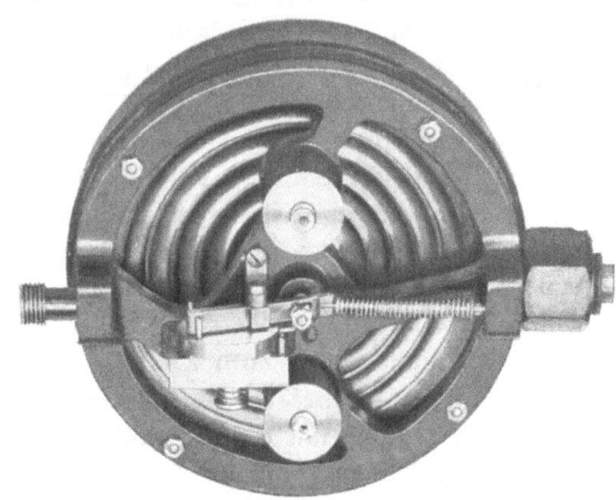

Abb. 41. Siemens u. Halskesche Anaeroidkapsel als Unterbrecher für die rhythmische Stauung. (Nach Thies.)

Wenn man die Apparatur besitzt, ist die rhythmische Stauung leicht und von einem Zuleitungsschlauch aus an etwa 20 Patienten zugleich durchzuführen. Diese Methode ist dann bequemer als die Dauerstauung, die ständige Überwachung der Staubinde erfordert, erstere wird dagegen automatisch von dem Apparat selbst bewirkt.

A. Bier überließ in einem Teil seiner Fälle alles der Heilkraft des rhythmisch angezogenen Blutes, ohne die Wunden zunächst örtlich zu behandeln; erst später fahndete er nach Abszessen, die durch die Stauung zusammengezogen waren, und spaltete diese mit kleinen Schnitten. Thies hingegen läßt von vornherein die chirurgischen Maßnahmen nicht außer acht; nach ihm sollen die Fremdkörper, als Geschoßteile und Tuchfetzen, von vornherein entfernt und Trümmerhöhlen eröffnet werden.

In der Hand von A. Bier hatte diese Methode der rhythmischen Stauung ausgezeichnete Erfolge, die nach den mitgeteilten Zahlen die Resultate der einfachen chirurgischen Behandlung übertrafen. Und wenn auch das hyperämisierende Verfahren, sagt A. Bier, nur, was die Sterblichkeit anlangt, dieselben Erfolge hätte, wie das operative, so wäre es weit vorzuziehen, weil es viel weniger verstümmelt.

Außer von Thies, auf dessen Erfahrungen wir noch zu sprechen kommen, liegen von anderen Autoren über die rhythmische Stauung bei Gasphlegmonen noch kaum nennenswerte Mitteilungen vor. Dies hat in erster Linie wohl seinen Grund darin, daß den meisten die nötige Apparatur und die günstigen äußeren Verhältnisse zu dieser Arbeit gefehlt haben, und ferner darin, daß jedes methodische Arbeiten durch die Kriegslage so sehr leicht abgerissen wird. Es hieße aber dem Geist der Verneinung huldigen, wenn man ohne gründliche eigene Erfahrungen über dieser auf physiologischen Grundlagen scharf durchdachten Methode einfach von vornherein den Stab zerbrechen wollte. Uns können August Biers Resultate, selbst unter der Annahme eines gewissen Optimismus, der ja zu jeder therapeutischen Handlung gehört, nur erscheinen als der Ausdruck dessen, was eine gute Methode leisten kann, wenn sie mit Liebe und Sorgfalt und Beharrlichkeit gehandhabt wird, und wir hätten kaum nötig, um die Leistungsfähigkeit der Methode zu beweisen, die Heilung solch eklatanter Fälle ins Auge zu fassen, die A. Bier den Eindruck von Sterbenden machten. (Bruns' Beitr. Bd. 101, 1916, Fall 29 und 30, S. 312 und 313.).

Thies, dem neben A. Bier die meiste Erfahrung auf diesem Gebiete zukommt, macht in der rhythmischen Stauung einige Einschränkungen. Wie früher erwähnt, unterscheidet er zwischen dem leichteren „braunen“ und dem schweren „blauen“ Gasbrand (siehe Kap. XIV). Den letzteren schließt er von seiner Methode grundsätzlich ganz aus und behandelt ihn rein chirurgisch mit verstümmelnden Operationen. Von 7 solchen „blauen“ Gasphlegmonen starben ihm 6, obwohl rhythmisch gestaut und im Gesunden amputiert wurde. Dagegen starben ihm von 100 rhythmisch gestauten „braunen“ Gasphlegmonen nur 5; meist kombinierte er allerdings die Stauung mit chirurgischen Maßnahmen, und zwar in über der Hälfte der Fälle. 41 mal führte die hyperämisierende Methode allein zum Ziel.

O. Rumpel lobt das Verfahren der rhythmischen Stauung für leichtere Fälle und hat die Heilerfolge desselben am meisten da kennen gelernt, wo die Erkrankung noch auf einzelne Muskelteile beschränkt war.

b) Gewöhnliche Stauung.

A. Bier selbst hat die bei phlegmonösen Prozessen von ihm gelehrte, meist 22 Stunden unterhaltene und dann 2 Stunden ausgesetzte Bindenstauung für die Gasphlegmone im allgemeinen nicht empfohlen, obwohl ihm einige Erfolge hiermit gezeigt hatten, daß die venöse Hyperämie die Krankheit aufhalten konnte. Letzteres geht auch aus den mir persönlich gemachten Mitteilungen von Heddaeus hervor und aus den Berichten von Fründ, die allerdings meist leichtere und beginnende Gasphlegmonen am Oberarm betrafen, die für die Beurteilung eines Heilmittels nicht so stichhaltig sind. Als auffallende Nebenerscheinung machte sich bei der Stauung mit dem künstlichen Ödem eine intensive Braunfärbung des gestauten Gliedabschnittes geltend, die, wie ersteres, an der Staubinde scharf abschnitt. (Abb. 42.) Diese auch von Thies bei der rhythmischen Stauung beobachtete Erscheinung beruht auf der Verschwemmung des dem Ödem beigemischten, durch die Gasbazillen freigemachten Blutfarbstoffes und bildet somit eine Analogie zu der spontanen, gelblichen und bräunlichen Fleckung der Haut im Verlaufe der Gasbrandinfektion (siehe Kap. XV. A. 2).

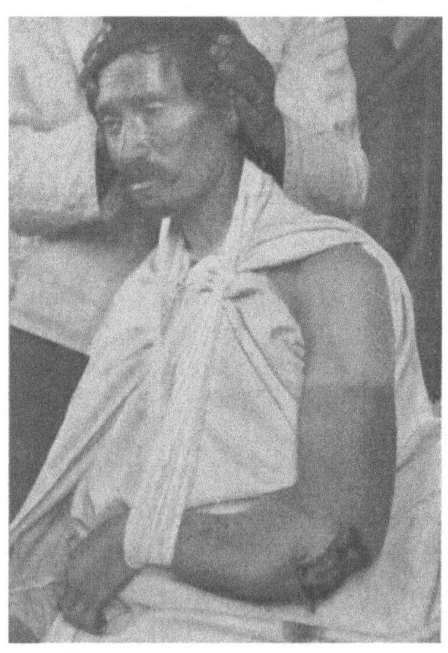

Abb. 42. Braunfärbung des Armes bis zur Staubinde bei Gasphlegmone. (Nach Thies.)

c) Dauerstauung.

Sehrt verlängerte die Wirkung der Bindenstauung, indem er die Staubinde beim Gasbrandinfekt viel länger als gewöhnlich, nämlich bis zu 14 Tagen ohne Pause, liegen ließ. Er behauptet — allerdings an einer kleinen Statistik von sechs Fällen — damit Gutes erreicht zu haben. Die mitgeteilten Krankengeschichten sind aber nicht voll überzeugend und die Erfahrungen weit hinter der Front gemacht, so daß anzunehmen ist, daß der Transport hier schon eine Auswahl der prognostisch günstigeren Fälle getroffen hatte, wo jede Behandlungsmethode leichter einen guten Ausschlag gibt.

2. Die aktive Hyperämie durch Kataplasma.

In dem Wunsch, auch Körpergegenden, die der rhythmischen Stauung nicht zugänglich waren, der hyperämisierenden Behandlung zu unterwerfen, griff A. Bier auf das Kataplasma zurück und erhob dies alte, halb vergessene Mittel zu einem neuen Werkzeug im Kampf gegen den Gasbrand. Die Herstellung ist einfach.

Leinsamenmehl wird mit warmem Wasser zu einem Brei angerührt und, ohne daß er vorher aufgekocht ist, in etwa 30 × 50 cm große Säcke gefüllt (Sandsäcke!). Der Brei soll darin etwa 2 cm dick liegen. Die Säcke werden im Wasserdampf, am besten auf einem Rost in einem großen Wasserkessel liegend, erhitzt und quellen dann noch mehr auf. Diese Masse kann 10—12 Tage benutzt werden, wenn man den Brei öfters wieder verteilt und mit Wasser anrührt. Solche Kataplasmen müssen den kranken Körperteil ganz einhüllen und so heiß, wie es eben vertragen wird, aufgelegt werden. Sie verursachen dann eine ungeheuere und weit reichende Hyperämie. Die Wunden werden dabei mit einer dünnen Gazelage, die Kataplasmen mit einem wollenen Tuch bedeckt; so hält sich die Wärme 1—$1^1/_2$ Stunden. Nach dieser Zeit müssen die Kataplasmen gewechselt werden, auch nachts.

Solche Behandlung wird nach A. Bier ununterbrochen 4—5 Tage und

Nächte energisch durchgeführt. Meist bilden sich dann um die steckengebliebenen Geschosse und Tuchfetzen Abszesse, die gespalten werden. Ödem und Gas verschwinden nach A. Bier unter den Kataplasmen viel schneller, als bei der rhythmischen Stauung, wo das Ödem anfangs oft noch zunimmt und das Gas verhalten wird. Von 16 kataplasmierten schweren Fällen starben Bier 4 = 25%. Größere Erfahrungen über diese außerordentlich einfache Methode sind wünschenswert, nachdem sich einige Feldärzte, wie Coenen, O. Rumpel, Flörcken, Hancken darüber günstig geäußert haben.

C. Die Sauerstoffeinblasung.

Die Absicht, Sauerstoffeinblasungen in das von Gasbrandkeimen durchseuchte Gewebe zu machen, um dadurch diese sauerstoffscheuen Erreger abzutöten, wurde zuerst von Thiriar auf dem I. internationalen Chirurgenkongreß in Brüssel verwirklicht; Tuffier und Delorme schlossen sich an. In Deutschland griff W. Müller diese verlockende Behandlungsmethode der Gasphlegmone auf und berichtete 1913 auf dem Chirurgenkongreß in Berlin über zwei durch Sauerstoffinsufflation ins Gewebe geheilte Fälle. Darauf folgte Sudeck auch mit zwei Fällen. Die neue Methode erschien vielversprechend; es wurde ihr aber ein schnelles Ende bereitet, als Simmonds und Frankenthal Todesfälle durch Sauerstoffgasembolie mitteilten, die nur dadurch zu erklären waren, daß das Sauerstoffgas durch eine angestochene oder durch die Expansion des Gases angerissene Vene schnell bis zum rechten Herzen aufstieg und die Lungenkapillaren verlegte. Die starke Gasblähung des rechten Herzens wurde durch die Sektion nachgewiesen.

Gerade so ging es mit den intramuskulären Injektionen von 3%igem Wasserstoffsuperoxyd. Als Borchers dieses Mittel in einen Amputationsstumpf des Oberarms einführte, blieb der Patient tot auf dem Operationstisch. Trotz der Vorsichtsmaßregeln, die Gaertner angesichts der fünf durch Sauerstoffgasembolie bekannt gewordenen Todesfälle vorschlug (bei Auskultation eines plätschernden Geräusches am Herzen sofortiges Abbinden der Extremität, Einführen eines Katheters in die V. jugularis, sehr langsames Einströmenlassen des reinen O_2 unter Einschaltung einer Waschflasche), hat doch keiner der Feldärzte später wieder den Mut gehabt, diese Methoden der Sauertoffeinführung aufzunehmen und Borchers hat sogar nach seinem Todesfall die Wirksamkeit dieser Sauerstofftherapie beim Gasbrand auf Grund anderweitiger ärztlicher Erfahrungen direkt in Frage gestellt. Auch C. Franz' tastende Versuche mit der Sauerstofftherapie überzeugen nicht: Von 9 mit Sauerstoffeinblasung behandelten Fällen starben 2 an Gasbrand, 5 mußten amputiert werden; nur bei 2 führte diese Therapie allein zum Ziele.

Es liegen also bezüglich der anaeroben Wunddesinfektion wohl kaum andere biologische Verhältnisse vor, als bei der aerob infizierten Wunde. So gut, wie man in dieser die Streptokokken und Staphylokokken nicht mit den schärfsten Desinfizientien (Sublimat, Karbol) abtöten kann, genau so wenig gelingt dies bei den Anaeroben des gasbrandigen Gewebes durch Sauerstoff.

D. Die medikamentöse Behandlung.

1. Örtliche Therapie mit Medikamenten.

Wir haben die örtliche Behandlung der Wunden mit Medikamenten beim Gasbrand schon am Schluß der chirurgischen Maßnahmen berührt und die Unwesentlichkeit der Medikamente an sich hierbei behauptet. Von der Dakinlösung (200 g Chlorkalk werden mit 10 l H_2O und 140 g Soda gemischt und nach $^1/_2$ Stunde filtriert. Das Filtrat wird mit 25—40 g Borsäure unter Titrierung mit Phenolphthalein neutralisiert), deren Bakterizidie und wegen des hohen Salzgehalts die Diffusion nach außen unterstützende Wirkung Carrel rühmt, haben wir außer der Desodorierung durch den Chlorgehalt keinen Vorteil gesehen. Die v. Wassermannsche Beschickung der ganzen Wunde mit Tierkohle behufs Adsorption der im Ödem bei Gasbrand enthaltenen Aggressine, die nach dem Autor das Gewebe für die Infektion mit Gasbazillen vorbereiten sollen, ließ C. Franz bei 25 prophylaktisch so behandelten Kriegswunden viermal ganz im Stich, so daß er diese Methode aufgab.

Die ungewöhnlich hohe, auch innerhalb des Gewebes tätige bakterizide Kraft der Chininderivate Morgenroths läßt von diesen für den Gasbrand vielleicht noch manches erhoffen. Das Isoktylhydrokuprein, nach der französischen Stadt in der Champagne Vouziers, wo es erprobt wurde, von Klapp „Vuzin" genannt, hat in 40 000facher Verdünnung nach Morgenroth und Bieling noch deutliche wachstums- und gärungshemmende Wirkung auf Gasbazillen; etwas geringer ist die Wirkung des Eukupin. Bisher ist das Vuzin meist prophylaktisch verwandt, daher sind die Erfolge unsicher zu beurteilen, denn man kann die Prognose nicht vorher stellen. Klapp verwandte das Mittel lokal in einer Verdünnung 1 : 10 000 und umspritzte damit die ganze Wunde in allen Richtungen, bei Knochenverletzungen auch das Periost. Bis zu $1^1/_3$ l wird gut vertragen. Die bisherigen Resultate dieser „Tiefenantisepsis" ermutigen Klapp, Schöne, Haertel zu weiteren Versuchen.

Ernst Fränkel zufolge hat das Trypaflavin bei Gasbazillen ähnliche stark desinfizierende Eigenschaften, wie die Chininderivate, so daß auch hiermit ein Versuch angebracht wäre.

Ritter ätzt alle verdächtigen Wunden nach Ausschneidung mit Alkali, indem er Seife in die Gewebe einreibt, und ist mit den Erfolgen dieser Behandlung sehr zufrieden.

2. Allgemeinbehandlung mit Medikamenten.

Der schwere Kollaps und die starke Blutdrucksenkung machen die allgemeine Behandlung jedes an Gasbrand Leidenden zur Pflicht. Außer den gewöhnlichen Analeptika, als Kampfer, Koffein, Digalen, hypodermatischer Kochsalzinfusoin (0,9%) und intravenöser Traubenzuckerinfusion (5%) und der subkutanen Anwendung von Adrenalin (0,5—1 ccm, dreimal täglich), sind noch spezifische Salzlösungen in Anwendung gekommen. Von der hypothetischen Voraussetzung ausgehend, daß das Krankheitsbild des Gasbrandes eine Säurevergiftung ist (siehe Kap. XV. B. 2.), applizierte Denk $^1/_2$%ige Sodalösung in $^1/_2$—1 l subkutan mit „überraschendem" Erfolg; Pribram verwandte 4%ige Sodalösung intravenös. Conradis und Bielings experimentell gemachte

Erfahrungen, daß hochkonzentrierte Salzlösung die gasige Muskelgärung verhindert, und daß Meerschweinchen gegen die tödliche Gasbrandgiftdosis gefeit waren, wenn ihnen intravenös hypertonische Salzlösung einverleibt wurde, veranlaßten Salzer und Hercher ein gleiches beim Menschen zu versuchen. Salzer spülte zu dem Zwecke die Wunde mit 10%iger NaCl-Lösung aus und Hercher injizierte intravenös: NaCl 8,5, KCl 0,3, $CaCl_2$ 0,3, Aq. dest. ad 100,0. Beide rühmen die Wirkung dieser hypertonischen Salzlösung. Auch Thies sah hiernach bei schwersten Gasbrandfällen die Lippen des Kranken sich wieder röten, die ängstliche Atmung ruhiger werden und den Puls wiederkommen.

Bockenheimer hat mit Erfolg Elektrargol, 0,2 intravenös, mehrmals täglich verwandt.

Die Narkose ist bei schwerem Gasbrand auf das nötigste zu beschränken, da sie von diesen Patienten mit der starken Blutdrucksenkung und wegen des sich bei ihnen leicht danach einstellenden Lungenödems schlecht vertragen wird.

E. Die vitale Bluttransfusion.

Dreimal haben wir nach unserer festen Überzeugung bei Gasbrandkranken den schon nahenden Tod unmittelbar abgewendet durch die vitale Bluttransfusion. Es handelte sich dabei zweimal um hochgradigen Gasbrand des Beines, einmal um solchen des Armes. Hohe Oberschenkelamputation, Exartikulation der Schulter und der Hüfte waren nötig gewesen. Gleich darauf wollte bei diesen Dreien der Lebensfunken verlöschen, der Puls verschwand, alle Analeptika blieben fruchtlos, das Gesicht verfiel. Wie ein Zauberstab wirkte da die vitale Bluttransfusion bei allen Dreien; schnell kam das Leben wieder in den absterbenden Körper und die Verwundeten danken heute noch dem kameradschaftlich gespendeten Blut ihr Leben (Siehe Bruns' Beitr. Bd. 103, Fall 37 u. 38, S. 437 u. 438, 1916; Berl. klin. Wochenschr. 1917, Nr. 16, S. 380, Fall 12; Münch. med. Wochenschr. 1918, S. 1). Leider sind dies Ausnahmen, denn das Anwendungsgebiet der vitalen Bluttransfusion ist aus äußeren Gründen beschränkt.

F. Persönliche Erfahrungen.

Bei der Übersicht über all die vorgeführten therapeutischen Maßnahmen ist es schwer, sich zu entscheiden, was man wählen soll. Nach unserer Überzeugung gibt es für die schweren, schnell progredienten und schnell zur Gangrän führenden Gasbrandfälle nur eins: das sind verstümmelnde Operationen, also Amputationen und Exartikulationen; die hyperämisierenden Verfahren würden wir im allgemeinen für die beginnenden und leichteren Fälle empfehlen, die sonst mit Inzisionen zu behandeln wären, also für lokale und noch nicht weit vorgeschrittene Gasphlegmonen mit befriedigendem Allgemeinzustand, und für solche mit beschränktem Muskelherd und starker epifaszialer Ausbreitung. Hierauf soll man sich unseres Erachtens im allgemeinen beschränken, selbst wenn A. Biers Resultate weiter reichen, was bei dem Erfinder der hyperämisierenden Behandlung nicht Wunder nimmt. Kurz und bündig gesagt heißt es: leichtere Fälle stauen, schwere ausgiebig mit dem Messer freilegen oder amputieren. Das ist derselbe Grundsatz, den jetzt die meisten bei den gewöhnlichen Eiterphlegmonen befolgen. Hierüber herrscht ziemliche Einigkeit. Uneins kann man nur darüber sein, wo man die Grenze zwischen leichten und schweren Phlegmonen ziehen soll. Dies hängt zum großen Teil ab von dem subjektiven Empfinden des einzelnen und von den Erfahrungen, die er persönlich gemacht hat. Und hierin liegt eben die Differenz der Anschauungen über die Stauung und über die Behandlung der Eiterphlegmonen mit dem Messer. Weder mit der Stauung allein, noch mit dem Messer allein wird man in der Gesamtheit der Fälle das Ideal der Therapie erreichen, und es wäre nicht nötig gewesen, daß der Streit, der über die Stauung im Frieden um die Eiterphlegmonen heftig entbrannte, auch auf das kriegschirurgische Gebiet und den Gasbrand herübergespielt wäre, indem die einen nur die chirurgische Behandlung, die anderen im wesentlichen nur die Stauung wollten gelten lassen. Schließlich war es doch nur ein Streit um Worte, da die zugrunde gelegten Fälle und Erfahrungen nicht dieselben waren. Beide Verfahren sind gut und leistungsfähig, aber nur in dem ihnen vorgeschriebenen Gebiete: leichtere und beginnende Gasbrandinfektionen und Eiterphlegmonen sind für die rhythmische Stauung, schwerere für die chirurgische Behandlung, eventuell unter Verstümmelung.

Da die rhythmische Stauung Übung, Erfahrung und eine exakte Apparatur voraussetzt, dürfte vielen die bequemere Kataplasmierung mehr zur Hand sein. Am Rumpf kommt sie als hyperämisierende Methode allein in Betracht, selbst für vorgeschrittene und aussichtslose Fälle.

XIX. Die Prophylaxe des Gasbrandes.

Abgesehen von der später zu erörternden serologischen Prophylaxe (Kap. XXI) ist die vorbeugende Wundbehandlung mit chirurgischen Mitteln von größtem Wert und überall durchzuführen. Da die Gasbrandkeime sich nur in absterbendem Gewebe ansiedeln können, so ist es die Aufgabe jedes Feldchirurgen, alle nekrotisierenden Schußwunden in frische Wunden zu verwandeln. Hierin besteht zurzeit die beste Prophylaxe des Gasbrandes. Glatte Durchschießungen der Weichteile mit Infanteriegeschossen mag man nach der früheren kriegschirurgischen Art in Ruhe lassen und ganz konservativ behandeln. Aber alle arg zerrissenen Wunden, also solche durch Sprenggeschosse, Granaten, Minen und Infanteriequerschläger sollen in ganzer Ausdehnung freigelegt, die Taschen gespalten und das nekrotische Wundfleisch fortgeschnitten werden, bis es frisch blutet. Geschoßsplitter und Tuchfetzen müssen entfernt werden, denn diese tragen die anaeroben Keime an sich. Alle Steckschüsse sind daher prophylaktisch zu spalten und die mit Blut und Gewebetrümmern ausgefüllten Höhlen breit zu eröffnen. Diese Inzision und Exzision der Wunden und Entfernung der Fremdkörper ist bisher unsere vornehmste Waffe zur Verhütung des Gasbrandes; leider ist sie beschränkt durch den Ort, da man nicht immer mit Röntgen arbeiten kann, und durch die Zeit, weil diese an Großkampftagen, besonders bei multiplen Steckschüssen durch die Sprenggeschosse, nicht ausreicht. Wer den ganzen Tag im Felde Wunden ausgeschnitten hat, weiß, was er getan hat!

XX. Die Prognose des Gasbrandes.

Diejenigen, welche schreiben, daß es ihnen mit einer bestimmten Behandlungsmethode gelungen sei, „den Gasbrand zu bannen“, oder die, welche sagen, daß sie „keinen Gasbrand mehr gesehen" haben, seit sie dieses oder jenes Verfahren anwenden, kennen den echten Gasbrand nicht, und was sie berichten, geht nicht über den Rahmen des Zufalls hinaus oder bezieht sich auf gashaltige Phlegmonen (siehe Kap. XXII). Die Gasbrandinfektion ist eben ganz verschieden nach Ort und Zeit. In manchen Kampfgebieten, z. B. am Douaumont während des Festungskrieges um Verdun, hatte die Gasbrandinfektion eine Bösartigkeit erreicht, die an Deutlichkeit nichts zu wünschen übrig ließ: fast jeder primär am Oberschenkel einsetzende Gasbrand verlief dort tödlich, selbst wenn frühzeitig und hoch amputiert wurde. Von sechs Oberschenkelgasphlegmonen daselbst brachten wir beispielsweise nur einen durch und diesen, nachdem wir die Hüfte exartikuliert hatten, nur ausnahmsweise mit vitaler Bluttransfusion. Von 26 Verwundeten insgesamt mit Gasphlegmone in dieser Gegend waren uns, obwohl wir eine energische chirurgische Therapie an uns hatten, 16 tot, also mehr als die Hälfte; auf die Extremitäten bezogen, starben uns von 20 Verwundeten 14, also ungefähr zwei Drittel. Die wenigen, die wir am Leben erhielten, hatten meist ihre Glieder lassen müssen. Daß diese schlechten Resultate nicht an uns lagen, beweist die Statistik von Flörcken, der in derselben Gegend seine Erfahrungen sammelte. Auch ihm starben alle schweren Oberschenkelgasphlegmonen und insgesamt von 27 Gasbrandfällen 10. Pribram berechnet die Mortalität der Oberschenkelgasphlegmonen mit 90%.

Was die Gesamtmortalität des Gasbrandes anbetrifft, so wollen wir uns hier nur auf wenige Angaben beschränken und diese auf zwei Gruppen verteilen. Die erste Gruppe ist folgende: E. Payr gibt eine Mortalität an von 40—50%, Hancken von 47%, C. Franz bei 132 Fällen von 50%, O. Rumpel von 44%. Die andere Gruppe ist besser: Fründ hatte 14%, v. Gaza 18%, Kümmell bei 213 Fällen 32% Mortalität.

Diese wenigen Zahlen sind schon genug beweisend dafür, daß sich die Prozentziffern der einzelnen Autoren nicht miteinander vergleichen lassen, daher haben wir auch auf die Mitteilung mehrerer Statistiken gern verzichtet. Man könnte doch nur falsche Schlüsse darauf aufbauen, wie es geschah, als ein Autor, der die Mortalität des Gasbrandes im Frieden an einem kleinen Material mit 85% bewertete und im Anfange des Krieges nur 32% ausrechnete, behauptete, der Gasbrand sei im Kriege günstiger als im Frieden. Demgegenüber hat übrigens Zindel mit Recht geltend gemacht, daß der echte Gasbrand im Kriege eine gerade so schlechte Prognose hat, als im Frieden.

Die Zahlen der einzelnen Autoren sind überhaupt nicht untereinander zu vergleichen, denn die Schwere und der Verlauf des Gasbrandes ist, wie wir schon sagten, örtlich und zeitlich ganz verschieden.

Dagegen können bezüglich der Körperregionen die in einem bestimmten Kampfgebiet gewonnenen Statistiken der einzelnen Autoren wohl miteinander in Vergleich gebracht werden und in dieser Richtung besagen alle das gleiche, daß nämlich der Gasbrand da am Körper am bösartigsten auftritt, wo die massigsten Muskellagen sind und daher die Resorptionsfläche des in den Muskeln bereiteten Giftes am größten ist. Aus diesem Grunde ist der Gasbrand des Rumpfes und Oberschenkels prognostisch als am ungünstigsten bekannt, der des Unterarmes am günstigsten; in der Mitte steht der Oberarm und Unterschenkel.

Marwedel hatte bei Gasbrand am

Gesäß	$62^0/_0$	Mortalität
Oberschenkel	$50^0/_0$	,,
Unterschenkel	$28^0/_0$	,,
Oberarm	$21^0/_0$	,,
Unterarm	$15^0/_0$	,,

O. Rumpels Statistik lautet:

	Zahl der Fälle	Mortalität
Rumpf	21	$52^0/_0$
(Gesäß)	(11)	$(64^0/_0)$
Oberschenkel	66	$50^0/_0$
Unterschenkel	50	$44^0/_0$
Oberarm	18	$38^0/_0$
Unterarm	8	$12^0/_0$
Summe	163	$45^0/_0$

Ähnliche Erfahrungen bezüglich der Körperregionen haben die meisten Chirurgen beim Gasbrand gemacht.

Da der Gasbrand eine Erkrankung der Weichteile, nämlich der Muskeln ist, so haben hierbei die Knochenbrüche keine größere Sterblichkeit als die Weichteilverletzungen. Von 81 an Gasbrand Gestorbenen A. Biers hatten 40 Knochenbrüche und 41 Weichteilverletzungen; auch bei O. Rumpels großem und schwerem Gasbrandmaterial von der Nordostfront um Verdun (Pierrepont) prägt sich in den Knochenverletzungen keine stärkere Erkrankungsziffer an Gasbrand aus, als bei Weichteilverletzungen; es lagen in $59^0/_0$ Weichteil-, in $41^0/_0$ Knochenverletzungen vor.

Der Verlauf des Gasbrandes entscheidet sich in der Regel schnell innerhalb der ersten Tage; meist ist das Schicksal des Patienten oder der Extremität sogar in 1—2 Tagen geklärt. Einen ungewöhnlich schnellen, innerhalb fünf Stunden nach der Verwundung tödlichen Fall, bei dem nicht einmal die Hautveränderung Zeit hatte, sich auszubilden, haben wir früher angeführt (siehe Kap. IX). Ein ähnlich schneller Verlauf überraschte Marquardt bei einem Patienten, der neun Tage nach einem Hüftschuß ein Gasbrandrezidiv an beiden Beinen bekam, das schon in $^1/_4$ Stunde von dem der Verletzung gegenüber liegenden Oberschenkel bis zum Fuß vorschritt. Rezidive sind überhaupt sehr bösartig (A. Bier, Coenen).

XXI. Die Serumtherapie des Gasbrandes.

1. Aussichten einer Serumtherapie.

Rein klinisch betrachtet könnte die Serumbehandlung des Gasbrandes, da er ein streng toxisches, gut begrenztes Krankheitsbild liefert, in ähnlicher Weise aussichtsreich erscheinen, wie dies beim Tetanus der Fall ist. So günstig liegen aber die Verhältnisse beim Gasbrand keineswegs, denn der Wundstarrkrampf wird erzeugt von einem einzigen, scharf charakterisierten Parasiten, der sich in seinem Wachstum nur auf die nächste Umgebung der Wunde beschränkt und dessen pathogene Wirkung ein einheitliches, wohl charakterisiertes Toxin hervorruft. Der Gasbazillen aber gibt es viele mit ebenso vielen differenten biologischen und serologischen Eigenschaften; im Gegensatz zum Tetanusbazillus verbreiten sie sich außerdem in enormen Mengen weit über den Gasbrandherd hinaus in den Geweben und vermehren sich darin rapide, so daß hier die Serumwirkung nicht nur eine gegen die Gifte gerichtete, sondern auch eine antiinfektiöse sein müßte.

Eine weitere Schwierigkeit liegt in den Gasbrandgiften selbst. Diese sind nicht allein bakterieller, sondern auch histogener Natur. Das Serum müßte also auch die letzteren unschädlich machen, was nach anderweitigen Erfahrungen, beispielsweise nach N. Gulekes Experimenten bei den Pankreasgiften, sehr wohl möglich wäre. In der Hauptsache aber hätte das Heilserum die Aufgabe, die Gasbranderreger und deren Gifte unwirksam zu machen. Da die ersteren progrediente Infektionen erzeugen, d. h. in gesundes Gewebe vordringen und sich in demselben vermehren, ja, da sie wie Pribram, F. Klose u. a. sicher erwiesen haben, in die Blutbahn einzudringen vermögen, so müßte das Gasbrandserum zunächst eine starke bakterizide Quote enthalten. Dies Postulat erscheint nun aber auf Grund von R. Pfeiffers und Bessaus Agglutinationsversuchen, die schon eine Verschiedenheit der Antikörper innerhalb der einzelnen Gruppen der Gasbranderreger ergeben haben, vorerst noch in weite Ferne gerückt, denn es ist praktisch kaum möglich, ein so polyvalentes antiinfektiöses Serum herzustellen, daß darin die Antikörper aller Vertreter der einzelnen Gasbazillengruppen enthalten wären. Vielleicht sind aber die Umstände in der Praxis nicht gar so ungünstig, wie es aus den Laboratoriumsversuchen den Anschein hat, denn es bemerken R. Pfeiffer und Bessau selbst, daß ihre diesbezüglichen Versuche sich gründen auf Experimente mit kleinen Laboratoriumstieren (Kaninchen, Meerschwein), es bestände daneben aber vielleicht die Möglichkeit, daß Pferde einen breiteren Rezeptorenapparat besäßen, derart daß Pferdesera vielleicht diese weitgehende serologische Differenz bei den Anaeroben nicht aufweisen würden. Diese Autoren konnten nämlich mit einem polyvalenten Gasbrandserum vom Pferd der Firma Höchst einen Teil ihrer malignen Ödemstämme in mäßigem Grade, ihre sämtlichen Uhrzeigerbazillenstämme in geringem Grade agglutinatorisch beeinflussen, während allerdings ihre sämtlichen Fraenkelstämme unbeeinflußt blieben. Auch in Fickers Experimenten gewährte ein mit einem Ödemstamm gewonnenes Serum Schutz gegenüber einigen Ödemstämmen, die nicht zur Immunisierung benutzt waren. Kolle, H. Sachs, Georgi konstatierten sogar bei ihren Agglutinations- und Komplementbindungsversuchen mit Gasbrandsera von Pferden ein Übergreifen zwischen den verschiedenen Vertretern der beweglichen putrifizierenden und nicht putrifizierenden Gasbazillenarten. Dabei ist natürlich vorauszusetzen, daß Reinkulturen benutzt wurden.

Wenn sich dieses bestätigt und solch serologisches Übergreifen zwischen den verschiedenen Gasbazillengruppen regelmäßig statthat, so steigen damit die Aussichten auf die Serumtherapie. Aber hier ist noch lange nicht alles geklärt und manche der gefundenen serologischen Tatsachen bedürfen noch dringend der Nachprüfung.

An dieser Stelle mag noch erwähnt werden, daß die vollständige Übereinstimmung in der Agglutination, die Conradi und Bieling bei ihrem Formenkreis A und B fanden, wohl kaum im Sinne einer Gruppenagglutination zu verwerten ist, sondern dadurch eine einfache Erklärung findet, daß diese Autoren

Mischkulturen von Fraenkelbazillen und Uhrzeigerbazillen benutzten, so daß auch die mit diesen Bazillen hergestellten Antikörper vielfach waren. Es wird also hierdurch die für die Serumtherapie wichtige Tatsache, daß einige Gasbazillengruppen gleiche Antikörper bilden, nicht erweitert. Die Angabe von Fürth, daß in seinen Versuchen ein Übergreifen der Schutzstoffe und Agglutinine des Rauschbrandbazillus auf einen Gasbazillus vom Typus Conradi und Bieling stattfand, ist bemerkbar und konnte vielleicht praktische Bedeutung für die Serumtherapie des menschlichen Gasbrandes gewinnen, wenn es feststeht, daß auch der Rauschbrandbazillus zu seinen Erregern gehört.

Nach v. Wassermanns Ansicht hat ein antitoxisches Gasbrandserum mehr Aussicht auf Verwirklichung, als ein antiinfektiöses, weil nach ihm alle Gasbazillen ein gleiches Gift produzieren. Zur Gewinnung dieses Serums wird von ihm das durch Eintrocknen der Kulturen erhaltene Gift neben Vollkulturen verwandt. Im Tierversuch hat solches Serum die denkbar größte Sicherheit der Wirkung. Die Erfolge am Menschen sind aber noch zu dürftig.

2. Serotherapeutische Tierversuche.

Nach dem Mitgeteilten sind unsere toxikologischen und serologischen Kenntnisse von den Gasbranderregern offenbar noch lückenhaft und erfordern bei den vielen widersprechenden Angaben der Forscher im Hinblick auf eine erfolgreiche Serumtherapie des menschlichen Gasbrandes noch Vertiefung und Erweiterung. Inzwischen ist aber die Praxis dem Reagenzglasversuch voraufgeeilt und hat sich zuerst des Tierexperimentes bedient. F. Klose war der erste, der im Felde den experimentellen Weg der praktischen Immunisierung beschritt. Er behandelte Pferde intravenös mit dem Filtrat einer fünftägigen Traubenzuckerbouillonkultur von Fraenkelbazillen vor und erzielte damit ein Heilserum, das Meerschweinchen prophylaktisch gegen die Infektion mit diesen Bazillen schützte und auch therapeutisch sechs Stunden nach der Infektion noch Erfolg hatte. Der Autor dehnte diese Versuche dann auch auf einen zur Gruppe der Gasödembazillen gehörenden Anaeroben aus und gewann durch Vorbehandlung mit dem zugehörigen Toxin ein im Tierversuch gut wirkendes antitoxisches Serum. Dieses Gasödemserum hatte auch antibakterielle Kraft gegen den homologen Stamm, indem damit vorbehandelte und hernach subkutan mit virulenten Bouillonkulturen geimpfte Tiere am Leben blieben. Gegen einen heterologen Stamm, z. B. den Fraenkelbazillus, war es aber unwirksam. So verhielten sich alle Repräsentanten der Gasödembazillen.

Schon vor F. Klose hatten Ernst Fränkel, Frankenthal, Koenigsfeld durch intramuskuläre Einverleibung lebender Aschoffscher Gasödembazillen ein Pferdeserum bereitet, das Meerschweinchen gegen die 10—50fach tödliche Dosis des Impfstammes schützte.

Bei dem malignen Ödem erreichte Ficker die ersten experimentellen Resultate. Er zeitigte durch Vorbehandlung mit einem von R. Pfeiffer und Bessau zur Verfügung gestellten Ödemstamm ein Pferdeserum, das in der geringen Menge von 0,1 ccm die zehnfach tödliche Dosis des Toxins (letale Dosis = 0,01) bei der Maus neutralisierte. Diese Wirkung erstreckte sich auch auf drei weitere Ödemstämme, die nicht zur Immunisierung benutzt waren.

3. Die Immunisierung gegen menschlichen Gasbrand.

Conradi und Bieling haben, nachdem Steinbrück auf die nahen Beziehungen zwischen Gasbrand und Rauschbrand hingewiesen hatte, die Immunisierung gegen menschlichen Gasbrand zunächst mit Rauschbrandvakzin, dann mit dem schon vorhandenen und von tierärztlicher Seite benutzten Rauschbrandserum unternommen (1916), aber diesen Weg bald wieder aufgegeben.

Heddaeus griff, als ihn die schweren Gasbrandfälle an der Somme im Sommer 1916, wie er sagt, fast mutlos machten, auf das F. Klosesche Fraenkelserum zurück und spritzte es, um den Krankheitsherd damit zu überschwemmen, nach eigener Methode intraarteriell in großen Dosen (ca. 90 ccm) in die Extremitäten ein und unterstützte dabei die Serumwirkung durch die Dauerstauung. Im ganzen behandelte er 69 Fälle, davon therapeutisch 49 mit 24% Mortalität, prophylaktisch 20 Fälle mit 10% Mortalität. Der Autor gewann hierbei die Überzeugung, daß das Kloseserum einer Reihe Schwerverwundeter mit Gasinfektion das Leben gerettet hat.

Allerdings können uns diese nackten Zahlen unseres Erachtens nicht viel sagen, außerdem ließen sich auch gegen dieses Fraenkelserum bei der Behandlung des Gasbrandes theoretische Bedenken erheben: es entsprach, da es nur monovalent war gegenüber der Vielheit der Gasbranderreger, nicht allen Anforderungen. So mußte ein anderes, und zwar polyvalentes hochwertiges Serum erstrebt werden, an dessen Aufbau sich F. Klose wesentlich beteiligte, indem er sich der großen Mühe unterzog, hierfür die bakteriologischen Unterlagen zu liefern. Von Verdun, von der Somme, aus Flandern und aus Brest-Litowsk hatte er 130 Anaerobenstämme gesammelt und diese alle mit der Methode der Agglutination und Bakterizidie durchprobiert und nach Gruppen geordnet. Die dabei auffallenden Stämme wurden wieder zur Herstellung agglutinierender und bakterizider Sera benutzt. So gelang es schließlich, alle Stämme mit wenigen Ausnahmen serologisch in drei Hauptgruppen zu vereinigen. Dies sind:

1. die Welch-Fraenkel-Gruppe;
2. die Gasödemgruppe;
3. die Putrifikusgruppe.

Wegen der Inkonstanz der Toxine bei den Anaeroben und der enormen Mengen von Gasbazillen im kranken Gewebe wurde in erster Linie ein antibakterielles Serum angestrebt, deren Bereitung die Firma Höchst übernahm.

Dieses im Kriege benutzte Gasödemserum Höchst, Op. Nr. 4, ist ein polyvalentes, antibakterielles, von Pferden gewonnenes Schutzserum, das gegen die angeführten drei Anaerobengruppen eine wirksame Quote enthält. Der Titer beträgt 0,05 und schützt ein 300 g schweres Meerschwein bei der Infektion mit der sicher tödlichen Bazillendosis. Für den Menschen wird es in Dosen von 20—40 ccm angewandt, hauptsächlich prophylaktisch.

O. Rumpel hat (1917) die ersten größeren Erfahrungen mit diesem Gasödemserum Höchst am Menschen gemacht und veröffentlicht. Er legte Wert darauf, daß es so zeitig, wie möglich, nach der Verwundung angewandt wurde, meist in Gestalt der zentralen Umspritzung der Wunde in 20—40 ccm Menge. Später wurden auch größere Gaben intravenös gegeben. 1180 Verwundete wurden so prophylaktisch gespritzt. Von diesen erkrankten 8 = 0,6% an Gasbrand mit 4 Todesfällen = 50%; 75 wurden nicht gespritzt, davon erkrankten 8 = 11% mit 4 = 50% Todesfällen. Auffallend war dem Autor, daß die Spätfälle, die früher 1/3 aller Beobachtungen ausmachten, seit der Einführung des Serums nicht mehr vorkamen, und daß „reine" Gasbrandfälle, d. h. solche ohne starke Gewebszertrümmerung, Abschnürung oder Gefäßverletzung, nicht mehr beobachtet wurden. O. Rumpel hielt seine Erfahrungen für so günstig, daß er die allgemeine Einführung im Feldheere empfahl.

Anaphylaktische Erscheinungen machten sich in Rumpels Material nur in einigen urtikariaartigen Hautreaktionen geltend; indess kamen Heddaeus bei intravenöserInjektion des Höchster Gasödemserums unangenehme anaphylaktische Zustände (Atembeklemmung, Herzschwäche, komatöser Zustand) vor und wir selbst erlebten dabei einen schwer bedrohlichen anaphylaktischen Schock mit längerem Atemstillstand, der künstliche Atmung erforderte.

Das Endergebnis der Serumbehandlung des Gasbrandes in dem Jahre 1917 ist von Aschoff mitgeteilt. Es lautet: von 2356 Gasbrandfällen wurden 223 mit dem Höchster Serum gespritzt; von diesen starben 98 = 43,9%. Von den nicht gespritzten starben 68,7%. Somit wurde nach Aschoff die Mortalität an Gasbrand durch das Höchster Schutzserum um 25% herabgedrückt.

Es ist selbstverständlich, daß diese Zahlen noch nicht ein definitives Urteil abgeben können über die Schutzwirkung des Gasödemserums. Hier muß die allgemeine Erfahrung zu Hilfe kommen und diese reicht bisher noch nicht aus.

Durch das Serum, mag es auch noch so wirksam sein, wird aber die chirurgische Behandlung der Wunden nicht etwa überflüssig. Im Gegenteil, da die Gasbazillen sich gerade, wie es R. Pfeiffer und Bessau betonen, in den traumatisch entstandenen Nekrosen vermehren, also an einem Ort, wohin das Serum wegen der mangelnden Zirkulation gar nicht oder nur unzureichend gelangen kann, so ist die von allen Feldärzten geübte Wundexzision in der Prophylaxe des Gasbrandes keinesfalls zu entbehren, sondern muß mit der Serumbehandlung kombiniert werden. —

Ein auf ähnlichen Prinzipien aufgebautes polyvalentes, antitoxisches und bakterizides Serum, wie das deutsche, ist auf der Seite der Entente durch Weinberg eingeführt worden. Es richtet seine Schutzkraft ebenfalls gegen verschiedene Gruppen von jetzt noch nicht genauer zu identifizierenden Gasbazillen, die als Bacillus perfringens (Fraenkelbazillus), sporogenes, oedematicus, Vibrion septique und Bacillus haemolyticus bezeichnet werden.

XXII. Die gashaltige Phlegmone und der Gasabszeß.

1. Begriffsbestimmung.

Die gashaltige Phlegmone, auch Phlegmone mit Gas genannt, ist unter allen Umständen von der eigentlichen Gasphlegmone und dem echten Gasbrand abzutrennen, denn es bestehen zwischen diesen beiden Gruppen von Wundinfektionskrankheiten ätiologisch und klinisch scharfe Unterschiede, die nach v. Baumgarten schon von Ogston (1880) und von J. Rosenbach (1884) hervorgehoben worden sind, aber im Laufe der Zeiten wieder verwischt wurden, weil diese schweren Wundkrankheiten in der auf der schnell fortschreitenden Bakteriologie fußenden aseptischen Ära in der langen Friedenszeit vor dem Kriege immer seltener wurden und daher das Interesse der Chirurgen weniger fesselten. So ist es verständlich, daß in der ersten Zeit des eben verflossenen Weltkrieges viele Ärzte alle mit Gasbildung einhergehenden Wundinfektionskrankheiten als „Gasphlegmone“ ansahen und, indem sie die Begriffe „gashaltige Phlegmone“ einerseits und „Gasbrand und Gasphlegmone“ andererseits, nicht schieden, falsche Schlüsse über die Bösartigkeit der letzteren oder ihre Erfolge bei therapeutischen Maßnahmen machten. Die echten Gasphlegmonen und der Gasbrand beruhen, wie wir gesehen haben, auf der Invasion ganz spezifischer, gut erforschter Anaeroben in die Muskulatur, die in einem besonderen Kapitel (Kap. III) eingehend besprochen sind. Die gashaltigen Phlegmonen haben dagegen keine so einheitliche und spezifische bakteriologische Ätiologie, sondern sind die Folge einer doppelten Infektion, einmal der pyogenen und zum anderen der mit gasiger Fäulnis einhergehenden putriden Infektion. Diese Phlegmonen gehören also weder zu den reinen Eiterphlegmonen, noch zum Gasbrand, sondern bilden eine besondere Gruppe, die mit der Gasbrandinfektion nur die Gasbildung, aber sonst nichts gemein hat, in ihrem klinischen Bild und der Ausbreitungsweise aber den Eiterphlegmonen entschieden näher steht.

2. Ätiologie.

Die noch wenig erforschte bakteriologische Ätiologie der gashaltigen Phlegmone und des Gasabszesses ist nach den bisher vorliegenden Untersuchungsergebnissen äußerst mannigfaltig. Chiari war der erste, der im Jahre 1893 das von ihm aus einer „Gasgangrän“ des Beines bei einer alten diabetischen Frau gewonnene Bacterium coli als die Ursache dieser von ihm als septisches Emphysem benannten Erkrankung bezeichnete. Ihm folgten Hitschmann und Lindenthal mit einer gleichen Beobachtung, so daß diese Autoren sich der von Chiari geäußerten Ansicht, daß Kolibazillen bei gleichzeitigem Diabetes eine Gasbildung im lebenden Gewebe zu erzeugen imstande seien, anschlossen. Die Mitwirkung des Diabetes bei diesem Krankheitsbilde wurde aber hinfällig, als v. Dungern, Bunge, Klemm, Muscatello, Stolz, Umber, P. Albrecht, Rizzo u. a. gashaltige Eiterungen ohne Diabetes beschrieben, bei denen unter anderen Bakterien stets auch das Bacterium coli oder eine Abart desselben (Paracolibacillus aerogenes nach Umber) nachgewiesen werden konnte. Es wollte aber keinem der Autoren, außer Heyse, gelingen, im Tierexperiment durch Injektion von Kolibazillen eine gashaltige Phlegmone in Szene zu setzen, und so sahen sich Hitschmann und Lindenthal veranlaßt, in den Fällen von v. Dungern über eine gasige Phlegmone des Rumpfes nach einer Rektumoperation und von Bunge über eine solche des Rückens nach Dekubitus bei einem Tabiker dem gleichzeitig vorhandenen Proteus vulgaris die Hauptrolle beim Zustandekommen der gasigen Eiterung zuzuschreiben. Hierin fanden sie eine Stütze an Graßberger und Hauser u. a. Ersterer berichtete nämlich über eine große gashaltige Phlegmone des Rumpfes und Oberschenkels mit Jauchung und schaumigem Eiter, dessen bakteriologische Untersuchung neben dem Streptococcus pyogenes die Anwesenheit des Proteus vulgaris erwies. Das

Tierexperiment schien die Annahme des Proteus als Gasbildners zu rechtfertigen, denn ein Meerschweinchen, dem Graßberger eine geringe Menge des gashaltigen Eiters intraperitoneal injiziert hatte, starb nach 18 Stunden und zeigte eine diffuse Injektion des Bauchfells neben einer geringen Menge eines ziemlich reichlich von Gasblasen durchsetzten, Proteuskeime enthaltenden Eiters. Hauser wies dieselben Keime neben Streptokokken nach in mehrfachen jauchigen, übelriechendes Gas enthaltenden Abszessen, die sich bei einem Mediziner an eine Verletzung der Hand bei einer Sektion anschlossen, P. Albrecht unter Kolibazillen in einer großen gashaltigen, jauchigen Phlegmone der Leisten- und Lumbalgegend. Widal und Nobécourt erblickten ebenfalls in dem neben dem Staphylokokkus und Streptokokkus in einer gashaltigen Phlegmone des Rückens nach Punktion eines Empyems entdeckten Proteus das gasbildende Mikrobion.

Zwischen den Autoren, die den Kolibazillen die Rolle der Gasbildung bei den phlegmonösen Prozessen zuerkennen, und denen, die den Proteus für den Vergaser halten, nimmt Muscatello einen vermittelnden Standpunkt ein, wenn er der Ansicht Ausdruck verleiht, daß gerade eine Mischkultur beider die Ursache der Gasbildung sei. Er fußt dabei auf Tierversuchen, die dar taten, daß weder eine Reinkultur von Koli, noch eine solche von Proteus allein imstande war, Gas zu erzeugen. Wenn er aber eine bestimmte Bouillonmischkultur beider aus einer gashaltigen Phlegmone stammenden Mikrobien einem Meerschweinchen in eine künstlich gesetzte Frakturstelle injizierte, entwickelte sich, wie er meint, das typische Bild der „emphysematösen Gangrän". Dieses Resultat war aber vereinzelt, denn mit anderen Koli- und Proteusstämmen gelang das Experiment Muscatello nicht und, was die Kolibazillen betrifft, so hatte, wie bereits erwähnt, von allen Experimentatoren nur Heyse mit einer bestimmten Koliart, dem Bact. lactis aerogenes, in Reinkultur eine Gasinfektion zu erzeugen vermocht. Man hätte aber doch erwarten müssen, daß die für die Gasbildung bei eitrigen Prozessen verantwortlich gemachten Bakterien dies sowohl im Tierexperiment, als auch in Krankheitsprozessen mit einer gewissen Regelmäßigkeit täten; davon ist indes gar keine Rede: Die Minderzahl der Koliabszesse und die wenigsten Eiterungen, die den Proteus beherbergen, haben Gas, und die wenigen geglückten Tierexperimente der Autoren können im besten Falle nur einen schwachen Anklang darstellen an die gashaltigen Phlegmonen, die man beim Menschen sieht. Nur das eine scheint uns aus der bakteriologischen Prüfung der gashaltigen Phlegmone hervorzugehen, daß es sich hierbei fast nie, wie bei Chiari und Umber, um Reininfektionen handelt, sondern fast stets um ein Gemisch von Mikroben, das, abgesehen von den Kolibazillen und seinen Abarten und Proteuskeimen, noch aus Streptokokken, Staphylokokken, Typhusbazillen, Pseudodiphtheriebazillen und noch anderen nur anaerob wachsenden Spaltpilzen zusammengesetzt war.

Auf diese nicht näher spezifizierten anaeroben Stäbchen hat besonders P. Albrecht geachtet und deren Anwesenheit in einer Anzahl gashaltiger Phlegmonen und einmal im Staub des Operationssaales festgestellt. Die von diesem Autor gezüchteten Anaeroben gehörten aber keinesfalls zu den den Gasbrand erzeugenden Mikroben, insbesondere nicht, wie P. Albrecht und Graßberger und Schattenfroh es für einige Stämme fälschlich angeben, zu den Fraenkelbazillen, denn sie waren alle, nur mit Ausnahme eines Falles

(VII), bei dem Eug. Fraenkel die Gegenwart seines Bazillus im Wundsekrete anerkennt, nicht tierpathogen, ebensowenig wie zwei von Rodella aus dem Eiter eines gashaltigen Abszesses neben Streptokokken und Kolibazillen gezüchtete anaerobe Stäbchen.

Angesichts der Vielheit und Verschiedenheit der bei gasigen Eiterungen gewonnenen bakteriologischen Ergebnisse kam daher Rodella zu der Auffassung, daß bei den gashaltigen Eiterungen mehr der Gesamtzahl und der großen Verschiedenheit der Mikrobenarten und nicht dieser oder jener einzelnen Art eine Bedeutung zukomme. Alle späteren Autoren, die gashaltige Phlegmonen und Abszesse bakteriologisch geprüft haben, bestätigen diese Mannigfaltigkeit der Mikrobenflora und erheben außerdem fast regelmäßig den zuerst von P. Albrecht erhobenen Befund von nicht tierpathogenen, anaeroben Keimen, so Regnault mit einer gashaltigen Phlegmone am Knie, die einen Diplokokkus und anaerobe grampositive, nicht pathogene Stäbchen enthielt, so Hallé mit einer gashaltigen Phlegmone des Rumpfes, die von einer an Varizellen erkrankten Schamlippe ausgegangen und von Streptokokken und anaeroben Keimen der Genitalflora belebt war, wie sie auch bei Bartholinitis und Urinabszessen vorkommen, so Heyde mit einer gasigen Parulis mit Streptokokken, Staphylokokken, Koli und einem anaeroben Buttersäurebazillus, und so derselbe Autor mit einem Hirnabszeß, der nach seiner Ansicht verursacht war durch einen im Eiter in Reinkultur gewucherten, nicht pathogenen anaeroben Bazillus eigener Art.

Hieran schließen sich noch einige spätere Beobachtungen von v. Khautz, Reinecke und Krische über gashaltige Abszesse an, die mit dem Darmkanal in Verbindung standen und Kolikeime, Proteus, Streptokokken und anaerobe Bazillen enthielten, und Liebleins gashaltige Phlegmonen mit anaeroben, sporulierenden Bazillen.

Unsere eigenen bakteriologischen Erfahrungen in dieser Hinsicht, und zwar bei einem Empyem mit einer so großen Gashöhle, daß die Erscheinungen des Pneumothorax vorwalteten, und ferner bei einem unter starker Spannung stehenden Gasabszeß im Bauch infolge jauchiger Pankreatitis stellten in dem Eiter die mannigfachsten Kokken und Stäbchen aus der Darmflora fest, und in einem röntgenologisch und durch Perkussion zweifelsfreien Gasabszesse der Hüftgegend, dem unter puffendem Geräusch Gas entströmte, Kolibazillen, Streptkookken, Staphylokokken und Proteus. —

Soweit man somit aus allen diesen sich mit der Ätiologie der gashaltigen Phlegmonen und Abszesse befassenden Befunden ein Urteil ableiten kann, muß dieses dahin gehen, daß diese Prozesse tatsächlich keine einheitliche Ätiologie haben, sondern sich gerade durch das Gewirr der aeroben Mikroben auszeichnen, unter denen besonders Bacterium coli, Proteus und pyogene Kokken hervortreten, und daß nach neueren Feststellungen auch nicht tierpathogene, anaerobe Bazillen dabei wesentlich beteiligt sind.

Welcher Art diese Anaeroben bei der gashaltigen Phlegmone sind, bedarf noch gründlicher Erforschung, insbesondere ist es noch mehr als fraglich, ob hier Heidlers und Liebleins Ansicht zutrifft, daß die gashaltigen Eiterungen auf einer Mischinfektion von Eitererregern mit nicht virulenten echten Gasbranderregern beruhen, wonach die gashaltige Phlegmone und der Gasabszeß eine milde Form der Gasbrandinfektion darstellen würde. Diese noch ganz hypothetische Ansicht gewinnt unseres Erachtens dadurch eine gewisse Stütze, daß echte Gasbrandkeime tatsächlich in ganz reaktionslos heilenden Kriegswunden fast regelmäßig zu finden sind, und ferner an Bingolds Tierversuchen, in denen gashaltiger Eiter durch Mischinfektion von Staphylokokken und Streptokokken mit echten Gasbazillen dargestellt werden konnte. Unseres Erachtens würden hier zuerst die Fäulniserreger (siehe Kap. III. B) in Frage kommen. Indess ist hierin noch nicht das letzte Wort gesprochen.

3. Pathologische Anatomie.

Nur wenige Autoren haben ihr Augenmerk auf die anatomischen Zerstörungen und Veränderungen bei den gashaltigen Eiterungen gerichtet. Dies ist auch verständlich, da außer den schon makroskopisch wahrnehmbaren Gasblasen im Gewebe keine spezifischen histologischen Veränderungen zu erwarten waren. P. Albrecht teilt von zweien seiner Fälle (II und IV), bezüglich derer Eug. Fraenkel die Zugehörigkeit zu der echten Gasphlegmone bestimmt in Abrede stellt, so daß man sie füglich unter die gashaltigen Phlegmonen zählen muß, die histologischen Verhältnisse mit. Es handelt sich dabei um eitrige Infiltration des Gewebes und um nekrotisierende Prozesse am Muskel und umhüllenden Bindegewebe, die in Kernschwund, Verlust der Querstreifung, Quellung und Zerfall in homogene Bröckel, Schollen und Querscheiben und in Auffaserung der Primitivbündel und in Einrissen derselben bestehen. In den Muskelbündeln und in dem zu einer körnigen Masse umgewandelten Bindegewebe lagen den Gasblasen entsprechende Hohlräume, in die einzelne Trümmer und Zacken der Muskelbündel hineinragten. Die im Schnitt zur Darstellung gebrachten grampositiven, teils besporten Bazillen und Kokken wurden allenthalben angetroffen und lagen meist in den Gewebsspalten und gruppiert in dichten Zügen um die Gasblasen, niemals in den Blutgefäßen.

Aus diesen bei gashaltigen Phlegmonen von P. Albrecht vorgefundenen anatomischen Gewebsveränderungen möchten wir die allerdings unter Eiterung sich vollziehenden Zerfallserscheinungen an den Muskelprimitivbündeln, die Aufbündelung, die Segmentierung in Scheiben und die an längsgetroffenen Bündeln gesehenen Einrisse hier besonders hervorheben, denn derartige pathologische Prozesse bildeten in erhöhtem Maße einen nicht zu verkennenden Befund beim echten Gasbrand (siehe Kap. VII). Bei diesem besteht aber der prinzipielle Unterschied, daß hier die Zersetzung ohne jedwede Eiterung und Entzündung verläuft, und der graduelle Unterschied, daß die sich einstellenden Erscheinungen des Muskelzerfalls einen viel höheren Grad annehmen, so daß ganze Primitivbündel schachbrettartig auseinander fallen oder in Scheiben zerlegt oder verflüssigt werden. Den gashaltigen Phlegmonen fehlen weiter die beim Gasbrand konstanten Blutungen in die Muskelsubstanz, die starken Fibrinausscheidungen, die oft weit ausgedehnte wachsartige Nekrose und die enormen Schwärme von spezifischen anaeroben Stäbchen, die sich zwischen den Primitivbündeln scharenweise vorschieben. Man wird also auch rein anatomisch am erkrankten Gewebe die Differentialdiagnose zwischen gashaltiger Phlegmone und Gasbrand machen können, wenn die pathologischen Veränderungen ausgebildet sind.

Auch der Sektionsbefund an den inneren Organen ist verschieden. Die gashaltige Phlegmone liefert nach v. Baumgarten Sektionsbilder, wie sie in Fällen von Pyämie und Septikopyämie aufgedeckt werden, also trübe Schwellungen der parenchymatösen Organe und eine ansehnliche Milzschwellung und gelegentlich metastatische Eiterherde. Der echte Gasbrand hat nichts von alledem, dagegen zeichnet er sich durch die nach dem Tode oft erfolgende Schaumorganbildung aus.

4. Symptome.

Da die gashaltigen Phlegmonen auf dem Boden einer pyogenen Infektion entstehen, so herrschen bei ihr die Entzündungserscheinungen vor. Es besteht also Fieber, erhöhter Puls, eine belegte oder trockene Zunge, in den schweren Fällen auch eine ikterische Verfärbung der Konjunktiven und Delirien. An der Stelle der Erkrankung finden wir lokal die Zeichen der Phlegmone, also Rötung, Schwellung, Schmerz, Hitze. Nur bei tiefem Sitz, beispielsweise in der Tiefe der Glutäalmuskeln, erreicht die Entzündungsröte die Haut nicht. Wenn der gangränöse, eiternde Prozeß auf die Haut übergeht, wie es bei Schußverletzungen, deren Trümmerhöhle bis an dieselbe heranreicht, nicht selten ist, so nimmt sie eine fahle, grauliche Farbe an, oder dadurch, daß sich die Entzündungsröte damit mischt, eine bronzene Färbung. Solche Hautstellen verfallen oft der Nekrose und stoßen sich dann ab. In der Umgebung sieht man aber stets die Entzündungsröte.

Das hervorstechende Symptom der gashaltigen Phlegmone ist die Ansammlung von Gas, das als Knistern unter dem tastenden Finger oder durch den tympanitischen Klopfschall dem Arzt kaum entgeht. Diese Gasansammlung liegt bei den gashaltigen Phlegmonen meist oberflächlich, in der Unterhaut, nicht in den tieferen Schichten, und beschränkt sich nur auf die nächste Umgebung der Wunde, im Gegensatz zum Gasbrand, wo das Gas sich schnell in den Muskeln streifenförmig nach allen Richtungen, entfernt von der Wunde, ausbreitet. Daher gibt das Röntgenbild bei ersterer runde, umschriebene Gashöfe, bei letzterer lange Streifen und Strichelungen.

Bei dem Einschnitt entweicht das Gas deutlich entweder unter puffendem Geräusch oder als brodelnde Gasblasen im zugleich sich mit entleerenden Eiter, in dem zahlreiche Luftblasen schwimmen. Der Eiter hat entweder seine übliche rahmige Beschaffenheit oder ist von mehr dunkler Farbe. Bei starker putrider Infektion ist er mehr bräunlich und dünnflüssig und verbreitet jauchigen Gestank. Ebenso ist die Wundhöhle; jauchige Massen und Gewebsnekrosen von dunkler schwärzlicher Farbe kleiden sie aus; die Muskeln erscheinen schwärzlich, zerreißlich, ödematös, das Fettgewebe graugrünlich, ödematös und läßt sich oft in einzelnen Sequestern herausheben, die Faszien von graugrüner Farbe sind nekrotisch.

Die Verbreitung der gashaltigen Phlegmone geschieht nicht, wie beim echten Gasbrand, in den Muskeln, sondern wie bei jeder Eiterphlegmone, in dem intramuskulären Gewebe, längs den Gefäßen, Nerven und Sehnen. Wenn man die Jauchehöhle einschneidet, so führt der Schnitt bald in normal aussehenden, gut durchbluteten, nicht brandigen oder von Gasblasen durchsetzten Muskel, während beim Gasbrand ganze Muskelgruppen in weiter Ausdehnung von dem Prozeß ergriffen sind und nicht bluten.

5. Vorkommen.

Die gashaltige Phlegmone kommt an den verschiedensten Stellen des Körpers vor. Im Frieden sieht man sie oft als die Begleiterin der Parulis mit starkem Ödem und Gasknistern und Entzündungsröte am Hals, so daß schon in solchen Fällen die Diagnose auf malignes Ödem gestellt wurde, so von Braatz bei einem Manne, der wegen Halsphlegmone eine Medizin mit Rattenkot eingenommen hatte. Weiter sehen wir die gashaltige Phlegmone und den Gasabszeß in der Umgebung des Verdauungskanals, also als periproktitischen Abszeß und als Kotphlegmone der Glutäalgegend nach Mastdarmverletzungen, ferner als gashaltigen subphrenischen Abszeß mit dem charakteristischen Röntgenbild (Hochstand des respiratorisch unbeweglichen Zwerchfells, große Gasblase, darunter einen Schatten gebenden Flüssigkeitsspiegel mit Wellenbewegung), gelegentlich auch als Pneumothorax subdiaphragmaticus (Umber) und ferner in der Leistengegend nach Drüsenvereiterung, weiterhin nach Darminkarzeration und Appendix- und Divertikelperforation. Auch am Skrotum sind gashaltige gangränöse Phlegmonen nicht selten und bilden oft den Ausgangspunkt der Skrotalgangrän (Donati und Uffreduzzi, Mazourelli, Coenen und Przedborski). Alte Blutergüsse verjauchen leicht unter Gasbildung; in der Pleura (Euteneuer) ist dies oft nach Schußverletzungen der Fall und das so entstehende Gasempyem hat schon manche Autoren dazu veranlaßt, hier Lungengasbrand anzunehmen, während doch nur eine saprophytische gasige Zersetzung des ergossenen Blutes in einer fast abgeschlossenen Höhle vorlag.

Bei den Schußverletzungen des Krieges gehen die gasigen Phlegmonen und Gasabszesse meist von Zertrümmerungshöhlen der Muskeln aus, die mit zermürbtem Gewebe, zersetztem Blut, Tuchfetzen, Geschoßsplittern, Erdkrumen angefüllt sind und jauchige Flüssigkeit und Gas bergen und Gestank verbreiten.

Metastasenbildung ist bei den gashaltigen Phlegmonen bisher nicht gesehen. Dies kann vielleicht ein Hinweis dafür sein, daß hier wahrscheinlich anaerobische, noch nicht näher definierte Keime gasbildend wirken, die in Analogie mit den echten Gasbrandkeimen nur schwer auf dem Blutwege metastasieren. Die gasigen und jauchigen Kotphlegmonen der Glutäalgegend senken sich, wie Stemmler treffend hervorhebt, gern längs dem lockeren Gewebe des Hüftnerven auf den Oberschenkel und nehmen dann schnell einen bedrohlichen Charakter an.

6. Diagnose.

Die gashaltige Phlegmone ist leicht zu diagnostizieren an dem emphysematösen Knistern und dem klanghaltigen Klopfschall. Starker Wundgeruch macht sie wahrscheinlich. Im Gegensatz zum echten Gasbrand und zur echten Gasphlegmone, dem Entzündung, Hitze und Eiterung fehlt, hat die gashaltige Phlegmone deutliche Entzündungszeichen und stößt Eiter oder eiterähnliche putride Flüssigkeit aus.

Pfanner machte darauf aufmerksam, daß beim echten Gasbrand der Eintritt der Muskelnekrose meist einen plötzlich sich einstellenden Schmerz distal von der Wunde auslöst. Dies Symptom fehlt der gashaltigen Phlegmone stets, denn hier ist die Wunde gleichmäßig schmerzhaft. Der feuchten Zunge, dem oft fehlenden Fieber, dem klaren Bewußtsein beim Gasbrand stehen bei der gashaltigen Phlegmone trockene Zunge, Fieber, Delirien entgegen. Das von Schwarz, Martens, Finckh, Döhner, Burchard herangezogene Röntgenbild ist für den sich um Steckschüsse lokalisierenden Gasabszeß charakteristisch: um einen dunklen Fleck (Steckschuß) sieht man einen hellen Hof, der der Gasblase entspricht. Die röntgenologisch sichtbare Gasansammlung im Gewebe ist bei der gashaltigen Phlegmone nicht diffus, sondern beschränkt; bei den echten Gasphlegmonen und beim Gasbrand aber beherrschen nach Burchard weit ausgebreitete, lange gasige Streifen und gefiederte Strichelungen die Szene vollkommen.

7. Prognose.

Die gasigen Phlegmonen sind gutartiger als die Gasphlegmonen und der Gasbrand. Die meisten heilen nach Inzision ohne Zwischenfall aus. Weniger günstig sind die gasigen Kotphlegmonen der Glutäalgegend und des Oberschenkels nach Mastdarmschüssen, die leicht der Ausgangspunkt der putriden Senkungsphlegmone am Oberschenkel werden, oder das Leben oft durch die putride Allgemeininfektion gefährden oder sekundär in bösartige Eiterphlegmonen übergehen können. Von diesen endigen viele unter septischen Erscheinungen tödlich. Im übrigen hat aber gerade die benignere Erscheinung der gasigen Phlegmone manche Kriegschirurgen zu falschen Schlüssen über den Gasbrand geführt, denn indem diese die gasige Phlegmone nicht scharf schieden von den echten Gasbrandprozessen und der echten Gasplegmone, kamen sie zu einem falschen Urteil über die Prognose der letzteren und verkannten deren malignen Charakter. — In seltenen Fällen entsteht aus dem Gasabszeß ein echter Gasbrand. Dies berechtigt zu der Annahme, daß die im Gasabszeß vorhandenen Gasbrandkeime erst langer Zeit bedurften, um ihre Virulenz so zu steigern, daß sie deletär wirkten.

8. Therapie.

In den leichteren Fällen kommt man mit Längsinzisionen und Drainage aus, schwerere gashaltige Phlegmonen, die sich in und um Trümmerhöhlen der Muskeln entwickeln, erfordern vollständige Freilegung der Brutstätten der Keime mit allen Nischen und Buchten. Hierfür empfiehlt Stemmler, wie Fessler beim Gasbrand, bogenförmige Schnittführungen, die die betroffenen Muskelgebiete aufzuklappen und der Luft auszusetzen gestatten. Die Gewebstrümmer und Nekrosen werden exzidiert. Bei putrider Allgemeininfektion mit hohem septischem Fieber, angestrengter, stoßweiser Atmung, Ikterus, Delirien, voraufeilendem Puls muß die Amputation in ihr Recht treten. Leider ist diese bei den gasigen Phlegmonen mit kotiger Verunreinigung am Becken nicht möglich, so daß man sich auf ausgiebige Einschnitte beschränken muß, ohne stets das gewünschte Ziel zu erreichen.

Große Verbände sind zur Wundbehandlung der putriden Gasinfektion nicht geeignet, weil sie, bei den stark jauchenden Wunden allzu schnell durchnäßt, die Zersetzung durch die feuchte Wärme und den Luftabschluß begünstigen. Daher empfehlen wir auch für diese putriden und gasigen Wundinfektionen die im Kriege so viel erprobte offene Wundbehandlung, bei der in der gut geschienten Extremität die Wunden frei und in unmittelbarer Berührung mit der Luft bleiben. Die Wunden werden täglich zweimal mit Wasserstoffsuperoxydlösung und dann zur Beseitigung des hierdurch entstehenden Schaumes mit Kochsalzlösung oder Wasser abgespült, so daß reines Wundfleisch zutage tritt. Borken werden vor der Abspülung mit einer Pinzette abgenommen. Man kann auch zwischendurch zur Lösung der Borken einen feuchten Verband einschieben. Daß bei gasiger Infektion bei Schußfrakturen und bei größeren Weichteilzertrümmerungen eine gute Schienung nottut, ist selbstverständlich. Die Braunsche Schiene gestattet hierbei sehr gut die exakte Fixierung und die gleichzeitige Durchführung der offenen Wundbehandlung.

XXIII. Gegenüberstellung der gashaltigen Phlegmone mit der Gasphlegmone und dem Gasbrand.

Gashaltige Phlegmone.	Gasphlegmone und Gasbrand.
Ätiologie.	
Mischinfektion: Staphylokokken, Streptokokken, Koli, Proteus, Typhusbazillen, Pseudodiphtheriebazillen, anaerobe nicht tierpathogene Stäbchen aus der Gruppe der fäulniserregenden Buttersäurebazillen.	Spezifische Gasbranderreger; Fraenkelscher Gasbazillus und Bazillus des malignen Ödems, Ghon-Sachsscher, Aschoffscher Bazillus.
Pathologische Anatomie.	
Beschränkte Fäulnis und jauchig-eiterige Einschmelzung der Gewebe im Bereich der entzündeten Wunde. Eiterung.	Fortschreitende gasige Zersetzung im Muskel ohne entzündliche Reaktion und ohne Eiterung.
Gas.	
Umschriebene Gasansammlung im Bereich der Wunde oder Unterhaut mit scharfer Grenze (Röntgenbild).	Diffuses und strichweises Fortschreiten des Gases im Muskel und unter der Haut weit über die Wunde hinaus (Röntgenbild).
Wundflüssigkeit.	
Eiter mit Gasblasen gemischt oder bräunliche, zellreiche Faulflüssigkeit.	Fehlen zellulärer Elemente in der serösen oder fleischwasserartigen Wundflüssigkeit.
Lokaler Befund.	
Entzündungserscheinungen. Rötung, Hitze, Hautnekrosen. Allgemeine Schmerzhaftigkeit im Bereich der Wunde. Der Einschnitt reicht bald in normal blutenden Muskel.	Keine Rötung, keine Entzündungserscheinungen. Im Beginn weiße ödematöse Beschaffenheit der Haut, später Braun- oder Blaufärbung. Polsterartige Schwellung der Haut, schnelles

	Fortschreiten. Einsetzen plötzlicher Schmerzen distal der Wunde. Der Einschnitt läßt die weitere Ausbreitung des Prozesses erkennen, der Muskel blutet nicht.
Allgemeinzustand.	
Septische Zeichen. Trockene Zunge. Delirien. Unruhe. Fieber.	Keine septischen Zeichen. Feuchte Zunge. Fahle Gesichtsfarbe. Klares Bewußtsein, seltener Euphorie. Sehr voraufeilender Puls. Respiratio magna. Keine Unruhe. Fieber nicht konstant.
Verbreitung.	
In dem interstitiellen Gewebe der Muskelbäuche.	Im Muskel selbst zwischen den Fibrillen.
Verlauf.	
Im allgemeinen gutartig.	Meist bösartig.
Therapie.	
Inzision.	Amputation. Exartikulation.

XXIV. Die Gasperitonitis.

Die Gasperitonitis ist nach ihren ersten Beschreibern Falkenburg und Fründ eine bisher nur dreimal beobachtete, sehr seltene, wahrscheinlich durch anaerobe Bazillen bedingte, von der als Pneumatosis intestini benannten Anhäufung subseröser Bläschen am Darm völlig verschiedene Erkrankung des Bauchfelles, bei der es zu einer enormen Gasblähung der ganzen Bauchhöhle kommt. Läsionen des Peritoneums bei einer Appendizitisoperation und bei einem extraperitonealen Kaiserschnitt und bei einer Prostatektomie waren bisher die Ursache dieses eigenartigen Krankheitsbildes, das sich folgendermaßen gestaltet.

Nach einigen Tagen vollständigen Wohlbefindens schwillt in der ersten oder zweiten Woche nach der Operation unter Fieber, aber bei zunächst erhaltener Darmtätigkeit das Abdomen an und erreicht einen riesigen faßförmigen Umfang, so daß es an den weit gespreizten Rippenbögen geradezu überquillt. Fehlen der Leberdämpfung, starke Atemnot und Zyanose, sehr frequenter, kleiner Puls vervollständigen dieses Bild, das im späten Stadium am ehesten einem Ileus gleicht, aber davon grundverschieden ist, weil, wie bemerkt, die Darmtätigkeit zum Beginn der Bauchaufschwellung noch keine Störung zeigt, sondern erst mit sich einstellendem Brechreiz zu erlahmen beginnt, wenn die Auftreibung des Leibes einen lebensbedrohlichen Grad angenommen hat. Wenn jetzt die Bauchhöhle eröffnet wird, so entströmt ihr unter sausendem Geräusch eine große Menge unter Druck stehenden Gases. In der Tiefe erblickt man kollabierten Darm. Dieses Gas riecht nicht. Mit dem Ablassen desselben sinkt der Bauch zusammen und es kann schnelle Heilung folgen. So in zweien der bisher beobachteten drei Fälle; im dritten Falle wiederholte sich dagegen die Luftblähung des Abdomens, wenn auch in geringerem Grade, und der Tod trat unter Herzschwäche ein.

Anatomisch wurden in den zwei Fällen, die am Leben blieben, peritoneale Verklebungen und ein Exsudat nachgewiesen; in dem einen Falle war es serös, so daß es nur an dem Ausfließen aus dem eingelegten Peritonealdrain erkannt wurde, in dem anderen Falle wurde ein schleimiger Überzug einiger Darmschlingen notiert. Der tödlich geendigte Fall wies lokal frische Verklebungen zwischen dem Querdarm und einigen Dünndarmschlingen auf, die auf eine handtellergroße Stelle beschränkt waren und Dehnungsgeschwüren des ersteren entsprachen. Im übrigen war aber der Bauchraum bei allen drei Patienten frei, die Därme nicht gebläht und spiegelnd.

Diese geringen, aber nicht zu verkennenden anatomischen Zeichen lassen die Auffassung zu, daß das eigenartige Krankheitsbild seine Entstehung einer lokalen Peritonitis verdankt, die bakteriellen Ursprunges ist. Die gewöhnlichen Erreger der Bauchfellentzündung kommen hierfür kaum in Betracht, am ehesten könnte man an die als Gasbildner bekannten anaeroben Bakterien denken, wenn man annimmt, daß diese durch die bei der Operation geschädigte oder mit Geschwüren behaftete Darmwand hindurch wandern. Indess lassen sich hierüber nur Vermutungen anstellen, denn alle drei Fälle leiden unter dem Mangel der fehlenden bakteriologischen Untersuchung. Diese Lücke wäre also kommenden Falles noch auszufüllen, wie auch das ausströmende Gas chemisch zu analysieren.

Für die Diagnose würde in Betracht kommen zunächst das gute Allgemeinbefinden im Vergleich zu der Schwere des lokalen Befundes, ferner das Fehlen der dem mechanischen Ileus eigenen Darmsteifungen, im Gegensatze zu dem dynamischen Ileus der Umstand, daß die Darmfunktion auffallend lange Zeit nur wenig oder gar nicht beeinträchtigt ist, schließlich das Fehlen jeglicher Spur von Leberdämpfung, so daß der auffallend tiefe tympanitische Klopfschall des Abdomens unmittelbar in den Lungenschall übergeht, weil die Leber durch das Gas ganz von der Brustwand abgedrängt wird.

Die Therapie ist leicht. Ein kleiner, unter örtlicher Betäubung angelegter Schnitt läßt eventuell unter leichter Kompression des Abdomens das Gas ab und beseitigt schnell den bedrohlichen Zustand. Um einem Rezidiv vorzubeugen, dürfte sich vorübergehende Drainage des Bauchraumes empfehlen.

XXV. Die atmosphärische Luft in Schußwunden.

Bei allen Verletzungen lufthaltiger Hohlräume des Körpers kann vorübergehend Luft als Emphysem unter die Haut treten. Dies ist bei Perforationen luftführender Schädelknochen, des Stirnbeins, des Schläfenbeins, des Siebbeins und mancher Gesichtsknochen nicht selten und bei Schußverletzungen des Thorax natürlich. Im Einzelfalle, namentlich bei multiplen, zerrissenen Geschoßsplitterverletzungen des Rumpfes, kann es jedoch schwierig sein, sich daraufhin festzulegen, ob das nachgewiesene Hautemphysem am Rumpf nur ausgetretene Lungenluft oder beginnende Gasphlegmone bedeutet. Von allen diesen Verletzungen wollen wir aber hier absehen und uns wenden zum Vorkommen atmosphärischer

Luft an solchen Stellen des Körpers, in deren Nähe normalerweise keine luftgefüllten Hohlräume vorkommen.

Jedes Geschoß saugt atmosphärische Luft hinter sich her und kann daher die Wunde und deren Taschen mit Luft füllen. In kleineren Schußhöhlen verschwindet indess die Luft bald aus den Geweben durch Resorption. Wenn jedoch im Muskel die durch den herumwirbelnden zackigen Granatsplitter gerissene Trümmerhöhle groß ist und eine breite Kommunikation mit der Außenwelt hatte, die vorquellender Muskel schnell verschloß, so bleibt eine solche Höhle mehrere Tage mit Luft angefüllt und diese kann sogar durch die Verschiebungen der Muskelbäuche und das Spiel der Sehnen in die weitere Umgebung der Wunde gelangen. Bei einem vom Damme in den vorderen Teil des Oberschenkels eintretenden Steckschuß durch kleinen Granatsplitter konnten wir die atmosphärische Luft in der nicht verletzten Adduktorengegend und unterhalb des Leistenbandes perkutorisch nachweisen, und da sich uns das Skrotum und die Adduktorengegend blauschwarz präsentierte, so sahen wir uns unter der Diagnose „Gasphlegmone" veranlaßt, zu operieren, um festzustellen, daß eine große, vollgeblutete Wundhöhle, aber gut erhaltene, durchblutete, nicht gashaltige Muskulatur und keine Gasinfektion vorlag (Siehe Berl. klin. Wochenschr. 1917, Nr. 15, S. 355, Fall 3). Wir verfügen über ähnliche Beobachtungen mehr und möchten daher hier hervorheben, daß das beim Gasbrand konstante Symptom des Schachteltons und des Gasknisterns auch irreführen kann, besonders dann, wenn außerdem noch ein tiefes, in den Muskeln gelegenes Hämatom gegen die Haut diffundierend diese mit bläulichen und violetten Farbentönen zeichnet und ihr ein an Gasbrand erinnerndes Kolorit verleiht. Ein solcher diagnostischer Irrtum ist aber nicht folgenschwer, wenn man, statt gleich zu amputieren, zuerst zur Inzision schreitet und hierdurch die Wundverhältnisse klärt. C. Franz, der der Ansammlung dieser exogenen Luft in den Schußwunden besondere Beachtung schenkte, betont in solchen Fällen das gute Allgemeinbefinden der Patienten im Vergleich zum Gasbrand.

XXVI. Anhang. Die Pneumatozele des Schädels.

A. Die Pneumatozele durch atmosphärische Luft.

1. Die extrakranielle Pneumatozele.

Der Ausdruck Pneumatozele wurde zuerst (1855) von Chevance gebraucht für lufthaltige Geschwülste, welche sich durch dauernden Austritt atmosphärischer Luft aus den pneumatischen Höhlen des Schädels im Perikranium entwickeln. Diese extrakraniellen Pneumatozelen liegen in der Nähe der großen lufthaltigen Schädelknochen, also am Stirnhirn und in der Nähe des Warzenfortsatzes oder am Hinterkopf. Die Literatur bietet zahlreiche Beispiele dieser verschiedenen Arten dar. Wernher beschrieb eine Anzahl okzipitaler Pneumatozelen, v. Helly sammelte mehrere sinzipitale, und Sonnenburg operierte eine Pneumatocele supramastoidea. Die Ursache dieser interessanten Luftgeschwulst, bei der die gedeckte Eröffnung einer lufthaltigen Knochenhöhle, meist der Stirnhöhle oder der Zellen des Warzenfortsatzes, statthat, ist verschieden. Entweder liegt ein Trauma zugrunde, oder eine entzündliche Nekrose (Osteomyelitis, Lues) öffnet die Wand der lufthaltigen Knochenhöhlung. Auch eine angeborene Spaltbildung oder eine abnorme Weite der Gefäßlücken wird hierfür verantwortlich gemacht. Die klinischen Erscheinungen solcher Luftsäcke am äußeren Schädel liegen auf der Hand und brauchen hier nicht erörtert zu werden.

2. Die intrakranielle Pneumatocele.

Wenn die traumatische Eröffnung der Stirnhöhle oder der Zellen des Warzenfortsatzes nicht außen am Schädel, sondern innen stattfindet, so ist damit die Möglichkeit gegeben, daß Luft ins Schädelinnere eintritt. So kommen wir zu den intrakraniellen Pneumatozelen, die im Gegensatz zu den schon in der vorantiseptischen Zeit gut studierten extrakraniellen Pneumatozelen erst in den letzten Jahren während des letzten Krieges mehr bekannt geworden und die Folge sind räumlich beschränkter Beschädigungen der inneren Wand der Schädelknochenlufthöhlen. Sie verdanken also Verletzungen ihre Entstehung, wie sie am Schädel oft Infanteriegeschossen, Schrapnelkugeln oder kleinen Granatsplittern eigen sind. Da unter solchen Umständen das Gehirn stärker zerstört ist, als der Knochen, und die traumatische Hirnerweichung eine Höhle zurückläßt, so findet die aus den knöchernen Lufthöhlen längs des Schußkanals entweichende Luft im zerstörten Gehirn einen größeren Sammelraum. Es kann aber auch nach Schädelschüssen Luft in die Ventrikel und nach außen vom Gehirn, zwischen Dura und Schädeldach, gelangen. Demnach gliedert sich die intrakranielle Pneumatozele in drei Unterarten, in die intraventrikuläre, die intrazerebrale und extrazerebrale Form. Alle diese drei Unterarten bieten klinisch und röntgenologisch scharf charakteristische Merkmale und stellen glattwandige Höhlen im Schädelinnern dar, die mit der Stirnhöhle oder den Zellen des Warzenfortsatzes durch einen dünnen Kanal kommunizieren. Außer der Luft enthalten sie meist auch Flüssigkeit, so daß sich bei Bewegungen des Kopfes eigenartige gurgelnde oder quirlende Geräusche bemerkbar machen. Da die Luft in diesen Höhlen konstant bleibt, während doch sonst in den Körper irgendwo eingedrungene Luft meist schnell resorbiert wird, so muß man annehmen, daß diese aus den höchsten Luftwegen, der Nasen- und Rachenhöhle, beim Niesen, Husten und Pressen fortwährend nachgefüllt und oft ventilartig abgefangen wird. Wir müssen dies später noch etwas näher betrachten und gehen jetzt zunächst zu den einzelnen Unterarten über.

a) Die intraventrikuläre Pneumatozele (Pneumocephalus internus).

Diese Form ist selten und nur von wenig Ärzten gesehen. Kurz vor dem Kriege teilte E. Wolff einen einschlägigen Fall mit: Der von der Schläfe kommende Schußkanal einer Revolverkugel hatte eine Verbindung der Stirnhöhle mit dem Seitenventrikel hergestellt, so daß sich dieser mit Luft füllte und ein Pneumocephalus internus mit Druckerscheinungen, als Krämpfen und Lähmungen, die Folge war. Aufhellung im Röntgenbild, tympanitischer Perkussionsschall und der Befund bei der Trepanation ließen an der starken Luftfüllung des Seitenventrikels keinen Zweifel. Das Krankheitsbild verschwand, nachdem die in der Hinterwand des Sinus frontalis freigelegte kleine Schußöffnung durch einen frei verpflanzten Fettlappen verstopft war. Außer E. Wolff hat nur noch Riedel vielleicht etwas Ähnliches gesehen und als „Schädelschuß mit eigentümlichen Flüssigkeitsbewegungen im Kopfe“ mitgeteilt. Es handelte sich um einen Tangentialschuß der hinteren Schädelseite, der nach operativer Entsplitterung des Gehirns mit kontralateraler Lähmung und einem großen Hirndefekt zur Heilung gekommen war. Nach einem halben Jahr konnte man an dem Patienten beim Heben und Senken des Kopfes auf 2—3 Meter Entfernung ein helles Geräusch hören, als wenn Flüssigkeit durch eine enge Stelle liefe. Riedel meinte, daß es sich dabei um das Hinüberfließen aus dem 4. Ventrikel durch den Aquaeductus Sylvii in den 3. Ventrikel handelte. Ganz klar liegt aber dieser Fall nicht und wurde auch nicht autoptisch erhärtet; indess würde uns das laute Geräusch der hin- und herfließenden Flüssigkeit bei den Bewegungen des Kopfes nur verständlich sein, wenn außer der Flüssigkeit auch Luft in den Hirnhöhlen enthalten gewesen wäre; diese Annahme ist nun vielleicht bei der Nähe der Warzenfortsatzzellen am Orte der Verletzung und bei der starken Splitterung des Schädels nicht ganz unbegründet und wir würden dann von einem Hydropneumocephalus internus sprechen können, dürften aber dieser Vermutung nur mit Vorsicht Raum geben, da der Fall nicht genug geklärt ist und noch anders gedeutet werden kann.

b) Die intrazerebrale Pneumatozele.

Viel häufiger ist es, daß die traumatische Trümmerhöhle des Gehirns selbst die Luft im Schädel birgt. Hierher gehören die Fälle von Duken, Wodarz, Kredel, Passow, Brüning. Diese intrazerebrale Pneumatozele ist ein typisches Krankheitsbild und leicht zu diagnostizieren. Bedingungen für das Zustandekommen sind: 1. Die Bildung einer traumatischen Erweichungszyste im Gehirn, und zwar in der Nähe der Stirnhöhlen oder am Warzenfortsatz; 2. eine enge Kommunikation der traumatischen Hirnhöhle mit den lufthaltigen Knochenräumen durch einen kleinen Knochendefekt; 3. die Abdichtung der Dura und der Meningealräume an der Kommunikationsstelle entweder durch Verwachsungen oder durch prolabierendes Gehirn; 4. ein ventilartiger Mechanismus.

Die erste Voraussetzung erklärt das klinische Auftreten der intrazerebralen Pneumatozele gerade im Stirnhirn und in der Nähe des Ohres.

Die zweite Vorbedingung wird leichter erfüllt, wenn glatte kleinkalibrige Projektile, nicht größere reißende Granatsplitter, das Zerstörungswerk am Knochen vollbrachten. Tatsächlich waren unter den bisher festgestellten 7 Beobachtungen von intrazerebraler Pneumatozele fünfmal Infanteriegeschosse, einmal eine Schrapnelkugel im Spiele gewesen. Drei dieser Patienten waren in fast gleichartiger Weise verwundet, indem der Schädel schräg von der Stirn nach der Ohrgegend oder umgekehrt durchschossen wurde (Duken I, Kredel, Brüning), während drei andere Patienten mit intrazerebraler Pneumatozele des Gehirns einen tangentialen Schuß an der Stirn, am Hinterhaupt oder Scheitel erhalten hatten (Passow I, Duken II, Wodarz).

Die Abdichtung des die traumatische Hirnhöhle mit der lufthaltigen Knochenhöhle verbindenden engen Kanals gegen die Meningealräume, ohne welche die Entstehung einer Luftzyste im Gehirn nicht denkbar ist, geschah bei dem von Gebele operierten I. Dukenschen Falle durch eine breite Verwachsung des Knochens mit den Weichteilen; bei Kredel schloß das zerschossene Gehirn selbst die Meningen dadurch ab, daß es in die Knochenöffnung prolabierte.

Über den Mechanismus, der das Vorschieben und Abfangen der durch kräftige Exspiration in Bewegung gesetzten Luft aus der geöffneten Knochenhöhle in der traumatischen Hirnhöhle bewerkstelligt, haben die Autoren verschiedene Ansichten geäußert. Soviel scheint festzustehen, daß dabei ein Ventilmechanismus mitspielt. Duken glaubte diese Ventilvorrichtung in einem Knochensplitter der hinteren Wand der Stirnhöhle unter Mitwirkung von Periost- oder Durafetzen erblicken zu sollen. Bei Hustenstößen oder beim Niesen wurde von der oberen Nasenhöhle oder Stirnhöhle her die Luft durch die Schußöffnung an der Schädelbasis in die traumatische Hirnhöhle heraufgepreßt und durch dieses Knochenventil am Wiederabströmen verhindert. In Wodarz' etwas unklarer Beschreibung einer Stirnhirnlufthöhle ist von einem Faltenventil die Rede, das von einem Knochensplitter mit heranwuchernden Granulationen geschaffen wurde und ähnlich wirkte. Kredel hat dagegen in seinem sehr übersichtlich operierten Falle eine Ventilbildung von seiten des Knochens oder der Dura vermißt; nach ihm genügte zum Zustandekommen seiner intrazerebralen Pneumatozele die Existenz einer engen geschlossenen Schußkanalöffnung zwischen Stirnknochenhöhle und traumatischer Hirnhöhle. Durch sie konnte die Luft wohl hineingepreßt werden, aber nicht zurückströmen, indem das zerschossene Gehirn dann gleich in die Knochenöffnung prolabierte und diese verlegte. Hiernach würde das traumatisch erweichte Gehirn selbst nach Art eines Rückschlagventils wirken. —

Die klinischen Symptome der intrazerebralen Pneumatozele sind leicht abzuleiten aus der eigenartigen Verletzung und aus dem Luftbefunde im Gehirn.

Da es sich nach dem Vorgesagten um enge Schußkanäle handeln muß, so ist das Zerstörungswerk des Geschosses am Schädel und Gehirn nicht groß. Deshalb heilen solche Wunden glatt, so daß die Patienten sich nach Wiederkehr des mit dem Schädelschuß verloren gegangenen Bewußtseins oder nach Rückgang der Lähmungserscheinungen zunächst leidlich wohl befinden. Als Vorbote kommender Störungen tritt dann nach Wochen die Entleerung wässeriger Flüssigkeit aus der Luftzyste durch die Nase in die Erscheinung, und Kopfschmerzen und Schwindel verraten die lokale Luftblähung des Gehirns. Bei großen Luftzysten im Stirnhirn, wie bei Passow, Kredel und Brüning, machten sich Druckerscheinungen des Gehirns, als epileptische Krämpfe, Lähmungen und Änderungen des psychischen Verhaltens, Wortkargheit, Witzelsucht, Unordentlichkeit, geltend. Tympanitischer Klopfschall am Schädel deutete in den Fällen auf einen luftgefüllten Hohlraum.

Außer Kopfschmerzen und Schwindel wurden andere allgemeine Drucksymptome, wie Stauungspapille oder Druckpuls, bisher nicht erwähnt, dürften jedoch möglich sein. Fieber bestand in einigen Fällen.

Die Patienten leiten teilweise selbst auf die eigenartige Erkrankung hin, indem sie, wie bei Duken, Wodarz und Kredel auf ein gurgelndes, giemendes oder schnarrendes Geräusch im Kopfe bei Bewegungen hinweisen, das durch die Betätigung des oben erwähnten Ventilmechanismus oder durch das Plätschern der in der Zyste zugleich mit der Luft eingeschlossenen Flüssigkeit ausgelöst wird und in einiger Entfernung vom Patienten leicht vernehmbar ist.

Das Röntgenbild bringt dann schnell die Entscheidung, indem es die Luftzyste im Gehirn als scharfe Schattenaussparung vor Augen führt. Die im Stirnhirn liegenden Luftzysten können gänseeigroß (Passow, Brüning), hühnereigroß (Kredel), oder von Taubenei- und Kastaniengröße (Duken) sein. Am Hinterkopf erreichte eine solche Luftzyste (Duken II) nur Haselnußumfang.

Außer der atmosphärischen Luft enthalten diese Pneumatozelen in der Regel noch seröse Flüssigkeit. Da diese meist schubweise durch die Nase ausgestoßen wird, so kann bei der Operation die Flüssigkeit in der Luftzyste ganz fehlen, wie es bei Brüning der Fall war. Bei Duken I und II nahm aber das Auge des Röntgenologen am Grunde des Hohlraums einen deutlichen Flüssigkeitsspiegel wahr, der in Wellenbewegung versetzt werden konnte. Auch Kredels Pneumatozele enthielt serös-sanguinolente Flüssigkeit, die Plätschergeräusch verbreitete.

Gebele ließ in den beiden von ihm operierten Dukenschen Fällen den Zysteninhalt untersuchen. Derselbe enthielt nur rote und weiße Blutkörper. Kulturen blieben steril, so daß die anfängliche Annahme von gasbildenden Mikroorganismen dadurch hinfällig wurde.

In dem schon erwähnten Abgang wässeriger Flüssigkeit aus der Nase sahen Passow und Kredel mit Recht das Aussickern der den Grund der Luftzyste ausfüllenden Flüssigkeit durch die Kommunikation der ersteren mit den Nebenräumen der Nase. Brüning faßte diesen Flüssigkeitsabgang dagegen als das Zeichen einer richtigen Liquorfistel auf. Es widerspricht aber unseres Erachtens nichts der Annahme, daß auch in seinem Falle die entleerte Flüssigkeit aus der Hirnlufthöhle kam, denn die von ihm bemerkte bernsteingelbe Farbe würde mehr einer solchen Höhlenflüssigkeit, als dem Liquor cerebrospinalis eignen, und das plötzliche Ausstoßen dieser gelben Flüssigkeit beim Sitzen würde mit einer solchen Annahme sehr gut vereinbar sein und es erklären, daß bei der Operation kein Flüssigkeitsgehalt der Luftzyste mehr vorgefunden wurde. —

Die Diagnose der ausgesprochenen intrazerebralen Pneumatozele ist nicht schwer. Bei allen glatten Durchschüssen durch die großen Lufträume der Schädelknochen, denen nach glatter Heilung Kopfschmerzen folgen, besonders bei Schußverletzungen der Stirnhöhlen und Warzenfortsatzzellen, muß man daran denken, besonders, wenn nach Wochen seröser Ausfluß aus der Nase auftritt. Eigenartige Geräusche bei Bewegungen des Kopfes und tympanitischer Klopfschall sichern die Diagnose, Röntgen erhebt sie über jeden Zweifel. —

Die Therapie muß einerseits wegen der Beschwerden und der Gefahr des sich allmählich entwickelnden Hirndruckes und vor allem wegen der Infektionsgefahr, die von den eröffneten Knochenhöhlen droht, operativ sein. Dabei soll, was Kredel richtig betont, die Schleimhaut der betreffenden Knochenhöhle, also meist die der Stirnhöhle, gründlich ausgeräumt werden. Die Freilegung geschieht nach der Wagnerschen osteoplastischen Methode. Die Wundhöhle wird drainiert und verkleinert sich dann bald (Röntgenbild) und die Geräusche und Beschwerden hören auf. —

Die Prognose dieses seltenen Leidens ist im allgemeinen gut, wird aber getrübt durch die Möglichkeit einer Spätinfektion mit nachfolgendem Hirnabszeß und Meningitis, wie der von Gebele operierte I. Fall Dukens beweist, der zwei Monate nach der gut verlaufenen Operation plötzlich an einer von der Stirnhöhle ausgehenden Infektion zugrunde ging. —

Eine ganz außergewöhnliche Ursache der intrazerebralen Pneumatozele entdeckte Chiari einmal bei der Sektion: Ein Stirnhirnabszeß war durch eine infolge von Usur der orbitalen Stirnhöhlenwand entstandene Lücke teilweise durch die Nase (Schleimabgang) ausgeflossen, so daß die Abszeßhöhle und die Ventrikel sich von unten mit Luft anfüllten (Pyopneumocephalus internus). Hier stellte also die einschmelzende Eiterung unter Mitwirkung von Cholesteatommassen und Verwachsung der Pia und Dura die Verbindung zwischen Hirnabszeßhöhle und den oberen Luftwegen her, ein ähnliches Verhalten, wie wir es bei den extrakraniellen Pneumatozelen durch Knochennekrose kurz erwähnt haben. —

Einer kurzen besonderen Erörterung bedarf noch der leider zu knapp und zu unklar mitgeteilte, aber zweifellos eine intrazerebrale Pneumatozele vorstellende, sehr wichtige Wodarzsche Fall. Dieser lag so: Tangentialer Schrapnelschuß am rechten Scheitel, kontralaterale Parese, Hirnbreiabgang, starke Splitterung der Glastafel, Ausräumung bis auf einen durch Röntgenlicht tief in der Hirnwunde steckenden Knochensplitter. Zwei Wochen nach der Verletzung trat beim Senken des Kopfes stets ein giemendes Geräusch auf, ähnlich, wie es Riedel bemerkte. Dieses hatte nach Wodarz seine Ursache darin, daß zwischen dem hinter dem Schädeldefekt liegenden Knochensplitter und den herangewucherten Granulationen ein Engpaß gebildet wurde, durch den die Luft aus der Trümmerhöhle des Gehirns hindurchgepreßt wurde und so beim Vorbeistreichen die Gewebsteile unter Geräusch in Schwingung setzte. Dieser Bewegungsmechanismus setzte sofort ein, wenn der Patient das Kinn senkte. Hierdurch wurde nach Wodarz' Ansicht der Abfluß der Hirnvenen behindert und damit der intrazerebrale Druck erhöht und so die Luft aus der Wundhöhle gepreßt. In gleichem Maße strömte die Luft zurück bei der umgekehrten Bewegung. Vorausgesetzt, daß diese Erklärung richtig ist, so gibt Verf. doch keine Antwort darauf, woher die erste Luftfüllung der Hirnkaverne kam. In einer Trümmerhöhle des Gehirns sammelt sich doch in den seltensten Fällen Luft, sondern ein Transsudat aus Blut und Lymphe oder ein entzündliches Exsudat an. Luft muß in solche Höhlen direkt hereingepreßt werden, wie es bei E. Wolffs, Passows, Dukens, Kredels und Brünings Pneumatozelen durch die Druckschwankungen im Nasenrachenraum beim Husten und Niesen durchaus glaubwürdig erscheint. Aber woher soll in dem Wodarzschen Falle die Luft in die Hirnhöhle am Scheitel hereingepreßt sein? Die Eröffnung einer lufthaltigen Schädelknochenhöhle lag anscheinend nicht vor. Wenn Kredel es schon in dem II. Dukenschen Falle für unwahrscheinlich hält, daß entsprechend der Annahme des Autors die vom Schädeldach bis zum Warzenfortsatz reichende Fissur als Luftzuleitungskanal für die hoch liegende Hirntrümmerhöhle dienen konnte, so bleibt uns angesichts des Wodarzschen Falles jede Erklärung für die Luftfüllung der hohen Scheitelkaverne im Gehirn ganz aus. Wenn man also daher nicht die hypothetische Annahme macht, daß auch bei Wodarz eine nicht bemerkbare, eröffnete Knochenlufthöhle die Luftzuleitung ermöglichte, so kann die Frage nicht abgewiesen werden, ob in diesem Falle nicht eine auf anaerober Infektion beruhende Gasbildung der Wundhöhle wie bei Rychlik, Marwedel, Jakobsohn (siehe Kap. XIII) eher die Erscheinungen erklärt, als die hypothetische Luftinfiltration derselben aus der Atmosphäre unter der Pumpwirkung der Zirkulation. Eine Entscheidung hierüber ist nicht mehr zu treffen, da die Mitteilung von Wodarz nicht umfassend genug ist.

c) Die extrazerebrale Pneumatozele (Pneumocephalus externus).

Als extrazerebrale, aber intrakranielle Luftgeschwulst sah Reisinger zwischen Stirnbein und Dura eine große Luftzyste auftreten, nachdem ein kleiner Granatsplitter die Stirnhöhle bis ins Gehirn durchschlagen hatte. Hierdurch sammelte sich zunächst aus dem Subarachnoidealraum Liquor an, der dann aus dem Loch in der hinteren Sinus frontalis-Wand aussickerte und durch Luft aus der oberen Nase ersetzt wurde. Die klinischen Erscheinungen sind dieselben, wie bei den häufigeren intrazerebralen Pneumatozelen; auch der wässerige Ausfluß aus der Nase fehlt nicht. In einem solchen Falle fehlen natürlicherweise die Abdichtungen der Dura durch Verwachsung um den Schußkanal an der Knochenfistel, was ja gerade für die intrazerebrale Pneumatozele Bedingung ist.

B. Die Pneumatocele durch anaerobe Infektion.

Daß auch gasbildende Bakterien Pneumatozelen am Schädel hervorbringen können, beweist eine Beobachtung von Muck. Dieser Autor beschrieb unter dem Namen „Saprogene Pneumatocele supramastoidea“ eine luftkissenartige Anschwellung, die sich bei einem an Otitis media und chronischer Mastoiditis leidenden Kinde unter Schmerzen hinter dem Ohr entwickelte und der Umgebung mitteilte. Die Inzision förderte zwischen Periost und Knochen stinkendes Gas, keinen Eiter; die Spongiosa des Warzenfortsatzes sah grünlich verfärbt aus. Offenbar war das stinkende Gas in den kariös veränderten Hohlräumen des Warzenfortsatzes unter Fäulniskeimen gebildet und durch Gefäßlöcher unter das Periost getreten, dieses vor sich hertreibend und so die extrakranielle Pneumatozele erzeugend.